U0309197

现代内科临床诊治与综合治疗

李娟 等 主编

江西科学技术出版社

江西·南昌

图书在版编目（CIP）数据

现代内科临床诊治与综合治疗 / 李娟等主编 . -- 南
昌：江西科学技术出版社，2019.12（2024.1 重印）
ISBN 978-7-5390-7088-9

Ⅰ . ①现… Ⅱ . ①李… Ⅲ . ①内科 - 疾病 - 诊疗
Ⅳ . ① R5

中国版本图书馆 CIP 数据核字 (2019) 第 285176 号

选题序号：ZK2019246

责任编辑：宋　涛　万圣丹

现代内科临床诊治与综合治疗
XIANDAI NEIKE LINCHUANG ZHENZHI YU ZONGHE ZHILIAO

李娟　等　主编

封面设计	卓弘文化	
出　版	江西科学技术出版社	
社　址	南昌市蓼洲街 2 号附 1 号	
	邮编：330009　　电话：（0791）86623491　　86639342（传真）	
发　行	全国新华书店	
印　刷	三河市华东印刷有限公司	
开　本	880mm×1230mm　　1/16	
字　数	308 千字	
印　张	9.5	
版　次	2019 年 12 月第 1 版　　2024年1月第1版第2次印刷	
书　号	ISBN 978-7-5390-7088-9	
定　价	88.00 元	

赣版权登字：-03-2019-424

版权所有，侵权必究
（赣科版图书凡属印装错误，可向承印厂调换）

编　委　会

主　编　李　娟　吴治建　杨　骁
　　　　　文　华　高　芳　刘立立

副主编　张　俭　石清明　高素环　刘　莎
　　　　　李凌雪　邵小飞　何　浩　鲁丽娜

编　委　（按姓氏笔画排序）
　　　　　文　华　滁州市第一人民医院
　　　　　石清明　赤峰松山医院
　　　　　刘　莎　中国人民解放军联勤保障部队第九八〇医院
　　　　　刘立立　中国人民解放军联勤保障部队第九八〇医院
　　　　　李　娟　荆州市中心医院
　　　　　李凌雪　襄阳市中医医院（襄阳市中医药研究所）
　　　　　杨　骁　十堰市太和医院（湖北医药学院附属医院）
　　　　　吴治建　深圳市龙华区人民医院
　　　　　何　浩　武汉市第一医院
　　　　　张　俭　深圳市龙华区人民医院
　　　　　　　　　（暨南大学第二临床医学院，南方科技大学第一附属医院）
　　　　　邵小飞　南方医科大学第三附属医院
　　　　　高　芳　中国人民解放军联勤保障部队第九八〇医院
　　　　　高素环　中国人民解放军联勤保障部队第九八〇医院
　　　　　鲁丽娜　新疆医科大学附属哈密市中心医院

获取临床医生的在线小助手

开拓医生视野
提升医学素养

微信扫码

临床科研 ＞ 介绍医学科研经验，提供专业理论。

医学前沿 ＞ 生物医学前沿知识，指明发展方向。

临床资讯 ＞ 整合临床医学资讯，展示医学动态。

临床笔记 ＞ 记录读者学习感悟，助力职业成长。

医学交流圈 ＞ 在线交流读书心得，精进提升自我。

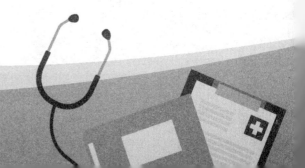

前 言

　　内科在临床医学中占有极其重要的位置，与各科之间存在密切的联系，是临床医学的基础。其内容涉及广泛，整体性强，主要研究人体各系统器官疾病的病因、诊断与防治，促使我们从实践中逐渐对内科疾病的病理生理产生了更加深入的认识。随着医学科技的发展，伴随而来的是更多科学先进的诊疗设备与方法，我们将其逐步应用于临床，以便于更好地服务于患者，帮助患者更好地摆脱疾病困扰。也为了更好地治疗内科疾病，缓解医患关系，减轻患者经济负担，提高患者生活质量，本书作者参考大量国内外文献资料，结合国内临床实际情况，编写了此书，为广大内科一线临床医务人员提供借鉴与帮助。

　　本书内容涉及临床各系统常见内科疾病的诊断与治疗方法。本书首先介绍了内科常见症状等基础内容，然后重点介绍了循环系统疾病、肺循环疾病、消化系统疾病、肝脏疾病、内分泌系统及代谢性疾病、肾小管疾病、血液内科、风湿免疫系统疾病等内科常见疾病，最后对老年人护理也做了阐述。

　　针对书中涉及各临床疾病均给予了详细叙述，其中包括：病因、临床表现、诊断、鉴别诊断、治疗、预防以及该病相关进展等。全书内容丰富，资料新颖，贴合临床，实用性强，图表清晰。本书的编者从事内科多年，具有丰富的临床经验和深厚的理论功底。希望本书能为内科医务工作者处理相关问题时提供参考，也可作为医学院校学生和基层医生学习之用。

　　由于本编委会人数较多，文笔不尽一致，加上篇幅和编者水平有限，难免有错误及不足之处，恳请广大读者见谅，并给予批评指正，以更好地总结经验，起到共同进步、提高内科医务人员诊疗水平的目的。

编　者

2019 年 12 月

目　录

第一章
内科常见症状

第一节 昏迷

昏迷是最严重的意识障碍，即意识完全丧失，系由于弥漫性大脑皮质或脑干网状结构的损害或功能抑制所致。根据程度分为：①浅昏迷，对强烈痛刺激有反应，基本生理反应存在，生命体征正常；②中度昏迷，对痛刺激的反应消失，生理反应存在，生命体征正常；③深昏迷，除生命体征存在外，其他均消失；④过度昏迷，即脑死亡，临床表现为意识丧失，运动、感觉和反射障碍，各种刺激不能唤醒。

一、病因

可归纳为颅内和颅外（感染与非感染）两大类。
1. 颅内感染性疾患：乙型脑炎，流行性脑炎，结核性脑膜炎，单胞病毒性脑炎等。
2. 颅内非感染性疾患：严重颅脑外伤，颅内占位性病变，脑血管疾病，脑水肿，癫痫持续状态等。
3. 颅外感染性疾患：个身性感染（如败血症、中毒性菌痢）所致中毒性脑病及 Reye 综合征
4. 颅外非感染性疾患：食物、药物或酒精中毒，严重肝病，肺性脑病，尿毒症，急性循环障碍，糖尿病，酮症酸中毒及高渗状态，低血糖，垂体或甲状腺或肾上腺皮质功能减退危象，高温中暑，触电等。

二、鉴别诊断

昏迷的鉴别诊断，首先应解决是否昏迷。如是昏迷，昏迷的病因是什么。所以，昏迷的鉴别诊断包括了昏迷状态的鉴别和昏迷病因的鉴别。

昏迷必须与类昏迷鉴别。所谓类昏迷是指患者的临床表现类似昏迷或貌似昏迷，但实际上并非真昏迷的一种状态或症候。它一般包括假性昏迷（如癔症性不反应状态、木僵状态、闭锁综合征）、醒状昏迷（如去皮质状态、无动性缄默及植物状态）及其他一些病症（如晕厥，失语，发作性睡病）。

第二节 呼吸困难

呼吸困难指患者呼吸时感到费力。客观表现为呼吸活动用力，重者有鼻翼扇动，张口耸肩，发绀，并有呼吸频率、深度与节律的改变。它既是症状又是体征。

一、病因、病理

（一）肺源性呼吸困难

由呼吸系统疾病引起的通气、换气功能障碍，导致缺氧和（或）二氧化碳潴留，因呼吸系统病变部位不同，临床可表现为吸气性、呼气性及混合性呼吸困难。

（二）心源性呼吸困难

由左心和（或）右心衰竭引起。左心衰竭所致呼吸困难较为严重。急性左心衰时，常出现阵发性呼

吸困难，多在夜间睡眠中发生，称夜间阵发性呼吸困难，有的甚至不能平卧，称端坐呼吸。可有哮鸣音，称为心源性哮喘。

（三）中毒性呼吸困难

代谢性酸中毒时，可出现酸中毒大呼吸（kussmaul 呼吸）；急性感染时，由于体温升高及毒性代谢产物的影响，刺激呼吸中枢，使呼吸频率增加；某些药物和化学物质中毒如吗啡类、巴比妥类药物、有机磷中毒时，呼吸中枢受抑制，使呼吸变慢，并可以表现为呼吸节律异常。

（四）神经精神性呼吸困难

重症颅脑疾患如颅脑外伤、出血、炎症、肿瘤时，呼吸中枢因受增高的颅内压及供血减少的影响，使呼吸变慢而深，并常伴有呼吸节律异常。神经官能症或癔症患者，由于精神或心理因素的影响可有呼吸困难发作，常表现为自诉胸部压抑感、气短，呼吸频率明显增快，但仔细观察并无呼吸困难客观表现。

（五）血源性呼吸困难

重度贫血、高铁血红蛋白血症或硫化血红蛋白血症等，因红细胞携氧量减少，血氧含量降低，致呼吸变快，伴心率加快，大出血或休克时，因缺血或血压下降，刺激呼吸中枢，也可使呼吸加速

二、诊断要点

1. 突然发生的呼吸困难：见于肺梗死、自发性气胸。

2. 急性发作性呼吸困难：见于急性左心衰竭、支气管哮喘、喘息型支气管炎。

3. 慢性呼吸困难：见于慢性支气管炎、慢性阻塞性肺气肿、弥漫性肺纤维化、充血性心力衰竭、大量胸腔积液、腹水。

4. 吸气性呼吸困难：见于上呼吸道梗阻，如急性喉炎、大气道异物、肿瘤，可出现"三凹征"。

5. 呼气性呼吸困难：见于气道远端阻塞、痉挛，如慢性阻塞性肺气肿，此时可见腹肌在呼气时收缩，而发生腹部凹陷。

6. 混合性呼吸困难：见于大叶性肺炎、气胸、大量胸腔积液胸廓限制性疾病等。

7. 端坐呼吸：见于急性左心衰竭、自发性气胸、支气管哮喘、夜间阵发性呼吸困难为左心衰竭的典型早期临床表现。

8. 深大呼吸：见于代谢性酸中毒。

9. 浅快呼吸：见于癔症、胸膜炎、肺炎、大量胸腹水。

10. 潮式呼吸：中枢神经系统病变，充血性心力衰竭，一些老年人深睡时，脑动脉硬化，中枢神经供血不足时均可出现比奥呼吸多发生于中枢系统疾病，比潮式呼吸更为严重，预后多不良。双吸气、下颌呼吸见于呼吸停止前。

第三节　发绀

发绀指血液中还原血红蛋白增多，其绝对值在 50g/L（5g/dl）以上时，表现为皮肤、黏膜呈青紫色的现象。广义的发绀包含少数由于异常血红蛋白衍生物（高铁血红蛋白、硫化血红蛋白）所致皮肤、黏膜青紫现象。发绀在皮肤较薄，色素较少和毛细血管丰富的部位，如口唇、鼻尖、颊部与甲床等处较为明显，易于观察。有时临床所见发绀，不能确切反映动脉血氧下降情况，因为血红蛋白低于 60 g/L，即使有严重缺氧，发绀也不会出现。

一、病因、病理

（一）血液中还原血红蛋白增多

1. 中心性发绀

由于心、肺疾病导致 SaO_2 降低引起。发绀的特点是全身性的，除四肢及面颊外，也见于黏膜与躯干的皮肤。皮肤温暖。按摩后发绀不消失。

2. 周围性发绀

由于周围循环血流障碍所致，发绀的特点是常见于肢体的末梢与下垂部分如肢端、耳垂、鼻尖，局部皮肤发凉，按摩或加温后，发绀即可消失。可分为瘀血性周围性发绀与缺血性周围性发绀。

3. 混合性发绀

中心性发绀与周围性发绀并存，可见于心力衰竭患者。因肺瘀血，血液在肺内氧合不足以及周围血流缓慢，毛细血管内血液脱氧过度所致，交叉发绀：见于先天性动脉导管关闭不全，表现为上半身正常、下半身发绀。

（二）血液中存在异常血红蛋白衍生物

1. 药物或化学物质中毒所致的高铁血红蛋白血症，当血中高铁血红蛋白量达 30 g/L 时，即可出现发绀。

2. 先天性高铁血红蛋白血症。自幼即有发绀，而无心、肺疾病及引起异常血红蛋白的其他原因。

3. 硫化血红蛋白血症。当血中硫化血红蛋白含量达 5 g/L 时，即可出现发绀。发绀的特点是持续时间很长，可达几个月或更长，因硫化血红蛋白一经形成，不论在体内或体外均不能恢复为血红蛋白，而红细胞寿命仍正常。

二、诊断要点

（一）发绀伴杵状指（趾）

说明发绀较久。见于先天性心脏病、某些慢性肺部疾病、风湿性心脏病并发感染性心内膜炎。

（二）发绀伴呼吸困难

常见于重症心肺疾病和急性呼吸道阻塞、气胸等。发绀急性起病伴循环衰竭见于休克、急性中毒、急性心力衰竭等。

（三）发绀出现的部位

仅出现于上半身，见于上腔静脉阻塞；仅出现于下半身，见于下腔静脉阻塞；主要出现在指、趾端，见于雷诺现象、休克及血栓闭塞性静脉炎。

第四节 咯血

咯血是指喉及喉以下呼吸道出血经口排出。

一、病因

（一）呼吸系统疾病

以肺结核最多见，其次为支气管扩张、肺癌。其他原因包括肺脓肿、慢性支气管炎、肺炎、肺梗死、支气管结石、肺寄生虫病、肺囊肿、尘肺、支气管异物及韦格内肉芽肿等。

（二）其他系统疾病

循环系统疾病（如二尖瓣狭窄、房间隔缺损、动脉导管未闭等）、血液病（如血小板减少性紫癜、白血病、血友病、再生障碍性贫血等）、风湿病（如白塞病、结节性动脉周围炎等）、传染病（如肾综合征出血热、钩端螺旋体病等）、肺出血肾炎综合征及子宫内膜异位症等。

二、诊断

1. 明确病因：通过详细的病史询问、全面的体格检查、胸部 X 线及其他必要检查综合判断。如咯血伴低热、盗汗，胸片示空洞等病灶时应考虑肺结核病（痰查到结核杆菌可确诊）。40 岁以上的男性吸烟者，少量咯血，胸片示占位性病变，应考虑肺癌可能（病理学确诊，如纤维支气管镜检查等）。长期咳嗽、咳脓痰、反复咯血，应考虑支气管扩张（支气管造影可确诊）。发热、咯血、皮下出血、尿少、休克、肾功能异常，可能为肾综合征出血热。咯血伴全身出血倾向，应考虑血液病，需做相应的检查。

2. 确定出血部位：胸部听诊及酌情选择 X 线、CT、纤维支气管镜以及支气管动脉造影等检查。

3. 判断严重程度：每日咯血量 <100 ml 为小量咯血，100～500 ml 为中等量咯血，>500 ml（或 1 次咯血 >300 ml）为大量咯血。1 次出血量 >800 ml 可有血压改变，>1 500 ml 可发生休克。短时间内大量咯血，血块阻塞气道可引起窒息，表现为突然烦躁不安、极度紧张、端坐呼吸、咯血不畅、发绀、昏迷、抽搐等。

三、治疗原则

（一）小量咯血

应镇静、止咳、保持大便通畅，酌情应用止血药物，如卡巴克络（安络血）片、云南白药等。

（二）中等量及大量咯血

1. 一般处理

卧床休息（患侧卧位）、镇静、通便、吸氧、监护生命体征等。

2. 止血

（1）药物：垂体后叶素 5U 加入 50% 葡萄糖液 40 ml，缓慢静脉注射。继用 10～20U 加入 50% 葡萄糖液 500ml 中静脉滴注维持。冠心病、高血压患者及孕妇忌用。普鲁卡因 200～300mg 或酚妥拉明 10～20mg 加入 5% 葡萄糖液 500 ml 静脉滴注。云南白药 0.5 g，每日 3 次口服。

（2）经纤维支气管镜局部止血：灌注冷生理盐水、凝血酶止血，明胶海绵、Fogarty 气囊压迫止血，或激光止血氩气刀止血等。

（3）支气管动脉栓塞疗法。

（4）反复大量咯血，内科治疗无效者，出血部位明确，对侧肺无活动性病变，且无手术禁忌证，可行相应肺叶或肺段切除术。

3. 输血

咯血量过多，可根据血压和血红蛋白酌情输注新鲜血。

（三）窒息

1. 立即取头低脚高体位，拍击患者背部，以便血块排出。

2. 尽快挖出或吸出口、咽、喉、鼻部血块，保持气道通畅。

3. 必要时气管插管或气管切开，吸出瘀血，解除呼吸道阻塞。

4. 充分给氧。

5. 心跳、呼吸停止者，立即予心肺复苏术。纠正酸碱平衡失调。

（四）其他

病因治疗。

第五节　心悸

心悸是一种自觉心脏跳动的不适感觉或心慌感。心悸时心率可快、可慢，也可有心律失常。

一、病因、病理

（一）心脏搏动增强

心脏收缩力增强引起的心悸，生理性原因有：①剧烈运动，精神过度紧张；②饮酒、茶、咖啡；③药物如肾上腺素、甲状腺片等。

病理性原因有：①心室肥大如高血压心脏病及主动脉瓣、二尖瓣关闭不全，动脉导管未闭，室间隔缺损等；②甲状腺功能亢进症、贫血、发热、低血糖症等可引起心脏搏出量增加，搏动增强。

（二）心律失常

1. 各种原因引起的窦性心动过速、阵发性室上速或室性心动过速（室速）。

2. 窦性心动过缓，病态窦房结综合征（病窦）或高度房室传导阻滞。

3. 房性或室性早搏，心房颤动。

（三）心脏神经官能症

由自主神经功能紊乱所致。

二、诊断要点

（一）病史

有基础心脏病或其他疾病的病史、症状和体征，或存在上述某种诱因。

（二）伴随症状

1. 心悸伴心前区痛可见于冠心病（心绞痛、心肌梗死）、心肌炎、心包炎，亦可见于心脏神经官能症。
2. 心悸伴发热见于急性传染病、风湿热、心肌炎、心包炎、感染性心内膜炎。
3. 心悸伴晕厥或抽搐见于高度房室传导阻滞、心室颤动或室速、病窦综合征。
4. 心悸伴贫血见于各种原因引起的急性失血，此时常有虚汗、脉搏细弱、血压下降或休克。
5. 心悸伴消瘦及出汗见于甲状腺功能亢进症。

三、治疗

（一）一般处理

治疗原发病，解除诱因。

（二）对症处理

1. 心率快者可应用减慢心率的药物，如普萘洛尔（心得安）10 ～ 20 mg，一日 3 次口服。
2. 心率慢者给予阿托品、异丙肾上腺素或行心脏起搏治疗。
3. 如为心律失常，则根据其不同类型选用相应的抗心律失常药物。

微信扫码
◆ 临床科研
◆ 医学前沿
◆ 临床资讯
◆ 临床笔记

第二章

循环系统疾病

第一节　高脂血症

高脂血症（hyperlipidemia）是促进动脉粥样硬化（atherosclerosis，AS）的一个直接因素。高血脂常常指血浆三酰甘油、总胆固醇、低密度胆固醇升高，这类血脂的升高在动脉粥样硬化、糖尿病的发展过程中起着重要的作用，也都是冠心病的独立危险因素，其中特别是低密度胆固醇（LDL）的升高与AS的相关更为密切，因而高LDL一直是AS重要的生物标志物和干预靶点。大量的AS干预研究结果表明降低LDL的措施最大限度可引起1/3动脉粥样硬化性冠心病死亡率的降低，还有2/3的AS患者不能通过单纯降低LDL治疗而得到控制。近几十年来大量的研究认为低血浆HDL（≤35mg/dL）是AS、冠心病的另一重要的独立危险因素，目前大量临床研究在关注升高HDL的策略。高脂血症并不能概括低HDL在AS形成中的危害作用，近来更倾向用血脂紊乱来代替高脂血症。有以下三种中的一种就为血脂异常：血清TC水平增高，血清TG水平增高，血清HDL-C水平减低。

血浆中的脂类主要分为5种：三酰甘油（triglyceride）、磷脂（phospholipid）、胆固醇酯（cholesterol ester）、胆固醇（cholesterol）以及游离脂肪酸（free fatty acid）。除游离脂肪酸是直接与血浆白蛋白结合运输外，其余的脂类则均与载脂蛋白结合，形成水溶性的脂蛋白转运。由于各种脂蛋白中所含的蛋白质和脂类的组成和比例不同，所以它们的密度、颗粒大小、表面负荷、电泳表现和其免疫特性均不同。脂蛋白的分离常用密度离心法，可将脂蛋白分为：乳糜微粒（chylomicrons，CM）、极低密度脂蛋白低密度脂蛋白和高密度脂蛋白。CM是颗粒最大的脂蛋白，主要功能是运输外源性胆固醇。VLDL主要含内源性三酰甘油。LDL是富含胆固醇的脂蛋白，主要作用是将胆固醇运送到外周血液。HDL是血清中颗粒密度最大的一组脂蛋白，主要作用是将肝脏以外组织中的胆固醇转运到肝脏进行分解代谢。

一、膳食营养因素和血脂代谢

营养膳食是影响和调节血脂代谢的最重要的环境因素，其中膳食脂类是影响脂质代谢最突出的因素。

（一）脂类

1. 脂肪酸　膳食脂肪酸的组成不同对血脂水平的影响也不同，如脂肪酸的饱和程度不同和脂肪酸碳链长度不同对血脂的影响不一。

（1）饱和脂肪酸：饱和脂肪酸被认为是膳食中使血液胆固醇含量升高的主要脂肪酸。但进一步研究表明，并不是所有的饱和脂肪酸都具有升高血清胆固醇的作用。小于10个碳原子和大于18个碳原子的饱和脂肪酸几乎不升高血液胆固醇。而棕榈酸（palmitic acid，C16∶0）、豆蔻酸（myristic acid，C14∶0）和月桂酸（lauric acid，C12∶0）有升高血胆固醇的作用。升高血清胆固醇的作用以豆蔻酸最强，棕榈酸次之，月桂酸再次之。这些饱和脂肪酸升高胆固醇的机制可能与抑制LDL受体的活性有关，从而干扰LDL从血液循环中清除。

（2）单不饱和脂肪酸：单不饱和脂肪酸如橄榄油和茶油曾被认为对血清胆固醇的作用是中性的，既不引起血清胆固醇升高，也不引起其降低。但随着研究的深入，发现摄入富含单不饱和脂肪酸橄榄油较多的地中海居民虽然脂肪的摄入量很高，但冠心病的病死率较低。进一步的研究认为单不饱和脂肪酸能降低血总胆固醇和 LDL，而不降低 HDL 水平，或使 LDL 胆固醇下降较多而 HDL 胆固醇下降较少。

（3）多不饱和脂肪酸：膳食中的多不饱和脂肪酸主要为 n–6 多不饱和脂肪酸和 n–3 多不饱和脂肪酸。n–6 多不饱和脂肪酸如亚油酸（linoleic acid，C18：2）能降低血液胆固醇含量，降低 LDL 胆固醇的同时也降低 HDL 胆固醇。亚油酸对血胆固醇的作用机制正好与饱和脂肪酸相反，即增加 LDL 受体的活性，从而降低血中 LDL 颗粒数及颗粒中胆固醇的含量。膳食中的 n–3 多不饱和脂肪酸如 α–亚麻酸（α–linolenic acid，C18：3）、EPA 和 DHA 能降低血液胆固醇含量，同时降低血液三酰甘油含量，并且升高血浆 HDL 水平。EPA 和 DHA 降低血浆三酰甘油的作用是因为它们阻碍了三酰甘油掺入到肝脏的 VLDL 颗粒中，导致肝脏分泌三酰甘油减少，血浆三酰甘油降低。n–6 多不饱和脂肪酸系列的亚油酸和 n–3 系列的 EPA 和 DHA 可为前列腺素中阻碍血小板凝集成分的前体之一，故亚油酸、EPA 和 DHA 具有抑制血小板凝集的作用。除此之外，n–3 多不饱和脂肪酸还具有改善血管内膜的功能，如调节血管内膜 NO 的合成和释放等。多不饱和脂肪酸由于双键多，在体内易被氧化。大量多不饱和脂肪酸的摄入可提高机体内的氧化应激水平，从而促进 AS 的形成或发展。单不饱和脂肪酸由于不饱和双键较少，对氧化作用的敏感性较多不饱和脂肪酸低，可能对预防 AS 更有优越性。

（4）反式脂肪酸：反式脂肪酸（trans fatty acids）是食物中常见的顺式脂肪酸的异构体。在将植物油氢化制成人造黄油的生产过程中，双键可以从顺式变成反式，即形成反式脂肪酸。近年来的研究表明摄入反式脂肪酸可使血中 LDL 胆固醇含量增加，同时引起 HDL 降低，HDL/LDL 比例降低。

2. 胆固醇 人体内的胆固醇来自外源性和内源性两种途径，外源性约占 30% ~ 40%，直接来自于膳食，其余由肝脏合成。当膳食中摄入的胆固醇增加时，不仅肠道的吸收率下降，而且可反馈性地抑制肝脏 HMG – CoA 还原酶的活性，减少体内胆固醇的合成，从而维持体内胆固醇含量的相对稳定。但这种反馈调节并不完善，故胆固醇摄入太多时，仍可使血中胆固醇含量升高。值得注意的是，个体间对膳食胆固醇摄入量的反应差异较大，影响这种敏感性的因素主要有膳食史、年龄、遗传因素及膳食中各种营养素之间的比例等。

3. 植物 固醇植物中含有与胆固醇结构类似的化合物称为植物固醇（phytosterol），它能够在消化道与胆固醇竞争性形成"胶粒"，抑制胆固醇的吸收，降低血浆胆固醇。

（二）膳食纤维

膳食纤维能够降低胆固醇和胆酸的吸收，并增加其从粪便的排出，改变肝脏脂蛋白和胆固醇的代谢，具有降低血脂的作用。

二、血脂异常的营养治疗

血脂异常主要表现为总胆固醇、LDL 升高，根据胆固醇和 LDL 的水平，把血脂异常分为轻度、中度和严重升高。

（一）轻度高胆固醇血症的营养治疗

对没有冠心病而表现为轻度胆固醇升高（200 ~ 239mg/dL）的，主要通过膳食治疗。膳食治疗的策略是指合理控制热能和糖，减少升高胆固醇脂肪酸的摄入，主要是指饱和脂肪酸的摄入不超过总能量的 10%，总脂肪酸的摄入不超过 30% 能量摄入。饱和脂肪酸常来源于动物性食物，包括肉类和奶类脂肪。相对而言，奶类脂肪比肉类更易于升高血浆胆固醇。植物的饱和脂肪酸主要来自热带植物如椰子油。减少牛排、汉堡和肉类的消费是降低饱和脂肪酸摄入的主要途径，此外，减少奶制品的摄入如减少牛奶、奶酪、冰激凌及用低脂肪或无脂肪的乳制品来替代也是减少饱和脂肪酸摄入的有效途径。反式脂肪酸可升高胆固醇。西方国家要求反式脂肪酸的摄入低于总能量的 3%，鉴于我国反式脂肪酸的消费量低，通常反式脂肪酸的摄入量达不到这个水平。减少动物性食物也必然减少胆固醇的摄入，有助于降低血浆总胆固醇和 LDL 水平。轻度胆固醇升高者常伴有肥胖，因此控制肥胖也是降低胆固醇的一个重要方面。

（二）中度高胆固醇血症的营养治疗

中度高胆固醇血症（240 ~ 299mg/dL）的治疗方案取决于冠心病的危险状况。患者可分为中度和高度危险状况。

在中度胆固醇升高不伴有或伴有上述危险因素中的一项被认为是中度危险患者，而伴有 2 项危险因素及以上者被认为是高度危险患者。中度危险的患者其血浆 LDL 在 160 ～ 180mg/dL 之间，可通过非药物的膳食或生活方式可使 LDL 水平控制在 < 160mg/dL。而 LDL 在 190 ～ 219mg/dL 的中度危险患者及高度危险患者，需在膳食的基础上应用降脂药物治疗。

（三）常用降低血脂的食物的选择

大量的研究观察了食物对血脂的影响，发现了不少食物可以防治高胆固醇血症或改善血脂紊乱。

1. 豆类　包括大豆、蚕豆、豌豆、赤豆、绿豆等，它们是人体蛋白质的良好来源，蛋白质的氨基酸比较齐全，因而营养价值较高，特别是经过加工成豆腐或其他制品后，更易被人体消化吸收利用。几乎不含胆固醇，含有豆固醇，可以起到抑制机体吸收动物食品所含胆固醇的作用。大豆中所含脂肪为多不饱和脂肪酸，即亚油酸；还含有丰富的磷脂、食物纤维、维生素、无机盐，微量元素如钙、磷、铁、锰、碘等，所有这些不仅有益于身体健康，而且有益于防治高血脂病、冠心病等。专家指出大豆中还含有皂角苷，能降低血液中的胆固醇。若每人每天或隔日能吃豆类 50 ～ 100g，便可有明显的降低胆固醇的作用，从而达到降低血脂的目的。

2. 大蒜　它不仅含有丰富的营养，而且含有大量的大蒜素，其主要成分是挥发性硫化物。它可抑制胆固醇的合成，对高血脂有预防作用，能使血清胆固醇明显减少。

3. 洋葱　其降血脂效能与其所含的烯丙基二硫化物作用有关，健康人每天吃 60g 油煎洋葱，能有效预防因高脂食物引起的血胆固醇升高的现象。

4. 苹果　常年不间断地食用苹果，每天大约 110g 左右，可以防止血中胆固醇的增高。其原因是苹果中含有丰富的类黄酮。类黄酮是一种天然抗氧化剂，具有降低血脂的作用。

5. 山楂　山楂酸甜可口具有很多的医学价值，如具有散瘀、消积、化痰、解毒、活血、醒脑等功效。山楂主要含有山楂酸、柠檬酸、脂肪分解酸、维生素 C、枸橼酸、黄酮、碳水化合物和蛋白质等多种成分，可促进胆固醇排泄而降低血脂的作用。

6. 鱼类　鱼类含有多不饱和脂肪酸，特别是二十碳五烯酸，可使血液中的三酰甘油和胆固醇显著降低，对于防止高脂血症大有益处。

7. 海带　海带中含有一种叫作海带多糖的有效成分，可以降低血清总胆固醇和三酰甘油的含量。在食用油腻过多的动物脂肪膳食中掺点海带，可以减少脂肪在体内的寄存，会使脂肪在人体内的蓄积趋向于皮下和肌肉组织中，同时会使血液中的胆固醇含量显著降低。海带中含有纤维素，纤维素可以和胆汁酸结合而排出体外，从而减少胆固醇的合成，防止动脉粥样硬化的发生。海带中含有丰富的维生素和矿物质。

8. 菌类食物　蘑菇、草菇、香菇、平菇等菌类食物，是一种高蛋白、低脂肪，富含天然维生素的健康食品，具有许多的保健作用。如香菇中含有纤维素，能促进胃肠蠕动，防止便秘，减少肠道对胆固醇的吸收；含有的香菇嘌呤等核酸物质，能促进胆固醇分解而排泄，防止血脂升高。

9. 牛奶　牛奶不仅营养价值高，而且含有羧基与甲基戊二酸，能够抑制人体内胆固醇合成酶的活性，从而抑制胆固醇的合成，降低血中胆固醇的含量。牛奶中含有丰富的钙，能降低人体对胆固醇的吸收。牛奶中含有的乳清酸能有效抑制胆固醇的生物合成与吸收，故能使人体内的胆固醇的含量降低。如果有条件喝脱脂的牛奶和酸奶对高脂血症或高胆固醇症者有益。

10. 燕麦　燕麦是世界上公认的高营养粮种之一，必需氨基酸的含量高于其他谷类粮食。燕麦有降低胆固醇的作用。每天适量食用燕麦粥，可使人体血清胆固醇水平降低。究其原因一是燕麦富含人体必需的亚油酸，另外燕麦中含有丰富的可溶性膳食纤维。

11. 植物油　食用植物油，包括菜油、豆油、麻油、花生油或玉米油等，由于其中含丰富的不饱和脂肪酸，有降低血中胆固醇的作用；但需注意油脂含有的热能较高，过量可引起体重的增加。

第二节　冠心病

冠心病的病理改变是动脉粥样硬化（atherosclerosis，AS），因此冠心病的预防也就是 AS 的预防。AS 是一种炎症性、多阶段的退行性的复合性病变。近年来的研究认为 AS 是在损伤因子的作用下导致的一个慢性炎症的过程，主要包括四期的病理变化：动脉血管内膜功能紊乱期，血管内膜脂质条纹期，典型斑块期和斑块破裂期。目前认为除了遗传、年龄、肥胖、吸烟、血脂异常、机体内氧化应激水平升高和缺乏体力活动等危险因素外，营养膳食因素在 AS 的发病中起着极为重要的作用。

一、膳食营养因素和冠心病

（一）热能、碳水化合物

过多的能量摄入在体内转化成脂肪，储存于皮下或身体各组织，形成肥胖。肥胖患者的脂肪细胞对胰岛素的敏感性降低，引起葡萄糖的利用受限，继而引起代谢紊乱，血浆三酰甘油升高。膳食中碳水化合物的种类和数量对血脂水平有较大的影响。蔗糖、果糖摄入过多容易引起血清三酰甘油含量升高，这是因为肝脏利用多余的碳水化合物变成三酰甘油所致。膳食纤维能够降低胆固醇和胆酸的吸收，并增加其从粪便的排出，具有降低血脂的作用。

（二）脂类

膳食脂肪酸、胆固醇对血脂水平有直接的影响。

（三）蛋白质与动脉粥样硬化

蛋白质与动脉硬化的关系尚未完全阐明。在动物实验中发现，高动物性蛋白（如酪蛋白）膳食可促进 AS 的形成。用大豆蛋白和其他植物性蛋白代替高脂血症患者膳食中的动物性蛋白能够降低血清胆固醇。研究还发现一些氨基酸可影响心血管的功能，如牛磺酸能减少氧自由基的产生，使还原性谷胱甘肽增加，保护细胞膜的稳定性，同时还具有降低血胆固醇和肝胆固醇的作用；目前高血浆同型半胱氨酸被认为是血管损伤或 AS 的独立危险因子，同型半胱氨酸在体内由必需氨基酸——蛋氨酸转变生成。蛋氨酸摄入增加引起血浆同型半胱氨酸升高，动物研究发现增加蛋氨酸摄入能引起动脉内膜的损伤。除了酶代谢因素外，同型半胱氨酸的升高不仅取决于膳食蛋氨酸的摄入，而且也取决于维生素 B_{12}、维生素 B_6 和叶酸的水平，因为维生素 B_{12}、维生素 B_6 和叶酸在同型半胱氨酸转化为蛋氨酸或胱氨酸的过程中起着重要的作用。

（四）维生素和微量元素

1. 维生素 E　人群观察性研究和动物实验干预研究已证实，维生素 E 有预防动脉粥样硬化和冠心病的作用，但人群干预研究中，维生素 E 是否具有抗动脉粥样硬化作用并不清楚。维生素 E 预防动脉粥样硬化作用的机制可能与其抗氧化作用有关，即减少脂质过氧化物质的形成。除了氧化 – 还原特性外，维生素 E 还可能通过抑制炎症因子的形成和分泌，以及抑制血小板凝集而发挥抗动脉粥样硬化的作用。

2. 维生素 C　维生素 C 在体内参与多种生物活性物质的羟化反应，包括参与肝脏胆固醇代谢成胆酸的羟化反应，促进胆固醇转变为胆汁酸而降低血中胆固醇的含量。维生素 C 参与体内胶原的合成，降低血管的脆性和血管的通透性；维生素 C 是体内重要的水溶性抗氧化物质，可降低血管内皮的氧化损伤；大剂量维生素 C 可加快冠状动脉血流量，保护血管壁的结构和功能，从而有利于防治心血管疾病。

3. 其他维生素　血浆同型半胱氨酸是动脉粥样硬化的独立危险因素。同型半胱氨酸是蛋氨酸的中间代谢产物，同型半胱氨酸在转变成蛋氨酸和胱氨酸过程中需要叶酸、维生素 B_{12} 和维生素 B_6 作为辅酶。当叶酸、维生素 B_{12} 和维生素 B_6 缺乏时，血浆同型半胱氨酸浓度增加。膳食中补充叶酸、维生素 B_{12} 和维生素 B_6 可降低高血浆同型半胱氨酸对血管的损伤。烟酸在药用剂量下也有降低血清胆固醇和三酰甘油、升高 HDL、促进末梢血管扩张等作用。维生素 B_6 与构成动脉管壁的基质成分——酸性黏多糖的合成以及脂蛋白脂酶的活性有关，缺乏时可引起脂质代谢紊乱和动脉粥样硬化。

4. 微量元素　镁对心肌的结构、功能和代谢有重要作用，还能改善脂质代谢并有抗凝血功能。缺镁易发生血管硬化和心肌损害，软水地区居民心血管疾病发病率高于硬水地区，可能与软水中含镁较少有关。

高钙饲料可降低动物血胆固醇。铬是葡萄糖耐量因子的组成成分，缺铬可引起糖代谢和脂类代谢的紊乱，增加动脉粥样硬化的危险性。而补充铬可降低血清胆固醇和LDL，提高HDL的含量，防止粥样硬化斑块的形成。铜缺乏也可使血胆固醇含量升高，并影响弹性蛋白和胶原蛋白的交联而引起心血管损伤。过多的锌则降低血中HDL含量，膳食中锌/铜比值较高的地区冠心病发病率也较高。近年来的实验研究还发现，过量的铁可引起心肌损伤、心律失常和心衰等，应用铁螯合剂可促进心肌细胞功能和代谢的恢复。此外，碘可减少胆固醇在动脉壁的沉着；硒是体内抗氧化酶 – 谷胱甘肽过氧化物酶的核心成分。谷胱甘肽过氧化物酶使体内形成的过氧化物迅速分解，减少氧自由基对机体组织的损伤。缺硒也可减少前列腺素的合成，促进血小板的聚集和血管收缩，增加动脉粥样硬化的危险性。

（五）其他膳食因素

1. 酒　少量饮酒可增加血HDL水平，而大量饮酒可引起肝脏的损伤和脂代谢的紊乱，主要是升高血三酰甘油和LDL。

2. 茶　茶叶中含有茶多酚等化学物质，茶多酚具有抗氧化作用和降低胆固醇在动脉壁的聚集作用。

3. 大蒜和洋葱　大蒜和洋葱有降低血胆固醇水平和提高HDL的作用，其作用与大蒜和洋葱中的含硫化合物有关。

4. 富含植物化学物质的食物　植物性食物中含有大量的植物化学物质如黄酮、异黄酮、花青素类化合物和皂苷类化合物，这些化合物具有降低血浆胆固醇、抗氧化和抑制动脉粥样硬化性的血管炎性反应，及抗动脉粥样硬化形成的作用。

二、动脉粥样硬化及冠心病的营养防治

冠心病的临床分为隐匿型、心绞痛型、心肌梗死型、心力衰竭和心律失常型、猝死型。冠心病是在动脉粥样硬化的基础上逐步发展形成的，而动脉粥样硬化与血脂异常密切相关，在一般情况下，血脂异常、动脉粥样硬化和冠心病的营养膳食治疗的基本原则和措施是相同的。动脉粥样硬化或动脉粥样硬化冠心病的防治原则是在平衡膳食的基础上，控制总热能和总脂肪，限制膳食饱和脂肪酸和胆固醇，保证充足的膳食纤维和多种维生素，保证适量的矿物质和抗氧化营养素。但在发生心肌梗死或心力衰竭等危急情况时，营养膳食措施可作适当的调整。

1. 限制总热量摄入，保持理想体重　热能摄入过多是肥胖的重要原因，而后者是动脉粥样硬化的重要危险因素，故应该控制总能量的摄入，并适当增加运动，保持理想体重。

2. 限制脂肪和胆固醇摄入　限制膳食中脂肪总量及饱和脂肪酸和胆固醇摄入量是防治高胆固醇血症和动脉粥样硬化，以及动脉粥样硬化性冠心病的重要措施。膳食中脂肪摄入量以占总热能20% ~ 25%为宜，饱和脂肪酸摄入量应少于总热能的10%，适当增加单不饱和脂肪酸和多不饱和脂肪酸的摄入。鱼类主要含n–3系列的多不饱和脂肪酸，对心血管有保护作用，可适当多吃。少吃含胆固醇高的食物，如猪脑和动物内脏等。胆固醇摄入量<300mg/d。高胆固醇血症患者应进一步降低饱和脂肪酸摄入量使其低于总热能的7%，胆固醇<200mg/d。国际上对降低和控制血浆胆固醇已经进行过很多的研究，并在许多问题上已经取得了共识，相当多的方案都是一致的。

3. 提高植物性蛋白的摄入，少吃甜食蛋白质摄入　应占总能量的15%，植物蛋白中的大豆有很好地降低血脂的作用，所以应提高大豆及大豆制品的摄入。碳水化合物应占总能量的60%左右，应限制单糖和双糖的摄入，少吃甜食和含糖饮料。

4. 保证充足的膳食纤维摄入　膳食纤维能明显降低血胆固醇，因此应多摄入含膳食纤维高的食物，如燕麦、玉米、蔬菜等。

5. 供给充足的维生素和矿物质　维生素E和很多水溶性维生素以及微量元素具有改善心血管功能的作用，特别是维生素E和维生素C具有抗氧化作用，应多食用新鲜蔬菜和水果。

6. 饮食清淡，少盐和少饮酒　高血压是动脉粥样硬化的重要危险因素，为预防高血压，每日盐的摄入应限制在6g以下。严禁酗酒，可少量饮酒。

7. 适当多吃保护性食品　非营养素的植物化学物质（phytochemicals）具有心血管健康促进作用，摄

入富含这类物质的食物将助于心血管的健康和抑制动脉粥样硬化的形成。应鼓励多吃富含植物化学物质的植物性食物，如大豆、黑色或绿色食品、草莓、洋葱和香菇等。

三、心肌梗死的营养治疗

心肌梗死（myocardial infarction）是心肌的缺血性坏死。常见的是在冠状动脉粥样硬化病变的基础上，发生冠状动脉血供应急剧减少或中断，使相应的心肌严重而持久地急性缺血所致；可发生心律失常、休克或心力衰竭。

心肌梗死的饮食治疗包括以下几个方面：

1. 限制能量摄入 急性心肌梗死发病开始的 2～3 天内，能量摄入不宜过高，以减轻心脏负担。能量给予 500～800kcal/d，食物总容量 1 000～1 500mL，进食内容包括米汤、藕粉、去油肉汤、温果汁、菜汁、蜂蜜水等流质。此阶段应避免胀气或带刺激性的食物，如豆浆、牛奶、浓茶和咖啡。少量多餐，分 5 次，多次进食，以避免膈肌抬高加重心脏负担。食物不宜过冷和过热，以防引起心律失常，这阶段应完全卧床休息，进食由他人协助。

2. 注意水和电解质的平衡 要一并考虑食物中的饮水及输液的总量，以适应心脏的负荷能力。患者如伴有高血压或心力衰竭，应限制钠盐。临床上观察到急性心肌梗死发生后，有尿钠的丢失。高钾和低钾对心脏功能不利，故应该根据血液生化指标予以调整。

3. 注意饮食清淡、易消化且营养平衡 病情好转后，可选用低脂半流质，能量供给增至 1 000～1 500kcal/d。膳食宜清淡、富有营养和容易消化。可选用适量的瘦肉末、鱼类、家禽、蔬菜、水果、低脂奶和豆浆。保持胃肠道通畅，以防大便时过分用力，加重病情。病情稳定后（一般 3～4 周后），随着患者逐步恢复活动，饮食的限制也可逐渐放松，但脂肪和胆固醇的摄入仍然应适当限制，以防止血脂升高、血液的黏度增加。另外，仍应少食多餐，避免过饱，以防心肌梗死再复发。另一方面，饮食不要过分限制，以免造成营养不良和增加患者的精神负担，影响患者的康复。

四、心力衰竭的营养治疗

心力衰竭系指在适量静脉回流情况下，心脏不能输出足够的血液来满足组织代谢需要的一种病理状态，临床上可分为左心、右心和全心衰竭。心力衰竭的常见诱因有：感染、心律不齐、心肌缺血、心脏负荷加重、电解质平衡紊乱和酸碱平衡紊乱等。心力衰竭期间的营养膳食应注意以下几个方面。

1. 适当限制能量和蛋白质的摄入 限制能量和蛋白质的摄入，以减轻心脏的负担。心力衰竭明显时，每天的能量摄入限制在 600～1 000kcal，蛋白质为 25～30g 为宜，能量逐渐增加至 1 000～1 500kcal/d，蛋白质逐渐增加至 40～50g/d。病情稳定后，能量以低于理想体重，蛋白质以 0.8g/kg 为宜。

2. 控制钠盐 根据心力衰竭的程度，钠盐的摄入量每天限制在 2 000mg、1 500mg 或 500mg。心力衰竭时水潴留常继发于钠潴留，在限钠的同时饮水量可不加严格限制，一般允许每天摄入 1 500～2 000mL。

3. 注意电解质的平衡 心力衰竭最常见的电解质紊乱之一是钾的平衡失调。由于摄入不足、丢失增加或利尿剂的使用等可出现低钾血症。这时应摄入含钾高的食物。如并发肾功能减退，出现高钾血症，则注意选择低钾食物。

4. 维生素、无机盐充足 宜补充富含维生素的食物，尤其是维生素 B 和维生素 C。钙与心肌收缩密切相关，给予适量的钙或摄入含钙丰富的食物在心力衰竭的治疗中有积极的意义。

5. 少食多餐 减少胃胀，食物应易消化。

第三节　高血压

一、定义

原发性高血压是一种以体循环动脉收缩压和（或）舒张期血压持续升高为主要特点的全身性疾病。

二、高血压诊断标准和分类

我国目前采用的高血压诊断标准和分类（表 2-1），采用世界卫生组织和国际高血压学会给出的高血压诊断标准和分类。

表 2-1　血压水平的分类和定义

类别	收缩压（mmHg）	舒张压（mmHg）
正常血压	< 120	< 80
正常高值	120 ~ 139	80 ~ 90
高血压	≥ 140	≥ 90
1 级高血压（轻度）	140 ~ 159	90 ~ 99
2 级高血压（中度）	160 ~ 179	100 ~ 109
单纯收缩期高血压	≥ 140	< 90

目前 90% 以上高血压原因不明，称为原发性高血压。如果高血压是由于某些疾病（如肾脏病、原发性醛固酮增多症、嗜铬细胞瘤等）引起的，称为继发性高血压。继发性高血压服药治疗效果差，应当针对病因治疗，去除病因后血压能有效降低甚至恢复正常。本节仅对原发性高血压加以介绍，简称高血压。

三、我国高血压流行现状

1959 年我国成人高血压的患病率只有 5.9%，2002 年上升到 18.8%，估计每年新增 1 000 万例患者，估算 2012 年 15 岁以上患病率达 24%，全国高血压患者达 2.66 亿。可见，伴随着人口老龄化、城镇化进程，生活方式和膳食结构的改变，高血压的患病率呈增长趋势。同时注意，现在高血压越来越年轻化，儿童和中青年高血压的患病率呈持续上升趋势。然而，我国人群高血压知晓率、治疗率和控制率分别为 30.2%、24.7% 和 6.1%。我国高血压患病率和流行存在地区、城乡和民族差异，随年龄增长而升高。北方高于南方，华北和东北属于高发区；沿海高于内地；城市高于农村；高原少数民族地区患病率较高。男、女性高血压总体患病率差别不大，青年期男性略高于女性，中年后女性略高于男性。高血压是导致其他心、脑血管疾病的主要基础病变之一，我国心脑血管疾病现患人数为 2.9 亿。每年约有 350 万人死于心脑血管疾病，占总死亡病因的首位（41%），平均每 10 秒钟就有一人死于此病。我国现有脑卒中患者至少 700 万，心肌梗死 250 万，这些患者超过一半存在不同程度的残疾。在心脑血管病死亡人群中，一半以上与高血压有关。

四、高血压的病因和发病机制

高血压是一种由遗传多基因与环境多危险因子交互作用而形成的慢性全身性疾病。但是遗传和环境因素具体通过何种途径升高血压，至今尚无完整统一的认识，原因如下：高血压不是一种均匀同质性疾病，不同个体间病因和发病机制不尽相同；其次，高血压病程较长，进展一般较缓慢，不同阶段始动、维持和加速机制不同。因此，高血压是多因素、多环节、多阶段和个体差异性较大的疾病。

1. 遗传因素　高血压具有明显的家族聚集性。通过高血压患者家系调查发现，父母均患有高血压者，其子女今后患高血压概率高达 46%；父母一方患高血压病者，子女患高血压的概率是 28%；而双亲血压正常者其子女患高血压的概率仅为 3%。约 60% 的高血压患者有高血压家族史。高血压的遗传可能存在主要基因显性遗传和多基因关联遗传两种方式。

2. 年龄　医学研究发现，中老年人即使不患高血压，其血压值也随年龄增长，从 40 岁开始，每增加 10 岁，收缩压就增高 10mmHg。因此年龄增长与高血压是密切相关的。年龄和遗传因素是高血压不可逆的危险因素。

3. 超重和肥胖　大量研究已证实，肥胖或超重是血压升高的重要危险因素，特别是向心性肥胖是高血压危险性的重要指标。体质指数（BMI）与血压水平有着明显的正相关关系，BMI>24kg/m² 者，在 4 年内发生高血压的风险是 BMI<24kg/m² 者的 2～3 倍，且随着 BMI 的增加，血压水平也相应增加。肥胖儿童高血压的患病率是正常体重儿童的 2～3 倍，成人肥胖者中也有较高的高血压患病率，超过理想体重 20% 者患高血压的危险性是低于理想体重 20% 者的 8 倍以上。高血压患者 60% 以上有肥胖或超重，肥胖的高血压患者更易发生心绞痛和猝死。此外，体脂水平也和高血压患病风险相关，体脂量每增加 10%，收缩压和舒张压平均上升 6mmHg 和 4mmHg。我国南北地区人群比较研究表明，尽管国人平均 BMI 明显低于西方国家，单因素与多因素分析一致显示 BMI 增高是血压升高的独立危险因素。减轻体重已成为降血压的重要措施，体重减轻 9.2kg 可引起收缩压降低 6.3mmHg，舒张压降低 3.1 mmHg。肥胖导致高血压的机制可能归于：肥胖引起高血脂，脂肪组织增加导致心输出量的增加，交感神经活动增加以及胰岛素抵抗增加。

4. 高钠低钾膳食　研究表明钠盐摄入与血压升高成正相关，严格控制钠盐摄入量能有效降低血压。钾能促钠排出，钾的摄入量与血压呈负相关，而我国居民的膳食特点是高钠低钾。我国南方人群食盐摄入量平均 8～10g/d，北方人群 12～15g/d，均远远超过 WHO 推荐的 5g 标准。我国人群钾的摄入量只有 1.89g，远低于 WHO 推荐 4.7g。高盐膳食不仅是高血压发生的主要危险因素，同时也是脑卒中、心脏病和肾脏病发生发展的危险因素。每日食盐的摄入量从 9g 降到 6g，可使脑卒中的发生率下降 22%，冠心病发生率降低 16%。

5. 钙　膳食中钙摄入不足可使血压升高，膳食中增加钙可引起血压降低。美国全国健康和膳食调查结果显示，每日钙摄入量低于 300mg 者与摄入量为 1 200mg 者相比，高血压危险性高 2～3 倍。一般认为膳食中每天钙的摄入少于 600mg 就有可能导致血压升高。钙能促进钠从尿中的排泄可能是其降血压作用的机制之一。

6. 镁　镁与血压的研究较少。一般认为低镁与血压升高相关。摄入含镁高的膳食可降低血压。镁降低血压的机制可能包括：降低血管的紧张性和收缩性；减少细胞钙的摄取而引起细胞质的钙降低；促进产生具有舒血管作用的物质等。

7. 过量饮酒　高血压的患病率随着饮酒量增加而增加。高血压患者中，有 5%～10% 是因为过量饮酒造成的。少量饮酒后短时间内血压下降，但随后血压上升。大量饮酒刺激交感神经兴奋，心跳加快，血压升高及血压波动性增大。重度饮酒者脑卒中的死亡率是不常饮酒者的 3 倍。

8. 精神长期过度紧张　主要机制是：①情绪失调引起大脑皮层兴奋抑制机制失调，交感神经活动增强，血压升高；②神经内分泌功能失调，诱发心律失常；③血小板活性反应性升高；④诱发冠状动脉收缩、粥样斑块破裂而引起急性事件。有心血管病史的患者，心理压力增加会使病情复发或恶化。

9. 吸烟　烟草中含有 2 000 多种有害物质，会引起交感神经兴奋、氧化应激，损害血管内膜，致血管收缩、血管壁增厚、动脉硬化，不仅使血压增高，还增加冠心病、脑卒中、猝死和外周血管病发生的风险。被动吸烟同样有害。婴幼儿尤其容易受到二手烟的有毒物质的侵害。孕妇主动或被动吸烟，烟草中的有害物质可通过胎盘而损害胎儿的心血管系统，这种损害对下一代是永久性的。

10. 体力活动不足　我国城市居民（尤其是中青年）普遍缺乏体力活动，严重影响心血管健康。适量运动可舒缓交感神经紧张，增加扩血管物质，改善内皮舒张功能，促进糖脂代谢，降低高血压、心血管疾病风险。

五、高血压的营养防治

所有高血压患者都应坚持健康的生活方式，主要包括合理膳食、控制体重、戒烟限酒、适量运动、心理平衡。

1. 合理膳食　重点是限制钠盐摄入、限制总热量和饮食均衡。

（1）限制钠盐摄入：高血压的膳食疗法最主要的关键点是减盐，严格限盐可有效降低血压。中国营养学会推荐健康成人每日食盐摄入量不超过6g，高血压患者不超过3g。膳食中钠钾比值和血压呈正比，通过增加钾的摄入量也可起到降压效果。钾在蔬菜、水果含量较高，因此摄入充足的蔬菜（500g/d）、水果（1~2个/d）可起到降压作用，市场上出售的富钾低盐也可以起到补钾的作用。避免高盐摄入的措施包括：①使用限量盐勺，每人每餐不超过2g（即一个2g的标准盐勺），每人每天不超过6g。②尽量避免高盐的食物和调味品如榨菜、咸菜、腌菜、黄酱、辣酱、酱油、腌肉、咸肉、火腿肠、午餐肉、咸蛋、皮蛋、挂面等。利用佐料、食物本身的风味来调味，如葱、姜、蒜、醋、青椒、番茄、洋葱、香菇等。

（2）限制总热量：尤其要控制油脂的总量和种类。蛋白质、脂肪、碳水化合物三大产能营养素，如果摄入过多超过人体需要量，多余的能量就会转换成脂肪储存起来，久而久之就会造成肥胖。对于体重超重或肥胖的高血压患者，总热量在标准体重的基础上，按20~25kcal/(kg·d)，或在正常能量需求[30kcal/(kg·d)]的基础上每天减300~500kcal。为增加饱腹感，可适量增加粗杂粮和蔬菜供给量。减重膳食也应该是平衡膳食，三大营养素要保持适当比例。

①减少动物油和胆固醇的摄入：来自动物性食物的饱和脂肪酸和胆固醇是导致血脂异常的确定性危险因素。饱和脂肪酸主要存在于肥肉和动物内脏中。胆固醇主要存在于动物内脏、蟹黄、鱼子、蛋黄、鱿鱼。

②减少反式脂肪酸的摄入：反式脂肪酸主要来源为含人造奶油食品，包括西式糕点、巧克力派、咖啡伴侣、速食食品等。不饱和脂肪酸高温或反复加热会形成反式脂肪酸危害健康。

③适量选用橄榄油：橄榄油含有单不饱和脂肪酸，主要是油酸，对降低血胆固醇、三酰甘油、低密度脂蛋白有益。橄榄油可做凉拌菜也可以炒菜，但是油温控制在150℃以下。

④限制烹调用油：不论何种烹调油，烹调油的总量限制在25g以内（半两，2.5汤匙），家庭用餐建议用带刻度油壶控制用油量。

⑤控制烹调油温：油温越高，不饱和脂肪酸氧化越快，营养成分流失越多。

（3）营养均衡

①适量补充蛋白质：蛋白质摄入不足，影响血管细胞的代谢，血管老化加剧，加速高血压和动脉硬化的发生。富含蛋白质的食物包括：牛奶、鱼类、鸡蛋清、瘦肉、豆制品。成人蛋白质摄入量按1.0g/(kg·d)。

②适量增加新鲜蔬菜和水果：a.蔬菜、水果含钾高，可促进体内钠的排出。b.蔬菜水果能量密度低，避免摄入过多能量。增加水溶性维生素，特别是维生素C的摄入。c.增加膳食纤维，特别是可溶性膳食纤维的摄入。高血压患者每天可摄入新鲜蔬菜400~500g，水果1~2个。对伴有糖尿病的高血压患者，可在血糖稳定的前提下选择一些低糖或中等糖度的水果，如苹果、猕猴桃、草莓、梨、橙子等。

③增加钙的摄入：低钙膳食易导致血压升高，钙摄入量<500mg/d人群，收缩压随年龄增加而上升得最为明显，钙摄入量500~1 200mg/d者次之，钙摄入量>1 200mg/d者最低。我国居民人均钙的摄入量为390.6mg/d，远低于中国营养学会的推荐量800mg/d。补钙最简单、安全、有效的方法是保证奶及奶制品的摄入，即低脂或脱脂奶250mL/d，对乳糖不耐受的可选用酸奶或去乳糖奶粉；其次大豆及其制品也是钙的良好来源，每天可摄入50~100g的豆制品。

④丰富的膳食纤维：膳食纤维丰富的食物饱腹感强，有助于控制体重。可溶性膳食纤维有助于降低胆固醇。富含膳食纤维的食物有：燕麦、薯类、粗杂粮、杂豆等。

2. 控制体重　控制体重避免超重肥胖。

在体重控制方面应注意以下几点：

（1）体质指数（BMI）：BMI=体重（kg）/身高^2（m^2）是国际上通用的评价人体胖瘦的指标，中国肥胖问题工作组推荐的BMI标准是：正常18.5~23.9kg/m^2；超重24~27.9kg/m^2；肥胖>28kg/m^2；消瘦<18.5kg/m^2。

（2）体脂：体脂超标将显著增加高血压的风险。目前主张，男性体脂不超过体质量的25%，女性体脂不超过体质量的30%。凡体脂超标即使体质量正常也认为是肥胖，应该减肥。

（3）腰围、腰臀比：腰臀比反映体脂在人体的分布。脂肪过多的分布在上半身或腹部称为中心性肥胖（即腹型、苹果型或内脏脂肪型肥胖）。脂肪过多地集中在下半身、臀部或四肢皮下称为周围型肥胖（即梨形肥胖或皮下脂肪型肥胖）。腹部脂肪积聚越多，发生高血压等疾病的风险越高。成年男性腰围 > 90cm或腰臀比 >0.9，女性腰围 >85cm 或腰臀比 >0. 85 为中心性肥胖。减肥的方法：适度的低热量膳食加适量运动，达到能量的负平衡，从而达到减重效果。减肥有益于高血压的治疗，可明显降低患者心血管的风险。每减少 1kg 体重，可降低 4mmHg 的收缩压。对很多超重 / 肥胖的中老年高血压患者，即使达不到理想体重，但是只要在原有的基础上有所降低，都能对高血压的控制和临床后果产生益处。减肥膳食应该是低能量的平衡膳食，在平衡膳食的基础上再加上适量的有氧运动，可以使体内脂肪燃烧分解而减肥。减肥应循序渐进，通常每周减 0.5 ~ 1.0kg，在 6 个月至 1 年内减轻原体重的 5% ~ 10% 为宜。不提倡快速减重。减慢进食速度有减少进食量的效果。

3. 戒烟限酒　戒烟可明显降低心血管、癌症等疾病的风险。戒烟不仅是一种生理矫正，更是一种行为心理矫正。烟草依赖是一种慢性成瘾性疾病，自行戒烟率低，复吸率高，必须将烟草依赖作为一种慢性病对待，进行长期评估并反复干预才能取得成效。复吸率高还与社会环境和风气有关。对戒烟成功者要不断进行随访和督促，使他们不再重蹈覆辙。教育青少年终身不吸烟是根本大计。长期过量饮酒是高血压、心血管病发生的危险因素。饮酒还可对抗降压药的作用使血压难以控制；戒酒后，除血压下降外，降压药的疗效也大为改善。高血压患者最好不要饮酒。如饮酒，建议少量，男性饮酒的酒精量不超过 25g。按此计算，白酒 <25 ~ 50mL（0.5 ~ 1 两）或葡萄酒 <100 ~ 150mL（2 ~ 3 两）或啤酒 <250 ~ 500mL（半斤至 1 斤）。女性减半，孕妇不饮酒。

4. 适量运动　运动中的收缩压随运动增加而升高，中等强度运动时收缩压比安静状态升高30 ~ 50mmHg，舒张压有轻微的变化或基本维持稳定。运动可降低安静时的血压，一次 10min 以上，中低强度运动的降压效果可维持 10 ~ 22h，长期坚持规律运动，可以增强运动带来的降压效果。安静时血压未能很好控制或超过 180/110mmHg 的患者暂时禁止中度或以上强度的运动。

5. 运动强度　中低强度运动较高强度运动在降压方面更有效、更安全。可选用以下方法评价中等强度：①主观感觉：运动中心跳加快、微微出汗、自我感觉有点累；②客观表现：运动中呼吸频率加快、微喘，可以与人交谈，但是不能唱歌；③步行速度：每分钟 120 步左右；④运动中心率 =170 − 年龄；⑤在休息10min 后，呼吸频率增加明显缓解，心率也恢复到正常或接近正常，否则考虑运动强度过大。生活中的体力活动：高血压患者可适当做些家务、购物等活动，使每天的活动总步数达到或接近 10 000 步。

运动适宜时间：高血压患者清晨血压常处于比较高的水平，清晨也是心血管事件的高发时段，因此最好选下午或傍晚进行锻炼。

高血压患者适宜的运动方式包括有氧运动、力量练习、柔韧性练习和综合功能练习。

（1）有氧运动：是高血压患者最基本的健身方式，常见运动形式有快走、慢跑、骑自行车、秧歌舞、广播体操、有氧健身操、登山、爬楼梯。建议每周 3 ~ 5 次，每次 30min 以上中等强度的运动。注意循序渐进，量力而行，不可操之过急。

（2）力量训练：力量训练可以增加肌肉量、增强肌肉训练，减缓关节疼痛，增加人体平衡能力，防止跌倒。建议高血压患者每周 2 ~ 3 次力量训练，两次间隔48h 以上。可采用多种运动方式和器械设备，针对每一组肌群进行力量练习，每组力量练习以 10 ~ 15 次为宜。生活中的推、拉、拽、举、压等动作都是力量练习方式。力量练习选择中低强度，练习时应保持正常呼吸状态，避免憋气。

（3）柔韧性练习：柔韧性练习可以改善关节活动度，增强人体的协调性和平衡能力，防止摔倒。建议每周进行 2 ~ 3 次柔韧性练习。

（4）综合功能练习：包括太极、瑜伽、太极柔力球、乒乓球、羽毛球等可以改善身体功能。

6. 心理平衡　预防和缓解心理压力主要方法如下：

（1）避免负性情绪，保持乐观和积极向上的态度。

（2）正视现实生活，正确对待自己和别人，大度为怀。

（3）有困难主动寻求帮助。

（4）处理好家庭和同事的关系。

（5）寻找适合自己的心理调节方式。

（6）增强承受心理压力的抵抗力，培养应对心理压力的能力。

（7）心理咨询是减轻心理压力的科学方法。

（8）避免和干预心理危机（一种严重的病态心理，一旦发生必须及时求医）。

第四节　心律失常

正常心律起源于窦房结，成人频率 60 ~ 100 次 /min。心律失常是指心脏激动的起源、频率、节律、传导速度和传导顺序等的异常。多数情况下，心律失常不是一种独立的疾病，而是众多心脏或非心脏疾病或生理情况下导致的心肌细胞电生理异常。少数情况下，以综合征的形式出现，如预激综合征、病态窦房结综合征、长 QT 综合征、短 QT 综合征等。

一、心律失常的病因、

心律失常可见于各种器质性心脏病，其中以冠状动脉粥样硬化性心脏病、心肌病、心肌炎和风湿性心脏病多见，尤其在发生心力衰竭或急性心肌梗死时。发生在健康者或自主神经功能失调患者中的心律失常也不少见，也可见于非心源性疾病如慢性阻塞性肺病、急性胰腺炎、急性脑血管病、甲状腺功能亢进、甲状腺功能减退等，其他常见的病因有电解质紊乱、麻醉、低温、缺氧、胸腔或心脏手术、药物的致心律失常、电击伤、中暑等。部分患者病因不明。

二、心律失常的诊断步骤

（一）病史和体格检查

病史通常能提供足够的信息帮助建立初步的诊断。询问病史时应详细了解发作时患者的感受、心率、节律、每次发作的起止与持续时间、发作的诱因、频率、治疗经过（用过何种药物，药物治疗效果）等。发作时的伴随症状，如有无低血压、昏厥或近乎昏厥、抽搐、心绞痛或心力衰竭等表现。同时需了解患者的既往史，是否有冠心病、高血压、心肌病等。体格检查有助于发现相关病因的体征、心律失常的某些特征及心律失常对血流动力状态的影响。

（二）辅助检查

心电图是诊断心律失常最重要的一项非侵入性检查技术，应记录 12 导联心电图、24h 动态心电图或其他心电监测装置。其他的诊断和评估方法有心电向量图、心脏电生理检查、运动试验、心室晚电位、直立倾斜试验、心率变异性、QT 间期和 QT 离散度等。对于某些特殊患者，基因检测也是诊断的重要组成部分。

三、抗心律失常药物的分类

抗快速性心律失常药物目前广泛使用的是改良的 Vaughan Williams 分类。

1. 第一类抗心律失常药物　又称膜抑制剂。有膜稳定作用，能阻滞钠通道。抑制 0 相去极化速率，并延缓复极过程。又根据其作用特点分为三组。Ia 组对 0 相去极化与复极过程抑制均强，有奎尼丁、普鲁卡因胺等。Ib 组对 0 相去极化及复极的抑制作用均弱，包括利多卡因、苯妥英等；Ic 组明显抑制 0 相去极化，对复极的抑制作用较弱，包括普罗帕酮、氟卡尼等。

2. 第二类抗心律失常药物　即 β 肾上腺素受体阻滞剂，其间接作用为 β - 受体阻断作用，而直接作用系细胞膜效应。具有与第一类药物相似的作用机制。这类药物有：心得安，氨酰心安，美多心安，心得平，心得舒，心得静。

3. 第三类抗心律失常药物　系指延长动作电位间期药物，可能系通过肾上腺素能效应而起作用。具有延长动作电位间期和有效不应期的作用。其药物有：胺碘酮、溴苄铵、乙胺碘呋酮。

4. 第四类抗心律失常药物　系钙通道阻滞剂。主要通过阻断钙离子内流而对慢反应心肌电活动超抑制作用。其药物有：异搏定、硫氮䓬酮、心可定等。

5. 第五类抗心律失常药物　即洋地黄类药物，其抗心律失常作用主要是通过兴奋迷走神经而起作用的。其代表药物有西地兰、毒毛旋花子甙 K$^+$、地高辛等。

腺苷的作用比较复杂，在心脏主要通过心肌细胞腺苷 A$_1$ 受体发挥作用，腺苷的直接效应是激活位于心房、窦房结和房室结细胞的外向钾离子流，引起细胞膜超极化，导致窦房结冲动发放速率降低以及一过性房室传导阻滞。腺苷还可通过抑制细胞内环腺苷酸的生成而间接发挥作用。这些离子通道在心室肌细胞无分布，因此腺苷对心室肌无作用。一种抗心律失常药物的作用可能不是单一的，如胺碘酮同时表现 I、II、III、IV 类的作用，还能阻滞 α、β 受体；普鲁卡因胺属 I a 类，但它的活性代谢产物 N$_2$ 乙酰普鲁卡因胺（NAPA）具 III 类作用；奎尼丁同时兼具 I、III 类的作用。抗缓慢性心律失常药物主要可分为以下 3 类：β 肾上腺素能受体兴奋剂包括异丙肾上腺素、沙丁胺醇（舒喘灵）、麻黄碱、肾上腺素等；M 胆碱受体阻滞剂包括阿托品、普鲁苯辛、山莨菪碱（654 –2）等；非特异性兴奋、传导促进剂包括糖皮质激素、乳酸钠、氨茶碱、硝苯地平、甲状腺素等。抗心律失常药物除其治疗作用外，也有产生不良反应的危险，这些不良反应可以分为促心律失常（proarrhythmia）、其他心血管作用如心动过缓或心力衰竭及其他非心血管作用。抗心律失常治疗尤其是长期治疗会有一定的风险，有些可能很高，故在治疗过程中应考虑下列情况：确定治疗是否受益、确定治疗的终点、最大限度地减少风险或治疗的风险不能大于获益、确定治疗的需求、考虑其他的替代治疗。

抗心律失常药物目前仍然是心律失常的基本治疗，药物治疗的地位如下。①控制急性发作：房颤复律、控制室率、终止室上性心动过速、室性心动过速等。②辅助电复律治疗，减少电复律后心律失常的复发。③未接受 ICD、消融治疗的替代治疗，或已置入 ICD 或已接受消融治疗的补充治疗（消融后复发、ICD 后频发放电）。④不危及生命但构成症状的心律失常的治疗。

四、心律失常的治疗

对心律失常患者的治疗，首先要有正确的心电图诊断，进一步确定引起心律失常的可能病因。心律失常是否需要治疗取决于患者的症状、基础心脏疾病的严重程度、心律失常的严重程度、对血流动力学的影响及诱因等。治疗的目的是缓解或消除心律失常引起的症状，纠正心律失常引起的血流动力学障碍，阻止心律失常对心脏及人体的进一步损害，延长患者生命。治疗措施选择取决于对心律失常病因和机制的理解，对心律失常带来的风险和治疗风险得益比的评估。心律失常治疗原则包括：①原发疾病和诱因的治疗。②发作时终止心律失常，维持正常或接近正常的血液循环状态，减轻或消除症状，预防复发和猝死。③治疗措施有药物治疗、非药物治疗，包括电学治疗（电复律、起搏器、消融）和外科手术治疗。以下简要介绍常见和部分特殊类型心律失常的治疗。

（一）室上性心动过速

室上性心动过速（简称室上速）大多属阵发性，可见于无器质性心脏病及有器质性心脏病患者。室上速发生的主要电生理基础是折返，少数为自律性异常增高或触发活动异常引起，折返可以发生在心脏的任何部位，如窦房结、房室结、心房和旁路等。

1. 终止急性发作　对发作时无明显血流动力学障碍的患者，有些可通过刺激迷走神经如颈动脉窦按摩、咽喉刺激、冷水浸脸、屏气等终止心动过速。抗心律失常药物的选择取决于临床医生对该药的熟悉程度，可选用静脉抗心律失常药物，如普罗帕酮、维拉帕米、地尔硫草、艾司洛尔、美托洛尔、腺苷和胺碘酮等。若血流动力学不稳定，最有效的处理方法是直流电转复。

2. 预防复发　长期预防用药远不如终止发作简单，对正常心脏结构患者，若发作不频繁，发作时血流动力学影响较小者，可以不长期使用预防复发的药物；对发作频繁影响正常生活和工作、发作时产生明显血流动力学障碍、使原有心脏病症状加重或恶化者，首先考虑射频消融根治，不接受手术者才考虑药物治疗。

（二）心房颤动（房颤）

房颤是最常见的持续性心律失常，发生率随年龄而增加，人群流行病学资料表明大于 65 岁的发病率可达 6%，男性较女性稍高，房颤对临床的危害主要是增加血栓栓塞的危险，近 10 年来心房颤动的治疗取得了重大的发展。2006 年 ACC/AHA/ESC 心房颤动治疗指南将房颤分为阵发性房颤（可自行转复窦性心律）、持续性房颤（持续时间常大于 7d，干预后可转复窦性心律）、永久性房颤（不能转复窦性心律）。2010 年 ESC 首次公布的心房颤动治疗指南在原 3P 框架上将房颤分为 5 类：首次诊断的房颤（第一次确诊房颤，与房颤持续时间及相关症状无关）、阵发性房颤（持续 <7d）、持续性房颤（7d ~ 1 年）、长程持续性房颤（long – standing persistent AF）（持续时间超过 1 年，拟采用节律控制治疗策略，即导管消融治疗）、永久性房颤。该新指南还提出了无症状房颤的概念，指房颤发生时不伴任何症状，仅偶尔在心电图检查或发生房颤相关并发症时才诊断的房颤。房颤患者治疗的目标是缓解症状、减少住院、减少心血管事件、提高生存率和生活质量，不再单纯追求严格控制心室率和恢复窦性心律。评价房颤患者临床症状的严重性推荐使用欧洲心律学会 EHRA（European heart rhythm association）分级。根据患者个体风险 / 效益比来决定维持窦性心律或控制心室率。

1. 节律控制　节律控制包括两个内容：一是恢复窦性心律，二是减少房颤复发，维持窦性心律。维持窦性心律的优点是：缓解症状、提高生活质量、减少脑卒中的危险、减轻或消除心房结构和电的重构。缺点是：可选择的药物有限、抗心律失常药物（AAD）不良反应大、维持窦性心律的比例较低，总体疗效不佳。

转复新发房颤（<48h）主要依据血流动力学是否稳定，不稳定者采用电复律立即纠正，稳定者可选胺碘酮、普罗帕酮、伊布利特等。持续时间大于 48h 或发作时间不明确的房颤患者，都应在抗凝前提下进行复律和维持窦律，或在复律前先接受超声心动图检查明确是否有血栓存在，一般药物可选胺碘酮、决奈达隆（dronedarone）、普罗帕酮、氟卡尼、伊布利特、索他洛尔、维纳卡兰（vernakalant）等。

由于胺碘酮在长期使用中常引起较严重的心外不良反应，这限制了它在房颤治疗中的长期应用。荟萃分析表明，胺碘酮治疗的 1 ~ 2 年内，因药物不良反应导致的停药率高达 23%。决奈达隆是在胺碘酮分子结构上移去含碘部分，加入硫酰基构成的，其抗心律失常作用与胺碘酮相似；脂溶性低，口服后更快达到稳定的血药浓度，用药 5 ~ 7d 达到稳态血浆浓度，主要经粪便排出，对甲状腺功能几乎没有影响，主要的不良反应是恶心、呕吐、腹泻等胃肠道反应和血肌酐水平的增高。决奈达隆通过 CYP3A4 代谢，影响 CYP3A4 代谢的药物均能影响决奈达隆的代谢，酮康唑、伊曲康唑、伏立康唑、克拉霉素、泰立霉素通常被禁忌与其合用。地尔硫草、维拉帕米具有中效 CYP3A4 抑制作用，如需合用，应从低剂量给药，与他汀类辛伐他汀、洛伐他汀、阿托伐汀合用时应注意他汀类的肌肉毒性，与地高辛合用时能使地高辛浓度增加 2.5 倍，应对地高辛浓度进行监测。与胺碘酮相比，决奈达隆的促心律失常作用尤其是引起尖端扭转性室速的危险更小。目前的临床研究结果显示其长期治疗维持窦性心律的有效率为 35% 左右，而胺碘酮的有效率为 60% 以上。决奈达隆治疗房颤的临床研究主要包括 DAFNE（决奈达隆房颤电复律后治疗研究）、ADONIS 研究（美国 – 澳大利亚 – 非洲决奈达隆治疗房颤或房扑维持窦律研究）、EURIDIS（欧洲决奈达隆治疗房颤或房扑维持窦律研究）、ERATO（决奈达隆控制心室率的有效性和安全性研究）ANDROMEDA（决奈达隆治疗中重度心衰心律失常研究）、ATHENA（决奈达隆预防防颤患者住院或死亡研究）。DAFNE 研究开始于 2003 年，是第一个有关决奈达隆前瞻性、随机、双盲、安慰剂对照的临床试验，旨在评价房颤复律后使用不同剂量决奈达隆对房颤复发的影响，入选的持续性房颤患者 270 例，多数并发高血压、缺血性心肌病和心力衰竭等器质性心脏病，给予决奈达隆（400mg，2 次 /d）或安慰剂 5 ~ 7d 的治疗，对不能转复为窦律的患者予电复律治疗，然后继续分别服用决奈达隆或安慰剂 6 个月，结果表明决奈达隆（400mg，2 次 /d）和安慰剂组的第一次房颤复发的中位数时间分别是 60d 和 5.3d，6 个月时窦性心律维持率分别是 35% 和 10%。与决奈达隆（400mg，2 次 1d）相比，决奈达隆（600mg，2 次 /d 和 800mg，2 次 /d）房颤复发率未能进一步降低，但不良反应和停药的发生率明显增加，800mg 组 QTc 明显延长，但未有尖端扭转性室速的发生。ADONIS 和 EURIDIS 研究为随机、双盲、安慰剂对照的Ⅲ期临床研究，目的是评价房颤患者经电复律、药物，或自行复律后用决奈达隆维持窦律的疗效，随访时间 10 ~ 12 个月，主要研究终点是首次房颤复发时间，次要终点为房颤复发时的心室率。ADONIS 研究表明决奈达隆组和安慰剂组首次房颤复发的平均时间分别是 158d 和 59d，房颤复发率两组分别是 61.1% 和

72.8%，首次房颤复发时心室率两组分别是 104.6 ± 27.1 次 /min 和 116.6 ± 31.9 次 /min，两组不良反应发生率相似；EURIDIS 研究表明决奈达隆组和安慰剂组首次房颤复发的平均时间分别是 96d 和 4ld，房颤复发率两组分别是 65% 和 75 %，首次房颤复发时心室率两组分别是 102.3 ± 24.7 次 /min 和 117.5 ± 29.1 次 /min，两组不良反应发生率相似，但这两项研究均排除了左心功能障碍的患者。ERATO 研究是对 ADONIS 和 EURIDIS 研究的补充，研究对象为使用 β 受体阻滞剂、钙离子拮抗剂、地高辛等传统药物心室率控制不佳的永久性房颤患者，在原药物治疗基础上加用决奈达隆 400mg，2 次 /d，结果表明治疗 14d 时，决奈达隆组比安慰剂组 24h 平均心室率减少 11.7 次 /min，达到最大运动量时心室率减少 24.5 次 /min，但运动耐量未出现减少。治疗 6 个月时，决奈达隆组仍显著减少 24h 平均心室率和最大运动心室率，并且耐受性良好，未出现明显的器官毒性和促心律失常作用。ANDROMEDA 研究评估了充血性心力衰竭和左心功能不全患者对决奈达隆的耐受性，因发现决奈达隆可显著增加患者的病死率而提前中止，原因可能是决奈达隆增加患者血清肌酐水平，另外可能与不恰当停止服用 ACEI 或 ARB 药物有关。ATHENA 研究是目前最大的评估抗心律失常药物安全性的临床试验，共入选 4 628 例阵发性或持续性房颤 / 房扑患者，主要终点是心血管疾病住院或任何原因导致的死亡，平均随访 21 个月。与安慰剂组相比，决奈达隆组显著降低心血管疾病住院率（39.4%：31.9%），减少心血管病病死率（3.9%：2.7%）。决奈达隆已于 2009 年 7 月通过美国 FDA 认证，用于阵发性或持续性房颤 / 房扑的治疗，批准用于心功能 Ⅰ、Ⅱ 级的心力衰竭患者，对 NYHA 心功能 Ⅲ、Ⅳ 级的心力衰竭和 4 周内有失代偿心衰发作的患者禁用决奈达隆。但 DIONYSOS 研究及一些荟萃分析表明：决奈达隆尽管不良反应较小，但临床疗效不如胺碘酮，而且对心功能不全的患者要慎用，故决奈达隆可能尚无法完全取代胺碘酮。

维纳卡兰（vernakalant）是心房选择性多通道阻滞剂，属 Ⅲ 类抗心律失常药，有静脉和口服两种剂型，经肝细胞 P450 CYP2D6 同工酶代谢，随尿液排出体外，半衰期约 2h。对心率、血压影响不大，临床研究显示对于新近发作的房颤经静脉急性中止、转复成功率较高，安全性较好，静脉用药方法：3mg/kg，10min 静脉推注，如果未转复窦性心律，15min 后再给予 2mg/kg，10min 静脉推注。根据 AVRO STUDY 试验，90min 内胺碘酮转复率 5.2%（6/116 例），vernakalant 转复率 51.7%（60/116 例），且无尖端扭转性室性心动过速、心室颤动或多形性室性心动过速、持续性室性心动过速发生。口服疗效和安全性的评价正在进行中。美国 FDA 和欧洲人用药品委员会（CHMP）已批准其静脉注射剂用于房颤的治疗，目前推荐用于房颤发作时间 ≤ 7d 的非手术患者和心脏手术后发生房颤时间 ≤ 3d 的患者。主要不良反应为恶心、打喷嚏和味觉障碍。

2. 心室率控制　心房颤动节律控制随访研究（AFFIRM）共入选 4 060 例年龄大于 65 岁的房颤患者，平均随访 3.5 年，结果显示与应用抗心律失常药物进行节律控制相比，一级终点事件死亡率两组间无统计学差异（P=0.06），但心室率控制组可以轻微降低死亡率，而节律控制组死亡率有增加趋势，卒中的发生率两者没有区别，节律控制组 7.3%，心室率控制组 5.7%。荟萃分析（包括 AFFIRM，HOT、CAFe、STAF、PIAF 和 RACE 对比心室率控制和节律控制策略的研究）结果显示，心室率控制和节律控制两组全因性病死率分别是 13.0% 和 14.6%（P=0.09），两组间差异无统计学意义，但心室率控制可能更好。另一项国际多中心观察性研究 Record - AF 注册研究再次验证了房颤节律和室率控制疗效相当。5 604 例心房颤患者人选，人选标准为年龄 ≥ 18 岁、房颤病史 <1 年、适合药物治疗，除外手术后房颤和由可逆性病因所诱发的房颤患者，随访 1 年。主要复合终点为治疗成功率和主要不良心脏事件 [心血管死亡、心肌梗死、卒中、因短暂脑缺血（TIA）发作住院治疗等] 发生率。治疗成功指满意维持窦性心律或控制心率、未发生主要不良心脏事件且无需更改治疗方案。结果显示节律控制组治疗成功的比值（OR）为 1.67，临床因素（冠心病、心力衰竭、年龄 >75 岁，卒中或 TIA 病史）是治疗失败的预测因素；主要不良心脏事件发生率与临床因素相关，而与治疗策略无关；房颤患者节律控制或心率控制主要不良事件发生率相似（17% vs18%）。故最新的观点认为窦性心律强化控制并不能改善病死率；而心室率的良好控制或许有益。控制心室率的优点是：①控制心室率能显著减轻症状，部分患者可消除症状。②与心律转复相比，控制心室率较易达到。③很少或不会引致室性心律失常作用。缺点是：①心室率不规则，部分患者仍有症状。②快速心室率被控制后血流动力学状态虽会得到改善，但不规则心室率与规则（窦性）心室率相比，后者的血流动力学状态更好些。③少数患者为维持适当心室率所需用的药物可能引起很慢的心室率，需要置入永久性起搏器。④房颤持续存在有脑卒中高危因素的患者需华法林抗凝治疗。心室率控制的目标是静息时为 60 ~ 80 次 /min，中等程度活动时为 90 ~ 115 次 /min。另一项宽松控制心室率与严格控制心室率的前瞻性、多中心、随机开放试验 RACE II 研究表明：宽松控制心室率与严格控制心室率疗效相当，且未增加死亡及严重并发症的风险。宽松控制心率，即静息时心率控制在 110 次 /min 以下，严格控制心室率，即静息时心率控制在 80 次 /min 以下，中等运动时心率控制在 110 次 /min 以下。对永久性房颤患者如无症状或症状能耐受，把心率控制在 110 次 /min 以下即可；但如有症状或心脏扩大，则采取严格控制心率。严格控制心率者应采用动态心电图评估它的安全性，以避免产生严重窦性心动过缓。β 受体阻滞剂、非二氢吡啶类药物（地尔硫草、维拉帕米）和地高辛仍然是控制心室率的首选药物，地高辛是心力衰竭伴房颤的首选药物。对慢性阻塞性肺部疾病者多选用地尔硫草或维拉帕米。

3. 药物预防血栓栓塞　房颤是卒中和血栓形成的主要原因，但房颤患者卒中的风险并不一致，因此对房颤患者应进行卒中风险的评估，以进一步采用相应的抗血栓治疗。2006 年 AHA/ACC/ESC 房颤治疗指南血栓栓塞危险采用 CHADS2（cardiac failure，hypertension，age，diabetes，stroke×2）评分，5 项是：心力衰竭 1 分，高血压 1 分，年龄 ≥ 75 岁 1 分，糖尿病 1 分，卒中或 TIA 2 分，积分 ≥ 2 分为中高危患者。低危因素是女性、年龄 65 ~ 74 岁、冠心病；中等危因素是年龄 ≥ 75 岁、心力衰竭 LVEF ≤ 35%、高血压、糖尿病；高危因素是既往卒中、TIA 血栓栓塞史、二尖瓣狭窄、人工心脏瓣膜。对非瓣膜性房颤患者，卒中和血栓栓塞形成的危险因素分为主要危险因素和临床相关的非主要危险因素。主要危险因素是既往卒中、TIA、血栓栓塞史，临床相关非主要危险因素是心力衰竭或中、重度左心室收缩功能减退 LVEF ≤ 40%、高血压病、糖尿病、年龄 65 ~ 74 岁、女性、血管疾病。由于房颤患者发生血栓栓塞的风险明显增高，故抗栓治疗是房颤治疗中的重要环节，只要没有抗凝治疗禁忌证，都应接受抗凝治疗。现阶段抗凝治疗主要是抗凝剂华法林和抗血小板药阿司匹林、氯吡格雷等。对使用华法林者，将 INR 控制在 2 ~ 3 之间。由于应用华法林较阿司匹林使严重脑出血事件增加 1.7 倍左右，为保证华法林用药的安全性和有效性，需定期监测 INR 来调整华法林的剂量。高龄是房颤的高危因素，老年患者又是房颤的主要人群，作为高出血风险的老年人尤其是大于 75 岁者，是否可以采用更低的 INR 治疗窗？日本一项比较实际临床情况下老年房颤患者采用低强度华法林的研究表明 INR 1.5 ~ 2.5 对老年房颤患者安全有效。目前发表的研究支持有中到高危卒中风险的房颤患者口服华法林抗凝治疗，但不适合有极高出血风险的患者。电复律或药物复律均可导致栓塞，提前抗凝治疗有可能减少栓塞的风险，目前的建议是对房颤持续时间不明或持续时间大于 48h 的患者，在复律前 3 周及复律后 4 周使用华法林，推荐 INR 达到 2.0 ~ 3.0 后复律，对高危患者复律后应长期进行抗凝治疗。另一种方法是复律前行食管超声心动图检查，若未发现左心房血栓，静脉应用肝素后可进行复律。对房颤持续时间小于 48h 者，复律前给予肝素治疗，若无危险因素，复律后不需长期进行口服抗凝治疗。由于华法林治疗窗口窄，需定期测定 INR，出血发生率高，患者依从性差，研究者一直致力于开发新的抗凝药以期能取代华法林，目前 2 种新药达比加群（dabigatran）和利伐沙班（rivaroxaban）有较大应用前景。

达比加群是凝血酶的直接抑制物，临床应用时无须常规检测。由 44 个国家超过 900 家单位参加，共入选 18 113 例房颤并发 1 个脑卒中危险因素患者进行了为期 2 年的非劣效性随机临床研究（RELY），患者平均年龄 71 岁，男性占 63.6%，将患者随机分为 3 组，分别接受控制良好的华法林治疗（INR 2.0 ~ 3.0）、达比加群 110mg，bid、达比加群 150mg，bid 治疗，华法林是开放标签，两个剂量的达比加群按照双盲设计，完成随访的患者比率达 99.9%，仅 20 例失访。结果表明，达比加群每次 110mg，每日 2 次，与对照组华法林的预防卒中和全身性栓塞效果相当，而大出血发生率减少 20%（P=0.003）；达比加群每次 150mg，每日 2 次，能显著降低房颤患者脑卒中和栓塞性疾病发生的风险达 34%（P <0.001），预防效果优于华法林，而其大出血发生率与华法林相当。达比加群是成为继阿司匹林、氯吡格雷、华法林等之后治疗房颤的最有前景的抗栓新药，2010 年 10 月美国 FDA 批准达比加群用于房颤卒中的预防。利伐沙班是口服 Xa 因子抑制剂，对血小板聚集及 II 因子没有直接作用，无需作常规临床抗凝监测。2009 年 6 月在中国与全球同步上市，商品名为拜瑞妥。利伐沙班房颤卒中预防的 III 期临床研究（ROCKET AF）结果在 2010 年 11 月

AHA 年会上公布。该研究共纳入来自 45 个国家 110 个中心的 14 264 例非瓣膜性心脏病导致的房颤患者，随机分为利伐沙班组（20mg，qd）和华法林组（INR 2.0～3.0），结果表明利伐沙班疗效显著优于华法林，使卒中和非中枢神经系统栓塞事件的发生率下降 21%，出血事件和不良反应发生率和华法林相当，利伐沙班较华法林显著降低颅内出血和致死性出血的发生率。这一研究结论提示利伐沙班可替代华法林用于具有中、重度卒中风险的房颤患者。房颤患者在开始抗凝治疗前应进行出血风险评估，对出血风险高者无论给予阿司匹林或华法林治疗均应谨慎。2010 年 ESC 新指南除对卒中危险性进行评估外，也对出血的风险进行了考虑，为评估出血风险，推荐使用 HAS－BLED 出血风险评分，HAS－BLED 评分 ≥ 3 者为出血高风险，抗凝治疗需谨慎，需低剂量和勤随访。

4. 左心耳封堵术 对非瓣膜性房颤患者，其左心房血栓 90% 以上在左心耳。左心耳封堵术于 2001 年首先始于动物实验，后在人体身上进行研究。已在临床使用的有 PLAATO 和 WATCHMAN 左心耳封堵器装置，初步证实左心耳封堵术是安全可行的，但由于价格昂贵等因素，厂家已于 2006 年停止生产 PLAATO 装置。2005 年进行的 PROTECT－AF 研究评价了使用 WATCHMAN 左心耳封堵器和华法林对非瓣膜性房颤患者的临床疗效，共入组 707 例患者，以 2：1 比例随机分配到封堵器组和华法林组，2009 年公布的初步研究结果表明左心耳封堵术在有中度危险的脑卒中患者中有与华法林相当的预防卒中的效果，但有较高的手术并发症，需要治疗的心包积液达 5%。目前安全性是阻碍该技术在临床推广使用的主要问题，美国 FDA 只批准 WATCHMMAN 封堵器用于临床研究。作为一项新技术随着器械的改良和置入经验的积累相信会得到更广泛的接受和认同。该技术对于有高危卒中和出血风险、不适宜服用华法林的房颤患者有更好的获益 / 风险比，是合理的，可能是一项有效的治疗方法。这一技术今后需解决的问题：更大的样本证实其可靠性及安全性；观察左心耳封堵后能否长期预防房颤患者栓塞并发症的出现，因为左心耳并非房颤患者血栓的唯一来源；对心脏功能以及内分泌的长期影响尚不明确。

5. 外科手术 外科手术治疗房颤已经有 20 年历史。目前 Cox 迷宫术已经发展到 III 型。经典外科迷宫术的主要缺陷是技术难度较大、手术时间和体外循环时间较长，创伤性较大，广泛开展这一技术有一定困难。现在的发展趋势是手术消融（surgical ablation），在心脏外科手术时应用各种能量在心房内消融，消融的径线根据 III 型迷宫术的切口径线和经导管消融的径线来设计，在保证房颤治疗有效性的同时可缩短手术时间、减少手术创伤，降低并发症的发生率。房颤外科治疗的主要适应证包括：需行其他心脏手术的房颤、导管消融失败的症状性房颤。

6. 射频消融 目前房颤消融病例逐年增多，对已接受合理药物治疗后仍有明显症状的患者，可考虑导管消融治疗。但对具体患者而言，在消融之前需考虑：患者的状态、房颤类型、病史、心房大小，合并的心血管疾病的严重程度、左心房是否存在血栓，能否接受抗心律失常药物及患者的个人意愿等，同时需考虑消融个体的实际获益和可能的并发症。Therm Cool AF 研究表明在随访的 5 年中，63% 接受射频消融治疗的患者和 17% 接受抗心律失常药物治疗的患者未复发房性心律失常，射频消融显著降低房颤复发。Cappato 的第二次房颤导管消融全球调查（调查包括北美、欧洲、亚洲和澳大利亚 16 309 例房颤患者）结果是阵发性房颤成功率为 83.2%，持续性房颤成功率为 75.0%，永久性房颤成功率为 72.3%：总的并发症为 4.54%。证实导管消融安全有效，能提高窦性心律的维持率。导管消融目前存在的问题是远期预后不一致。

目前房颤消融治疗主要适应证如下。

（1）房扑通常推荐消融治疗，若在消融前记录到房颤，或在消融时发生房颤，则房颤也列入消融范围，为 I 人类适应证、B 级证据水平。

（2）阵发性房颤有症状，既往抗心律失常药物治疗无效，应考虑消融治疗，为 II a 类适应证、A 级证据水平。

（3）有症状的持续性房颤，药物治疗无效，应选择消融治疗，为 II a 类适应证、B 级证据水平。

（4）持续性房颤有症状，药物治疗无效，但持续时间已久，消融治疗为 II b 类适应证、C 级证据水平。

（5）心衰的房颤患者，已接受包括胺碘酮在内的药物治疗，但不能缓解症状，消融治疗为 II b 类适应证、B 级证据水平。

（6）无器质性心脏病有症状的阵发性房颤，在没有应用抗心律失常药物治疗之前就接受导管消融，仅作Ⅱb类适应证、B级证据水平。

当前射频消融治疗房颤的主流术式是环肺静脉大环电隔离术（circumferential radio frequency ablation of pulmonary vein isolation），又称解剖指导下的左心房线性消融或左心房基质改良术，由仿迷宫术发展而来。在CARTO或者ENSITE3000标测系统指导下重建肺静脉和心房的模拟三维图像，然后行环形线性消融；辅助心房关键部位（如三尖瓣峡部、左房顶部、冠状静脉窦口等）的线性消融、咖啡电位消融以及心房迷走神经节点消融。环肺静脉电隔离术是利用射频电流、消融肺静脉与心房之间存在的电连接突破点（break–through），形成肺静脉与心房之间的完全电隔离，即肺静脉内的自发性电活动不能传导至心房。消融终点是肺静脉电位（PVP）完全消失，处于电静止状态；或者肺静脉内虽有电活动，但其节律和频率与心房的电活动无关。现有的临床资料显示：该术式对阵发性房颤的效果较好，单次消融的成功率在50%~70%，对复发患者行2~3次消融后根治率为70%~80%。存在的问题是：①肺静脉在解剖上变异较大，消融导管始终位于肺静脉开口处有一定难度。②避免因手术造成连续、透壁的损伤仍有难度。③术后复发率较高，大于30%。因心房结构复杂，对术者的操作技术要求较高，许多部位导管仍难以到达，最终难以形成连续的消融径线。为此，近期发展了一些新技术以提高房颤的消融成功率，包括：房颤的冷冻消融（利用冷冻球囊充盈液氮完成肺静脉口隔离）、超声球囊消融术（利用超声波在肺静脉口形成永久性损伤）、心脏电机械标测系统（NOGA）指导下的机械手消融（利用NOGA系统、依靠计算机从体外引导特殊导管、在左房内完成线性消融）等方法，尽管这些方法还不成熟，但展示了临床应用的广阔前景。

7. 其他　ACEI、ARB、他汀类、醛固酮拮抗剂、多不饱和脂肪酸等在维持窦性心律、控制房颤复发中可能具有作用。故对一些特定的人群，如高血压、冠心病、心力衰竭患者，这些药物可能可以作为房颤的一级预防以及维持窦性心律、防止复发的用药。

（三）室性期前收缩

室性期前收缩，简称室性早搏，可见于器质性心脏病和健康人，其预后意义因不同的心脏情况有很大差异，应对患者进行危险分层。近年的临床观察研究发现一小部分频发室早的患者可诱发心肌病，但频发室早引起心肌病的确切机制尚不清楚，推测的原因是长期频发室早可能导致心肌能量储备耗竭，心内膜下至心外膜下血流比异常，从而使冠状动脉血流引起心肌缺血，细胞外基质重构，β肾上腺素反应性降低，自由基氧化应激损伤，最终引起心功能不全。24h室性早搏数占总心搏数比例达多少时可引起心肌病的临界值尚需进一步研究，单次24h心电图检查不能真实反映心律失常负荷。有学者认为24h室早总数超过5 000次有引起心肌病的可能；另有研究者认为当24h室早总数/总心搏比例超过20%时才会诱发心肌病；但亦有研究者发现24h室早总数/总心搏为4%时（其中42%为二联律，无连续5个以上室早）也可诱发心肌病。故应根据危险分层，制定个体化的治疗方案以改善室早患者的生存状况和生活质量。

1. 经详细检查确诊不伴有器质性心脏病的室性早搏，即使24h动态心电图监测属于频发或少数多形、成对、成串的，其预后一般也良好，不一定给予常规抗心律失常药物治疗。首先应去除患者的诱因，对精神紧张和焦虑者可给予镇静剂或小剂量β受体阻滞剂，以缓解患者的症状。对一些心理压力大症状严重，影响正常生活者，可考虑使用抗心律失常药（如美西律、普罗帕酮、胺碘酮等）。

2. 经详细检查确诊伴有器质性心脏病的室性早搏，特别是复杂（多形、成对、成串）同时伴有心功能不全者，一般预后较差。根据病史、室性早搏的复杂程度、左心室射血分数，并参考信号平均心电图和心律变异性分析进行危险分层。越是高危的患者越要加强治疗。在治疗原发疾病，控制诱因的基础上，可选用β受体阻滞剂及合适的抗心律失常药。我国学者证实，对非心肌梗死的器质性心脏病患者，普罗帕酮、美西律和莫雷西嗪是有效且比较安全的。对心肌梗死后的患者，β受体阻滞剂是目前唯一既可以抑制室性期前收缩，又可以降低死亡率的药物。胺碘酮对治疗伴有冠心病的室性期前收缩虽然比较安全，但欧洲心肌梗死胺碘酮研究（EMIAT）和加拿大胺碘酮心肌梗死心律失常研究（CAMIAT）都未能证实胺碘酮可以降低总死亡率。

3. 对疑频发室早导致心功能减退、引起心肌病的患者，可考虑射频消融进行根治治疗（成功率高达80%），2009年欧洲和美国心律失常学会已把室早诱发的心肌病列为射频消融的适应证。医生也可以在

射频手术前给予 β 受体阻滞剂或抗心律失常药，如果患者室早明显减少，心肌功能有明显改善，可选择继续药物。多数情况下，射频消融术前医无法确定频发室早是否是心力衰竭的直接原因，故消融术后应定期随访，进一步确定室早和心力衰竭的关系。虽然射频消融可以改善和恢复这一人群的心功能，但能否降低其死亡率是一个有待研究的临床问题。

（四）室性心动过速

指异位激动起源于希氏束分叉以下的一组快速性心律失常，频率 100 ~ 250 次 /min，自发的至少连续 3 个，心电程序刺激至少连续 6 个室性搏动。持续性室速指发作持续时间大于 30s，或未达 30s 但已发生血流动力学障碍。非持续性室速指发作持续时间小于 30s。室性心动过速发作时症状可以轻微，也可以表现为严重的血流动力学障碍（晕厥、心脏停搏）。根据 QRS 波形特征将室性心动过速分为单形性和多形性；根据起源部位分右室流出道室速、左室流出道室速、分支性室速；根据对药物的敏感性分维拉帕米敏感性室速和腺苷敏感性室速；基础心脏病分致心律失常性右室心肌病室速、缺血性室速等。在临床实践中，常把两类结合起来分为单形性持续性和非持续性室速；多形性持续性和非持续性室速。室速的分类很多，各有优缺点，这从一个侧面反映了室性心动过速的复杂性。在室性心动过速（VT）中，器质性心脏病占 85% ~ 90%，其中常见的是心肌梗死及心肌病。特发性室速是指排除了存在明显器质性心脏病的患者所发生的室速。治疗应根据患者的心脏疾病背景、室速的类型及发作时血流动力学状态选择治疗方案。

1. 急性发作时的治疗

（1）对血流动力学不稳定的 VT 患者，应采用电复律迅速终止发作，开始选 150 ~ 200J，有时情况紧急时可直接选 300 ~ 360J。对表现为反复或持续性 VT 的患者，静脉使用胺碘酮较其他抗心律失常药通常更有效。对伴发电风暴的患者 β 受体阻滞剂有效，必要时可静脉应用。当 VT 患者存在心肌缺血、电解质紊乱、低血压、缺氧、致心律失常药物等病因或诱因时，应尽早纠正。

（2）对血流动力学稳定的 VT 患者，可先静脉应用利多卡因、普鲁卡因胺、胺碘酮等终止发作，无效时可电复律。

2. 长期的治疗　长期治疗的目的是在原发疾病治疗基础上应用抗心律失常的药物或非药物治疗的方法，达到根治或减少室速发作。

（1）药物治疗：心肌梗死后抗心律失常药物预防室速发生应首选 β 受体阻滞剂，如 LVEF 明显降低 < 35% 者应选用胺碘酮，如胺碘酮不耐受，可考虑选用索他洛尔等其他抗心律失常药物。无器质性心脏病基础的特发性室速通常预后良好，猝死在这些患者中罕见。β 受体阻滞剂或钙通道阻滞剂 [和（或）Ic 类药物] 用于右室起源的特发性室速常有效。

（2）置入式自动复律除颤器（ICD）治疗：1980 年第一台 ICD 试用于临床，1985 年获得美国 FDA 批准在临床正式应用。ICD 应用可能的适应证及禁忌证如下。

① Ⅰ 类：a. 室颤或血流动力学不稳定的持续室速引起的心脏骤停存活者，经过仔细评估明确原因且完全排除可逆因素后：b. 并发自发持续室速的器质性心脏病患者，无论血流动力学是否稳定。c. 不明原因的晕厥患者，伴随电生理检查诱发的临床相关血流动力学不稳定持续室速或室颤。d. 心肌梗死所致 LVEF<35%，且心肌梗死 40d 以上，NYHA Ⅱ 或 Ⅲ 级。e. NYHA Ⅱ 或 Ⅲ 级，LVEF ≤ 35% 的非缺血性心肌病。f. 心肌梗死所致 LVEF<30%，且心肌梗死 40d 以上，NYHA Ⅰ 级。⑧心肌梗死所致非持续室速，LVEF<40% 且电生理检查诱发出室颤或持续室速。

② Ⅱa 类：a. 原因不明的晕厥，伴显著的左心室功能障碍的非缺血性心肌病。b. 心室功能正常或接近正常的持续室速。c. 肥厚性心肌病，有一项以上心脏性猝死主要危险因素。d. 致心律失常性右心室发育不良心肌病，有一项以上心脏性猝死主要危险因素。e. 服用 β 受体阻滞剂期间有晕厥和（或）室速的长 QT 综合征。f. 在院外等待心脏移植。g. 有晕厥史的 Brugada 综合征。h. 没有引起心脏骤停，但有明确室速记录的 Brugada 综合征。i. 服用 β 受体阻滞剂期间有晕厥和（或）记录到持续室速的儿茶酚胺敏感的多形性室速。j. 心脏肉瘤病、巨细胞心肌炎或 Chagas 疾病。

③ Ⅱb 类：a. LVEF《35% 且 NYHA Ⅰ 级的非缺血性心肌病。b. 有心脏性猝死危险因素的长 QT 综

合征患者。c. 并发严重器质性心脏病的晕厥患者，全面的有创和无创检查不能明确病因的情况下。d. 有猝死史的家族性心肌病患者。e. 左心室心肌致密化不全患者。

④Ⅲ类：a. 满足以上Ⅰ、Ⅱa和Ⅱb类指征，但患者不能以较好的功能状态生存1年以上。b. 连续不断或发作频繁的室速或室颤患者。c. 存在明显的精神疾病，且可能由于ICD植入而加重，或不能进行系统随访。d. NYHA Ⅳ级，不适合心脏移植或心脏再同步化（CRT）治疗的顽固性心力衰竭。e. 不合并器质性心脏病的不明原因晕厥患者，且无诱发的室性心律失常。f. 手术或导管消融（如预激综合征并发快房颤所致的室颤、特发性室速，或无器质性心脏病的分支相关性室速）可治愈的室颤或室速患者。g. 无器质性心脏病患者，由完全可逆因素（如电解质紊乱、药物或创伤）引起的室性快速性心律失常。ICD局限性主要有以下几个方面：①清醒时电击，患者极度痛苦，轻者产生恐惧，重者精神失常。②价格贵，蓄电量和电击次数有限，不适合儿童和心律失常频繁发作者。③由室上性心律失常、误感知T波和肌电干扰等触发不适当电击。④发生导线断裂、移位、穿孔和感染等并发症。⑤因机械故障、不适当电击诱发室颤，电风暴时电击程序结束等因素，约5%的患者ICD未能防治心脏性猝死。在我国的临床实践中，虽可根据ACC/AHA/HRS指南选择ICD治疗，但也不是唯一的选择，可结合患者的临床和经济情况，权衡药物、消融、外科手术和ICD治疗的风险和受益，选择一种最适合该患者的治疗方案。

（3）外科手术室速的外科治疗主要是经手术切除室壁瘤或室速起源病灶组织，或切断折返环以消除室速。应用最广泛的是室速起源部位的心内膜做1~2cm深的切口以切断折返环，手术后通常也需并发应用抗心律失常药物。限制手术治疗广泛应用的主要问题是手术死亡率可高达14%，因此，只作为二线治疗手段。此外，有报道对肥厚型心肌病的肥厚室间隔切除可能有效。

（4）导管消融主要用于室速反复发作、药物难以控制、无明显器质性心脏病的特发性室速患者。最适合消融治疗的室速类型是：起源于右室流出道的室速；起源于左室近室间隔部位的室速。这两种室速的成功率可达90%以上。对冠心病特别是陈旧性心肌梗死所致的室速患者，一般认为适用于药物不能控制频繁发作和已置入ICD，但室速反复发作致ICD频繁放电。对这类患者即使在有经验的治疗中心报道的成功率也只有60%~70%。总之，在确定治疗方案前，应首先明确室速的类型，其次应考虑有无基础心脏疾病、心功能状态、发作时临床症状的严重程度及是否存在可逆性病因。对临床预后意义不明确者，可行电生理检查，如能诱发出持续性室速或室颤者，是ICD治疗的适应证。

（五）尖端扭转性室性心动过速

尖端扭转性室性心动过速是一种特殊类型的多形性室速，于1966年由法国学者Dessertenne提出，典型的心电图特征是QRS波群的波幅和波形围绕等电线位扭转。可由多种原因导致，有较高的潜在致命性。多见于QT延长者，可以是先天性，也可以是后天获得性，少数尖端扭转性室速患者QT间期正常。多数学者认为不伴QT间期延长者应称为多形性室速。QTc异常延长目前尚无统一的国人标准，目前采用ACC/AHA推荐的QTc异常延长的标准，即不论男性或女性，QTc >500ms都属于明显异常。先天性长QT综合征（LQTS）是控制离子通道的基因异常所致，其缺陷的离子通道主要为钠通道、钾通道和钙通道，常染色体显性遗传是最常见的遗传形式，称为Romano - Ward综合征（RWS），后代患病的概率为50%。获得性长QT综合征可由低钾、低镁、各种原因引起的严重的心动过缓、心肌缺血、心力衰竭、脑血管意外、脑炎、蛛网膜下腔出血、脑炎、创伤性脑损伤、低体温等引起，也可由药物引起以Ⅰa、Ⅰc类抗心律失常药物、抗组胺药阿司咪唑、三环抗抑郁药、胃肠动力学药西沙比利、抗真菌药酮康唑和氟康唑等，部分患者找不到原因。

治疗方法如下：

1. 先天性长QT综合征　避免使用延长QT间期的药物，包括非心血管药物，避免基因特异性情景和环境刺激。不论是否有症状或猝死家族史，均应使用β受体阻滞剂，尽可能达到患者最大耐受剂量，LQT1对β受体阻滞剂反应性最好，依从性是有效治疗的关键。对于口服β受体阻滞剂后心动过缓诱发尖端扭转型室速或者因为心动过缓不能耐受治疗的患者，建议植入心脏起搏器。对发生过心脏骤停的幸存者建议安装ICD。对已使用足量β受体阻滞剂仍有晕厥发作者，或已植入ICD但仍有反复发作晕厥或心脏骤停且β受体阻滞剂无效或不能耐受时，可考虑左侧第4~5交感神经节切除术。

2. 发作期紧急治疗措施　寻找并处理 QT 延长的原因：如纠正低血钾、低血镁停用一切可能引起或加重 QT 延长的药物，并进行连续的 QTc 间期监测。对血流动力学稳定者可采用药物终止心动过速，如硫酸镁 1～2g 加入 5% 葡萄糖液稀释至 10ml，5～20min 注入，如发作仍持续，必要时可再重复一次，然后硫酸镁持续静脉滴注（2g 硫酸镁加入 100～250ml 液体中，以 2～20mg/min 速度静滴），也可试用利多卡因或苯妥英钠稀释后静注；对血流动力学不稳定者，应电复律转复，对频率较快、QRS 形态严重畸形的尖端扭转性室速患者，同步电复律常难以奏效，可采用室颤的复律方法。对心动过缓和明显长间隙依赖者可通过心脏起搏、异丙肾上腺素、阿托品等提高心率以缩短 QT 间期，预防心律失常进一步加重。

（六）缓慢性心律失常

缓慢性心律失常是临床常见的心律失常，大致分为窦房结功能失调和房室传导阻滞两大类。窦房结功能失调包括窦性心动过缓、窦性停搏、窦房传导阻滞、心动过缓 - 心动过速综合征。房室传导阻滞包括一度、二度、三度房室传导阻滞。缓慢性心律失常可见于各种器质性心脏病，也可由传导系统的退行性变、迷走神经兴奋、药物作用、心脏外科手术损伤、射频手术并发症、甲状腺功能减退、电解质紊乱、尿毒症等原因引起。

1. 病因治疗　首先应尽可能明确病因，如急性心肌梗死引起应尽早进行冠状动脉血运重建；外科手术或射频损伤所致，可试用激素以减轻充血和水肿。

2. 药物治疗　无症状者暂时无须治疗，注意随访。出现心动过缓症状者可以试用阿托品、麻黄碱或异丙肾上腺素暂时提高心率，避免使用任何可能加重传导阻滞和减慢心率的药物，如地高辛、β 受体阻滞剂、维拉帕米等。临床上一度或二度 I 型房室传导阻滞一般不需起搏器治疗。

3. 植入永久心脏起搏器　药物治疗可作为临时的应急治疗措施，起搏治疗是有症状患者的主要治疗措施。对永久起搏治疗的关键点是看患者是否有症状，对无症状的患者是否进行永久起搏治疗的原则是清醒状态下有超过 3s 的长间隙或低于 40 次的室性逸搏心律。对伴有二度 II 型房室传导阻滞的患者，推荐行电生理检查确定传导阻滞是否位于结下，如位于结下考虑起搏器治疗，但大多数二度 II 型房室传导阻滞尤其是 QRS 波增宽者，多为结下阻滞，起搏器治疗是必需的。

（1）窦房结功能障碍永久起搏器植入适应证如下 I 类适应证：①窦房结功能障碍表现为症状性心动过缓，包括频繁的有症状的窦性停搏。②因窦房结变时性不良而引起症状者。③由于某些疾病必须使用某些类型和、剂量的药物治疗，而这些药物又可引起或加重窦性心动过缓并产生症状者。II 类适应证：II a 类：①自发或药物诱发的窦房结功能不良，心率 < 40 次 /min，虽有心动过缓的症状，但未证实症状与所发生的心动过缓有关。②不明原因晕厥，并发窦房结功能不良或经电生理检查发现有窦房结功能不良。II b 类：清醒状态下心率长期低于 40 次 /min，但症状轻微。

（2）成人获得性完全性房室阻滞永久性起搏器植入适应证如下 I 类适应证：①任何阻滞部位的三度和高度房室阻滞伴下列情况之一者。a. 有房室阻滞所致的症状性心动过缓（包括心力衰竭）或继发于房室阻滞的室性心律失常。b. 需要药物治疗其他心律失常或其他疾病，而所用药物可导致症状性心动过缓。c. 虽无临床症状，但业已证实心室停搏 >3s 或清醒状态时逸搏心率 ≤ 40 次 /min，或逸搏心律起搏点在房室结以下者。d. 射频消融房室交界区导致的三度和高度房室传导阻滞。e. 心脏外科手术后发生的不可逆性房室阻滞。f. 神经肌源性疾病（肌发育不良、克塞综合征等）伴发的房室阻滞，无论是否有症状，因为传导阻滞随时会加重。g. 清醒状态下无症状的房颤和心动过缓者，有 1 次或更多至少 5s 的长间歇。②任何阻滞部位和类型的二度房室阻滞产生的症状性心动过缓。③无心肌缺血情况下运动时的二度或三度房室阻滞。II 类适应证：II a 类：①成人无症状的持续性三度房室阻滞，清醒时平均心室率 >40 次 /min，不伴有心脏增大。②无症状的二度 II 型房室阻滞，心电图表现为窄 QRS 波。若为宽 QRS 波包括右束支阻滞则应列为 I 类适应证。③无症状性二度 I 型房室阻滞，因其他情况行电生理检查发现阻滞部位在希氏束内或以下水平。④一度或二度房室阻滞伴有类似起搏器综合征的临床表现。II b 类：①神经肌源性疾病（肌发育不良、克塞综合征等）伴发的任何程度的房室传导阻滞，无论是否有症状，因为传导阻滞随时会加重。②某种药物或药物中毒导致的房室阻滞，停药后可改善者。③清醒状态下无症状的房颤和心动过缓者，出现多次 3s 以上的长间歇。

（3）心肌梗死急性期后永久性起搏器植入适应证如下Ⅰ类适应证：①急性心肌梗死后持续存在的希氏－浦肯野系统内的二度房室阻滞伴交替性束支阻滞，或希氏－浦肯野系统内或其远端的三度房室阻滞。②房室结以下的一过性高二度或三度房室阻滞，伴束支阻滞者。如果阻滞部位不明确则应进行电生理检查。③持续和有症状的二度或三度房室阻滞。Ⅱ类适应证：Ⅱb类：房室结水平的持续性二度或三度房室阻滞，无论有无症状。

4. 生物起搏　人工心脏起搏器应用于临床已50多年，挽救了无数患者的生命，但也存在诸多缺陷，因此寻求更加符合人体需求的生物起搏器是当前研究的热点之一，但尚处于动物实验阶段。心脏生物起搏指用细胞分子生物学及相关技术对受损自律性节律点或特殊传导系统细胞进行修复或替代，从而恢复心脏起搏和传导功能。目前研究较多的是干细胞移植生物起搏，主要采用胚胎干细胞和成人间叶干细胞移植。干细胞移植应用于临床的过程中，有许多问题有待解决：干细胞移植的促心律失常不良反应；伦理问题；如何精确地控制干细胞分化为起搏细胞，移植细胞的寿命和存活数量是多少，移植细胞发挥起搏作用长期稳定性怎么样，移植后是否发生免疫反应，是否会导致肿瘤如畸胎瘤，若为异体细胞移植则存在排异反应；成熟的心脏起搏细胞对移植部位的适应性差等，虽然干细胞移植起搏心脏存在很多问题未解决，但前景令人神往，一旦生物起搏器有突破性进展，能成功应用于临床，将造福于需要心脏起搏治疗的广大患者。

微信扫码
◆ 临床科研
◆ 医学前沿
◆ 临床资讯
◆ 临床笔记

第三章

肺循环疾病

第一节　肺栓塞

肺栓塞（pulmonary embolism，PE）是以各种栓子阻塞肺动脉系统为其发病原因的一组疾病或临床综合征的总称。包括肺血栓栓塞症，脂肪栓塞综合征，羊水栓塞，空气栓塞等。肺血栓栓塞症（pulmonary thrombo embolism，PTE）是来自深静脉或右心的血栓堵塞了肺动脉及其分支所致疾病，以肺循环和呼吸功能障碍为其主要临床和病理生理特征。PTE 占肺栓塞的绝大部分，通常在临床上所说的肺栓塞即指 PTE。引起 PTE 的血栓主要来源于深静脉血栓形成（deep venous thrombosis，DVT），PTE 常为 DVT 的并发症。PTE 与 DVT 是静脉血栓栓塞症（venous thrombo embolism，VTE）的两种重要的临床表现形式。

PTE-DVT 一直是国内外医学界非常关注的医疗保健问题，在世界范围内发病率和病死率都很高，临床上漏诊与误诊情况严重。美国 DVT 的年发病率为 1.0%，而 PTE 的年发病率为 0.5%，未经治疗的 PTE 病死率高达 26% ~ 37%，而如果能够得到早期诊断和及时治疗，其病死率会明显下降。我国目前尚无 PTE 发病的准确的流行病学资料。但据国内部分医院的初步统计和依临床经验估计，在我国 PTE 绝非少见病，而且近年来其发病例数有增加趋势。

一、病因

PTE 的危险因素包括任何可以导致静脉血液淤滞、静脉内皮损伤和血液高凝状态的因素，即 Virchow 三要素。这些因素单独存在或者相互作用，对于 DVT 和 PTE 的发生具有非常重要的意义。易发生 VTE 的危险因素包括原发性和继发性两类。

（一）原发性危险因素

由遗传变异引起，包括凝血、抗凝、纤溶在内的各种遗传性缺陷（表 3-1）。如 40 岁以下的年轻患者无明显诱因出现或反复发生 VTE，或呈家族遗传倾向，应考虑到有无易栓症的可能性。

表 3-1　引起 PTE 的原发性危险因素

抗凝血酶缺乏
先天性异常纤维蛋白原血症
血栓调节因子（thrombomodulin）异常
高同型半胱氨酸血症
抗心磷脂抗体综合征（anticardiolipin antibodys syndrome）
纤溶酶原激活物抑制因子过量
凝血酶原 20210A 基因变异
XII因子缺乏
V 因子 Leiden 突变（活性蛋白 C 抵抗）
纤溶酶原缺乏
纤溶酶原不良血症
蛋白 S 缺乏
蛋白 C 缺乏

（二）继发性危险因素

由后天获得的多种病理生理异常所引起，包括骨折、创伤、手术、妊娠、产褥期、口服避孕药、激素替代治疗、恶性肿瘤和抗磷脂综合征等，其他重要的危险因素还包括神经系统病变或卒中后的肢体瘫痪、长期卧床、制动等。在临床上，可将上述危险因素按照强度分为高危、中危和低危因素（表3-2）。

表3-2　引起静脉血栓的危险因素

高危因素（OR值大于10）
骨折（髋部或大腿）
髋或膝关节置换
大型普外科手术
大的创伤
脊髓损伤
中危因素（OR值2~9）
关节镜膝部手术
中心静脉置管
化疗
慢性心衰或呼吸衰竭
雌激素替代治疗
恶性肿瘤
口服避孕药
瘫痪
妊娠/产后
既往VTE病史
易栓倾向
低危因素（OR值小于2）
卧床大于3d
长时间旅行静坐不动（如长时间乘坐汽车或飞机旅行）
年龄
腔镜手术（如胆囊切除术）
肥胖
静脉曲张

即使积极地应用较完备的技术手段寻找危险因素，临床上仍有部分病例发病原因不明，称为特发性VTE。这些患者可能存在某些潜在的异常病变（如恶性肿瘤）促进血栓的形成，应注意仔细筛查。

二、病理生理

PTE发生后，一方面通过栓子的机械阻塞作用直接影响肺循环、体循环血流动力学状态和呼吸功能；另一方面，通过心脏和肺的反射效应以及神经体液因素（包括栓塞后的炎症反应）等导致多种功能和代谢变化。以上机制的综合和相互作用加上栓子的大小和数量、多个栓子的递次栓塞间隔时间、是否同时存在其他心肺疾病等对PTE的发病过程和病情的严重程度均有重要影响。

（一）急性PTE后肺循环血流动力学变化

1. 肺动脉高压

肺动脉的机械堵塞和神经—体液因素引起的肺血管痉挛是栓塞后形成肺动脉高压的基础。当肺血管床被堵塞20%~30%时，开始出现一定程度的肺动脉高压；随着肺血管床堵塞程度的加重，肺动脉压力会相应增加，当肺血管床堵塞达75%以上时，由于严重的肺动脉高压，可出现右心室功能衰竭甚至休克、猝死。同时，PTE时受损的肺血管内皮细胞、血栓中活化的血小板及中性粒细胞等可以释放血栓素A_2（TXA_2）、5-羟色胺、内皮素、血管紧张素Ⅱ等血管活性物质，这些物质可引起肺血管痉挛，加重肺动脉高压。

2. 右心功能障碍

随着肺动脉高压的进展，右心室后负荷增加，导致右心室每搏做功增加，收缩末期压力升高。在栓塞早期，由于心肌收缩力和心率的代偿作用，并不导致心室舒张末期压力升高，不出现右心室扩张，维持血流动力学相对稳定。随着右心室后负荷的进一步增加，心率和心肌收缩力的代偿作用不足以维持有效的心排血量时，心室舒张末期压力开始显著升高，心排血量明显下降，右心室压升高，心房扩大，导致左心回心血量减少，体循环瘀血，出现急性肺源性心脏病。

3. 左心功能障碍

肺动脉堵塞后，经肺静脉回流至左心房的血液减少，左心室舒张末期充盈压下降，体循环压力趋于下降，通过兴奋交感神经使心率和心肌收缩力增加，以维持心排血量的相对稳定。当通过心率和心肌收缩力的改变不能代偿回心血量的继续下降时，心排血量明显减少，造成血压下降，内脏血管收缩，外周循环阻力增加，严重时出现休克症状。

上述病理生理改变的严重程度和发展速度受到以下因素影响：肺血管阻力升高的幅度、速度和患者基础心肺功能状态。如果肺血管阻力突然升高，且幅度越大时，右心功能损害就越严重，病情发展就越快；如果肺血管阻力极度升高，心脏射血功能接近丧失，会出现电机械分离现象，即心脏可以产生接近正常的电活动，但是心肌细胞的运动状态接近等长收缩，心室内压力虽可随心动周期而变化，却不能产生有效的肺循环血流，甚至可发生猝死。

（二）急性 PTE 后呼吸功能的变化

栓塞部位肺血流减少或阻断，肺泡无效腔量增大；肺梗死、肺水肿、肺出血、肺萎陷和肺不张等因素均可导致通气 / 血流（V/Q）比例失调；支气管痉挛及过度通气等因素综合存在可产生气体交换障碍，从而发生低氧血症和代偿性过度通气（低碳酸血症）。

（三）急性 PTE 的临床分型

按照 PTE 后病理生理变化，可以将 PTE 分为急性大面积 PTE 和急性非大面积 PTE。

急性大面积 PTE：临床上以休克和低血压为主要表现，即体循环动脉收缩压小于 12 kPa（90 mmHg），或较基础值下降幅度不低于 5.3 kPa（40 mmHg），持续 15 min 以上。须除外新发生的心律失常、低血容量或感染中毒症所致血压下降。

急性非大面积 PTE（non-massive PTE）：不符合以上大面积 PTE 标准的 PTE。此型患者中，一部分人的超声心动图表现有右心功能障碍（right ventricular dysfunction，RVD）或临床上出现右心功能不全表现，归为次大面积 PTE（submassive PTE）亚型。

三、临床表现

PTE 的临床症状多不典型，表现谱广，从完全无症状到突然猝死，因而极易造成漏诊与误诊。国家"十五"科技攻关课题——肺栓塞规范化诊治方法的研究中，对 516 例 PTE 患者的临床表现进行了分析，其各种临床症状及发生率见（表 3-3）。

PTE 的体征亦无特异性，最常见的体征是呼吸急促，占 51.7%，可部分反映患者病情的严重程度；心动过速的发生率为 28.1%，主要是缺氧、肺循环阻力增高和右心功能不全等因素引起交感神经兴奋所致；由于严重的低氧血症和体循环瘀血可出现周围型发绀。

表 3-3　中国人 516 例急性 PET 患者的临床表现

症状	发生率（%）
呼吸困难	88.6
胸痛	59.9
心绞痛样胸痛	30.0
胸膜炎性胸痛	45.2
咳嗽	56.2
咯血	26.0
心悸	32.9

症状	发生率（%）
发热	24.0
晕厥	13.0
惊恐，濒死感	15.3

呼吸系统的体征较少出现，25.4% 的患者存在细湿啰音，可能与炎症渗出或肺泡表面活性物质减少导致肺泡内液体量增加有关。另有 8.5% 的患者存在哮鸣音，程度一般较轻，有的局限于受累部位，也有的波及全肺。如合并胸腔积液，可出现胸膜炎的相应体征，如局部叩诊实音、胸膜摩擦感和摩擦音等。

41.9% 的患者在肺动脉瓣听诊区可闻及第二心音亢进。当存在右心室扩大时，可使三尖瓣瓣环扩张，造成三尖瓣相对关闭不全，出现收缩期反流。在胸骨左缘第四肋间可闻及三尖瓣收缩期反流性杂音，吸气时增强，发生率 7.8%。另有 20.2% 的患者可出现颈静脉充盈或怒张，为右心压力增高在体表的反映。如果患者病情危重，出现急性右心功能衰竭时，可出现肝大、肝颈反流征阳性、下肢水肿等表现。

四、诊断

（一）诊断策略

中华医学会呼吸病学分会在《肺血栓栓塞症的诊断与治疗指南（草案）》中提出的诊断步骤分为临床疑似诊断、确定诊断和危险因素的诊断三个步骤。

1. 临床疑似诊断（疑诊）

对存在危险因素的病例，如果出现不明原因的呼吸困难、胸痛、晕厥和休克，或伴有单侧或双侧不对称性下肢肿胀、疼痛等对诊断具有重要的提示意义。心电图、X 线胸片、动脉血气分析等基本检查，有助于初步诊断，结合 D- 二聚体检测（ELISA 法），可以建立疑似病例诊断。超声检查对于提示 PTE 诊断和排除其他疾病具有重要价值，若同时发现下肢深静脉血栓的证据则更增加诊断的可能性。

2. PTE 的确定诊断（确诊）

对于临床疑诊的患者应尽快合理安排进一步检查以明确 PTE 诊断。如果没有影像学的客观证据，就不能诊断 PTE。PTE 的确定诊断主要依靠核素肺通气 / 灌注扫描、CTPA、MRPA 和肺动脉造影等临床影像学技术。如心脏超声发现右心或肺动脉内存在血栓征象，也可确定 PTE 的诊断。

3. PTE 成因和易患因素的诊断（求因）

对于临床疑诊和已经确诊 PTE 的患者，应注意寻找 PTE 的成因和易患因素，并据以采取相应的治疗和预防措施。

（二）辅助检查及 PTE 时的变化

1. 动脉血气分析

常表现为低氧血症，低碳酸血症，肺泡 - 动脉血氧分压差 [P（A-a）O_2] 增大，部分患者的血气结果可以正常。

2. 心电图

心电图的改变取决于 PTE 栓子的大小、堵塞后血流动力学变化以及患者的基础心肺储备状况。当栓塞面积较小时，心电图表现可以正常或仅有窦性心动过速。而当出现急性右心室扩大时，在 I 导联可出现 S 波，Ⅲ导联出现 Q 波，Ⅲ导联的 T 波倒置，即所谓的 $S_I Q_{III} T_{III}$ 征。右心室扩大可以导致右心传导延迟，从而产生完全或不完全右束支传导阻滞。右心房扩大时，可出现肺型 P 波，在 PTE 患者心电图演变过程中，出现肺型 P 波，时间仅为 6h。当出现肺动脉及右心压力升高时可出现 $V_1 \sim V_4$ 的 T 波倒置和 ST 段异常，电轴右偏及顺钟向转位等。由于肺栓塞心电图的变化有时是非常短暂的，所需及时、动态观察心电图改变。

3. X 线胸片

可显示肺动脉阻塞征（如区域性肺纹理变细、稀疏或消失），肺野透亮度增加；另可表现为右下肺动脉干增宽或伴截断征，肺动脉段膨隆以及右心室扩大等肺动脉高压症及右心扩大征象；部分患者 X 线胸片可见肺野局部片状阴影，尖端指向肺门的楔形阴影，肺不张或膨胀不全等肺组织继发改变。有肺不张侧可见横膈抬高，有时合并少至中量胸腔积液。X 线胸片对鉴别其他胸部疾病有重要帮助。

4. 超声心动图

在提示诊断和除外其他心血管疾患方面有重要价值。对于严重的 PTE 病例，可以发现右室壁局部运动幅度降低；右心室和（或）右心房扩大；室间隔左移和运动异常；近端肺动脉扩张；三尖瓣反流速度增快；下腔静脉扩张，吸气时不萎陷。若在右心房或右心室发现血栓，同时患者临床表现符合 PTE，可以作出诊断。超声检查偶可因发现肺动脉近端的血栓而直接确定诊断。

5. 血浆 D- 二聚体（D- dimer）

酶联免疫吸附法（ELISA）是较为可靠的检测方法。急性 PTE 时血浆 D- 二聚体升高，但 D- 二聚体升高对 PTE 并无确诊的价值，因为在外伤、肿瘤、炎症、手术、心肌梗死、穿刺损伤甚至心理应激时血浆 D- 二聚体均可增高。

（三）确诊检查方法及影像学特点

1. 核素肺灌注扫描

PTE 典型征象呈肺段或肺叶分布的肺灌注缺损。当肺核素显像正常时，可以可靠地排除 PTE。根据前瞻性诊断学研究（prospective investigation of pulmonary embolism diagnosis，PIOPED），将肺灌注显像的结果分为四类，正常或接近正常、低度可能性、中间可能性和高度可能性。高度可能时约 90% 患者有 PTE，对 PTE 诊断的特异性为 96%；低度和中间可能性诊断不能确诊 PTE，需作进一步检查；正常或接近正常时，如果临床征象不支持 PTE，则可以除外 PTE 诊断。

2. CT 肺动脉造影（CTPA）

PIOPED Ⅱ 的结果显示，CTPA 对 PTE 诊断的敏感性为 83%，特异性为 96%，如果联合 CT 静脉造影（CTV）检查，则对 PTE 诊断的敏感性可提高到 90%。由于 CTPA 是无创性检查方法，且可以安排急诊检查，已在临床上广泛应用。PTE 的 CT 直接征象是各种形态的充盈缺损，间接征象包括病变部位肺组织有"马赛克"征、肺出血、肺梗死继发的肺炎改变等。

3. 磁共振肺动脉造影（MRPA）

在大血管的 PTE，MRPA 可以显示栓塞血管的近端扩张，血栓栓子表现为异常信号，但对外周的 PTE 诊断价值有限。由于扫描速度较慢，故限制其临床应用。

4. 肺动脉造影

敏感性和特异性达 95%，是诊断 PTE 的"金标准"。表现为栓塞血管腔内充盈缺损或完全阻塞，外周血管截断或枯枝现象。肺动脉造影为有创性检查，可并发血管损伤、出血、心律失常、咯血、心衰等。致命性或严重并发症的发生率分别为 0.1% 和 1.5%，应严格掌握其适应证。

（四）鉴别诊断

1. 肺炎

有部分 PTE 患者表现为咳嗽、咳少量白痰、低中度发热，同时有活动后气短，伴或不伴胸痛症状，化验血周围白细胞增多，X 线胸片有肺部浸润阴影，往往被误诊为上呼吸道感染或肺炎，但经抗感染治疗效果不好，症状迁延甚至加重。肺炎多有明显的受寒病史，急性起病，表现为寒战高热，之后发生胸痛，咳嗽、咳痰，痰量较多，可伴口唇疱疹；查体肺部呼吸音减弱，有湿性啰音及肺实变体征，痰涂片及培养可发现致病菌及抗感染治疗有效别于 PTE。

2. 心绞痛

急性 PTE 患者的主要症状为活动性呼吸困难，心电图可出现 Ⅱ、Ⅲ、aVF 导联 ST 段及 T 波改变，甚至广泛性 T 波倒置或胸前导联呈"冠状 T"，同时存在胸痛、气短，疼痛可以向肩背部放射，容易被误诊为冠心病、心绞痛。需要注意询问患者有无高血压、冠心病病史，并注意检查有无下肢静脉血栓的征象。

3. 支气管哮喘

急性 PTE 发作时可表现为呼吸困难、发绀、两肺可闻及哮鸣音。支气管哮喘多有过敏史或慢性哮喘发作史，用支气管扩张药或糖皮质激素症状可缓解，病史和对治疗的反应有助于与 PTE 鉴别。

4. 血管神经性晕厥

部分 PTE 患者以晕厥为首发症状，容易被误诊为血管神经性晕厥或其他原因所致晕厥而延误治疗，最常见的要与迷走反射性晕厥及心源性晕厥（如严重心律失常、肥厚型心肌病）相鉴别。

5. 胸膜炎

PTE 患者尤其是周围型 PTE，病变可累及胸膜而产生胸腔积液，易被误诊为其他原因性胸膜炎，如结核性、感染性及肿瘤性胸膜炎。PTE 患者胸腔积液多为少量、1～2 周内自然吸收，常同时存在下肢深静脉血栓形成，呼吸困难，X 线胸片有吸收较快的肺部浸润阴影，超声心动图呈一过性右心负荷增重表现，同时血气分析呈低氧血症、低碳酸血症等均可与其他原因性胸膜炎鉴别。

五、治疗

（一）一般治疗

胸痛严重者可以适当使用镇痛药物，但如果存在循环障碍，应避免应用具有血管扩张作用的阿片类制剂，如吗啡等；对于有焦虑和惊恐症状者应予安慰并可以适当使用镇静药；为预防肺内感染和治疗静脉炎可使用抗生素。存在发热、咳嗽等症状时可给予相应的对症治疗。

（二）呼吸循环支持治疗

1. 呼吸支持治疗

对有低氧血症患者，可经鼻导管或面罩吸氧。吸氧后多数患者的血氧分压可以达到10.7 kPa（80 mmHg）以上，因而很少需要进行机械通气。当合并严重呼吸衰竭时可使用经鼻（面）罩无创性机械通气或经气管插管机械通气。但注意应避免气管切开，以免在抗凝或溶栓过程中发生局部不易控制的大出血。

2. 循环支持治疗

针对急性循环衰竭的治疗方法主要有扩容、应用正性肌力药物和血管活性药物。急性 PTE 时应用正性肌力药物可以使心排血量增加或体循环血压升高，同时也可增加右心室做功。临床上可以使用多巴胺、多巴酚丁胺和去甲肾上腺素治疗，三者通过不同的作用机制，可以达到升高血压、提高心排血量等作用。

（三）抗凝治疗

抗凝治疗能预防再次形成新的血栓，并通过内源性纤维蛋白溶解作用使已经存在的血栓缩小甚至溶解，但不能直接溶解已经存在的血栓。

抗凝治疗的适应证是不伴血流动力学障碍的急性 PTE 和非近端肢体 DVT；进行溶栓治疗的 PTE，溶栓治疗后仍需序贯抗凝治疗以巩固加强溶栓效果避免栓塞复发；对于临床高度疑诊 PTE 者，如无抗凝治疗禁忌证，均应立即开始抗凝治疗，同时进行 PTE 确诊检查。

抗凝治疗的主要禁忌证：活动性出血（肺梗死引起的咯血不在此范畴）、凝血机制障碍、严重的未控制的高血压、严重肝肾功能不全、近期手术史、妊娠头 3 个月以及产前 6 周、亚急性细菌性心内膜炎、心包渗出、动脉瘤等。当确诊有急性 PTE 时，上述情况大多属于相对禁忌证。

目前抗凝治疗的药物主要有普通肝素、低分子肝素和华法林。

1. 普通肝素

用药原则应快速、足量和个体化。推荐采用持续静脉泵入法，首剂负荷量 80 U/kg（或 2 000～5 000 U 静推），继之以 18 U/（kg·h）速度泵入，然后根据 APTT 调整肝素剂量（表 3-4）。也可使用皮下注射的方法，一般先予静注负荷量 2 000～5 000 U，然后按 250 U/kg 剂量每 12 h 皮下注射 1 次。调节注射剂量使注射后 6～8 h 的 APTT 达到治疗水平。

表 3-4　根据 APTT 监测结果调整静脉肝素用量的方法

APTT	初始剂量及调整剂量	下次 APTT 测定的间隔时间（h）
治疗前测基础 APTT	初始剂量:80 U/kg静推，然后按 18 U/（kg·h）静滴	4~6

APTT	初始剂量及调整剂量	下次 APTT 测定的间隔时间（h）
低于 35s（大于 1.2 倍正常值）	予 80 U/kg 静推，然后增加静滴剂量 4 U/（kg·h）	6
35~45 s（1.2~1.5 倍正常值）	予 40U/kg 静推，然后增加静滴剂量 4U/（kg·h）	6
46~70 s（1.5~2,3 倍正常值）	无须调整剂量	6
71~90 s（2.3~3.0 倍正常值）	减少静滴剂量 2 U/（kg·h）	6
超过 90s（大于 3 倍正常值）	停药 1 h，然后减少剂量 3 U/（kg·h）后恢复静滴	6

肝素抗凝治疗在 APTT 达到正常对照值的 1.5 倍时称为肝素的起效阈值。达到正常对照值 1.5 ~ 2.5 倍时是肝素抗凝治疗的适当范围，若以减少出血危险为目的，将 APTT 维持在正常对照值 1.5 倍的低限治疗范围，将使复发性 VET 的危险性增加。因此，调整肝素剂量应尽量在正常对照值的 2.0 倍而不是 1.5 倍，特别是在治疗的初期尤应注意。

溶栓治疗后，当 APTT 降至正常对照值的 2 倍时开始应用肝素抗凝，不需使用负荷剂量肝素。肝素可能会引起血小板减少症（heparin-induced thrombocytopenia，HIT），在使用肝素的第 3 ~ 5 天必须复查血小板计数。若较长时间使用肝素，尚应在第 7 ~ 10 天和第 14 天复查。HIT 很少于肝素治疗的 2 周后出现。若出血小板迅速或持续降低达 30% 以上。或血小板计数小于 100×10^9/L，应停用肝素。一般在停用肝素后 10 d 内血小板开始逐渐恢复。

2. 低分子肝素（LMWH）

LMWH 应根据体重给药，每日 1 ~ 2 次，皮下注射。对于大多数病例，按体重给药是有效的，不需监测 APTT 和调整剂量，但对过度肥胖者或孕妇宜监测血浆抗 Xa 因子活性并据以调整剂量。

3. 华法林

在肝素治疗的第 1 天应口服维生素 K 拮抗药华法林作为抗凝维持阶段的治疗。因华法林对已活化的凝血因子无效、起效慢，因此不适用于静脉血栓形成的急性期。初始剂量为 3.0 ~ 5.0 mg/d。由于华法林需要数天才能发挥全部作用，因此与肝素需至少重叠应用 4 ~ 5 d，当连续两天测定的国际标准化比率（INR）达到 2.5（2.0 ~ 3.0）时，即可停止使用肝素 / 低分子肝素，单独口服华法林治疗。应根据 INR 或 PT 调节华法林的剂量。在达到治疗水平前，应每日测定 INR，其后 2 周每周监测 2 ~ 3 次，以后根据 INR 的稳定情况每周监测 1 次或更少。若行长期治疗，约每 4 周测定 INR 并调整华法林剂量 1 次。

口服抗凝药的疗程应根据 PTE 的危险因素决定：低危人群指危险因素属一过性的（如手术创伤），在危险因素去除后继续抗凝 3 个月；中危人群指存在手术以外的危险因素或初次发病找不到明确的危险因素者，至少治疗 6 个月；高危人群指反复发生静脉血栓形成者或持续存在危险因素的患者，包括恶性肿瘤、易栓症、抗磷脂抗体综合征、慢性血栓栓塞性肺动脉高压者，应该长期甚至终身抗凝治疗，对放置下腔静脉滤器者终身抗凝。

（四）溶栓治疗

溶栓治疗主要适用于大面积 PTE 病例。对于次大面积 PTE，若无禁忌证可以进行溶栓。

溶栓治疗的绝对禁忌证包括活动性内出血和近 2 个月内自发性颅内出血、颅内或脊柱创伤、手术。

相对禁忌证：10 ~ 14 d 内的大手术、分娩、器官活检或不能压迫部位的血管穿刺；2 个月之内的缺血性卒中；10 d 内的胃肠道出血；15 d 内的严重创伤；1 个月内的神经外科或眼科手术；难以控制的重度高血压 [收缩压大于 24.0 kPa（180 mmHg），舒张压大于 14.7 kPa（110 mmHg）]；近期曾进行心肺复苏；血小板计数小于 100×10^9/L；妊娠；细菌性心内膜炎；严重的肝肾功能不全；糖尿病出血性视网膜病变；出血性疾病等。

对于大面积 PTE，因其对生命的威胁极大，上述绝对禁忌证亦应视为相对禁忌证。

溶栓治疗的时间窗为 14 d 以内。临床研究表明，症状发生 14 d 之内溶栓，其治疗效果好于 14 d 以上者，而且溶栓开始时间越早治疗效果越好。

目前临床上用于 PTE 溶栓治疗的药物主要有链激酶（SK）、尿激酶（UK）和重组组织型纤溶酶原激活剂（rt-PA）。

目前推荐短疗程治疗，我国的 PTE 溶栓方案如下：

UK：负荷量 4 400 U/kg 静脉注射 10 min，继之以 2 200 U/（kg·h）持续静脉点滴 12 h。另可考虑 2h 溶栓方案，即 20 000 U/kg 持续静脉点滴 2 h。

SK：负荷量 250 000 U 静脉注射 30 min，继之以 1 000 000 U/h 持续静脉点滴 24 h。SK 具有抗原性，故用药前需肌注苯海拉明或地塞米松，以防止变态反应。也可使用 1 500 000 u 静脉点滴 2h。

rt-PA：50 mg 持续静脉滴注 2h。

出血是溶栓治疗的主要并发症，可以发生在溶栓治疗过程中，也可以发生在溶栓治疗结束之后。因此，治疗期间要严密观察患者神志改变、生命体征变化以及脉搏血氧饱和度变化等，注意检查全身各部位包括皮下、消化道、牙龈、鼻腔等是否有出血征象，尤其需要注意曾经进行深部血管穿刺的部位是否有血肿形成。注意复查血常规、血小板计数，出现不明原因血红蛋白、红细胞下降时，要注意是否有出血并发症。

溶栓药物治疗结束后每 2 ~ 4 h 测 1 次活化的部分凝血激酶时间（APTT），待其将至正常值的 2 倍以下时，开始使用肝素或 LWMH 抗凝治疗。

（五）介入治疗

介入治疗主要包括经导管吸栓碎栓术和下腔静脉滤器置入术。导管吸栓碎栓术的适应证为肺动脉主干或主要分支大面积 PTE 并存在以下情况者：溶栓和抗凝治疗禁忌证；经溶栓或积极的内科治疗无效。为防止下肢深静脉大块血栓再次脱落阻塞肺动脉，可于下腔静脉安装滤器。适用于下肢近端静脉血栓，而抗凝治疗禁忌或有出血并发症；经充分抗凝而仍反复发生 PTE；伴血流动力学变化的大面积 PTE；近端大块血栓溶栓治疗前；伴有肺动脉高压的慢性反复性 PTE；行肺动脉血栓切除术或肺动脉血栓内膜剥脱术的病例。

（六）手术治疗

适用于经积极的非手术治疗无效的紧急情况。适应证包括大面积 PTE，肺动脉主干或主要分支次全堵塞，不合并固定性肺动脉高压者（尽可能通过血管造影确诊）；有溶栓禁忌证者；经溶栓和其他积极的内科治疗无效者。

六、预防

主要的预防措施包括机械性预防和药物预防。机械性预防方法包括逐步加压弹力袜和间歇充气压缩泵，药物预防可以使用 LWMH、低剂量的普通肝素等。机械性预防方法主要用于有高出血风险的患者，也可用于与药物预防共同使用加强预防效果。不推荐单独使用阿司匹林作为静脉血栓的预防方法。

第二节　肺源性心脏病

慢性肺源性心脏病是由于肺、胸廓或肺动脉血管慢性病变所致的肺循环阻力增加、肺动脉高压，进而使右心室扩大、肥厚，伴或不伴右侧心力衰竭的心脏病。

本病在我国较为常见，根据国内近年的统计，肺源性心脏病平均患病率为 0.41% ~ 0.47%。其患病率与多种因素有关，患病年龄多在 40 岁以上，随着年龄增长而患病率增高；地区分布也有很大的差异，在我国东北、西北和华北的患病率明显高于南方地区；农村高于城市，吸烟者高于不吸烟者；冬春季节气候骤然变化时易急性发作，但男女患病无明显差异。

一、病因和发病机制

（一）病因

1. 支气管、肺疾病：以慢性支气管炎并发阻塞性肺气肿最为多见，占80%～90%，其次为支气管哮喘、支气管扩张、重症肺结核、尘肺、慢性弥漫性肺间质纤维化、结节病、过敏性肺泡炎、嗜酸性肉芽肿等。

2. 胸廓运动障碍性疾病：较少见，严重的脊椎后凸、侧凸、脊椎结核、类风湿关节炎、胸膜广泛粘连及胸廓形成术后造成的严重胸廓或脊柱畸形，以及神经肌肉疾患如脊髓灰质炎，可引起胸廓活动受限、肺受压、支气管扭曲或变形，导致肺功能受限，呼吸道引流不畅，肺部反复感染，并发肺气肿或纤维化，最终发展成肺源性心脏病。

3. 肺血管疾病：甚少见。累及肺动脉的过敏性肉芽肿病，广泛或反复发生的多发性肺小动脉栓塞及肺小动脉炎，以及原发性肺动脉高压症，均可使肺小动脉狭窄、阻塞，引起肺动脉血管阻力增加、肺动脉高压和右心室负荷加重，发展成肺源性心脏病。

（二）发病机制

1. 肺动脉高压的形成：①肺动脉高压形成的解剖因素，长期反复发作的慢性支气管炎可引起血管炎，使管壁增厚，管腔狭窄或纤维化，甚至完全闭塞；肺气肿又可以压迫肺泡毛细血管，造成毛细血管管腔狭窄或闭塞；肺泡壁的破裂则可造成毛细血管网的毁损。②肺动脉高压形成的功能因素，缺氧既可以使收缩血管的活性物质增多而导致肺血管收缩，也可以直接导致血管平滑肌收缩；高碳酸血症虽不能收缩血管，但可增加血管壁对缺氧的敏感性。③血黏度增加血容量增多，慢性缺氧既可以导致红细胞继发性增多，使血液黏稠度明显增加；又可使醛固酮增加，导致水、钠潴留使血容量增多。

2. 心脏病变和心力衰竭：肺动脉高压使右心室的后负荷增加，右心室代偿性肥厚。肺动脉高压早期，右心室尚能代偿，舒张末期压仍正常。随着病情的进展，特别是急性加重期，肺动脉压持续而严重性升高，超过右心室的代偿能力，右心排血量下降而发生右心室功能衰竭。此外，由于心肌缺氧、反复肺部感染、酸碱平衡失调、电解质紊乱导致心律失常等，均可影响心肌功能，加重心力衰竭。

3. 其他重要器官的损害：缺氧和高碳酸血症除对心脏影响外，尚对其他重要器官如脑、肝、肾、胃肠及内分泌系统、血液系统等发生病理改变，引起多脏器的功能损害。

二、临床表现

本病发展缓慢，除原有肺、胸疾病的各种症状和体征外，主要是逐步出现肺、心功能衰竭以及其他器官损害的征象。临床上根据病情可分为肺、心功能代偿期与失代偿期。

（一）肺、心功能代偿期

此期主要表现为原发病的表现及肺动脉高压及右心室增大的体征。

1. 症状：慢性咳嗽、咳痰、气急，活动后可感心悸、呼吸困难、乏力和劳动耐力下降。

2. 体征：可有明显肺气肿征，听诊多有呼吸音减弱，偶有干、湿性啰音，心浊音界常因肺气肿而不易叩出，心音遥远。肺动脉瓣区可有第二心音亢进，提示有肺动脉高压。三尖瓣区出现收缩期杂音或剑突下示心脏搏动，多提示有右心室增大。

（二）肺、心功能失代偿期

本期临床主要表现以呼吸衰竭为主，有或无心力衰竭。

1. 呼吸衰竭：常因急性呼吸道感染而诱发。表现为呼吸困难明显加重，常出现食欲下降、头痛、睡眠颠倒，甚至出现表情淡漠、神志恍惚、谵妄等肺性脑病的表现。体格检查可以发现患者面色发绀、球结膜充血、水肿，严重时可有颅内压增高的表现。

2. 心力衰竭：以右侧心力衰竭为主，也可出现心律失常。主要表现为食欲缺乏、腹胀、恶心等消化道症状。体格检查时发现患者发绀更加明显，颈静脉怒张，肝大，肝-颈静脉回流征阳性，下肢水肿。心率增快，可出现心律失常，甚至出现舒张期奔马律。

三、并发症

（一）肺性脑病

是指由于呼吸衰竭所致缺氧、二氧化碳潴留而引起精神神经系统症状的一种综合征，为肺源性心脏病死亡的首要原因，应积极防治。

（二）酸碱失衡及电解质紊乱

呼吸衰竭时，由于缺氧和二氧化碳潴留，可发生各种不同类型的酸碱平衡失调及电解质紊乱，使呼吸衰竭、心力衰竭、心律失常的病情更加恶化。对治疗及预后皆有重要意义，应进行监测及时采取治疗措施。

（三）心律失常

多表现为房性期前收缩及阵发性室上性心过速，也可有心房扑动及心房颤动。少数病例由于急性严重心肌缺氧，可出现心室颤动以至心搏骤停。

四、实验室和其他检查

（一）X 线检查

是诊断肺源性心脏病的主要依据，主要表现如下：

1. 肺动脉高压症：①右下肺动脉干扩张，横径不低于 15 mm；其横径与气管横径之比不低于 1.07；②肺动脉段明显凸出或其高度不低于 3 mm。

2. 右心室增大：个别患者心力衰竭控制后可见心脏外影有所缩小。

（二）心电图检查

主要表现为右心室增大的改变，如电轴右偏，额面平均电轴不低于 + 90°，重度顺钟向转位，Rv1 + Sv5 不低于 1.05mV 及肺型 P 波。也可见右束支传导阻滞及低电压图形，可作为诊断肺源性心脏病的参考条件。

（三）超声心动图检查

右心室流出道内径不低于 30 mm，右心室内径不低于 20 mm，右心室前壁的厚度，左、右心室内径之比小于 2，右肺动脉内径或肺动脉干及右心房增大等，可以诊断肺源性心脏病。

（四）血气分析

肺源性心脏病肺功能失代偿期可出现低氧血症或合并高碳酸血症，当 PaO_2 小于 8.0 kPa（60 mmHg）、$PaCO_2$ 大于 6.7 kPa（50 mmHg），表示有呼吸衰竭。H^+ 浓度可正常或升高，碱中毒时可以降低。

（五）血液检查

红细胞及血红蛋白可升高。全血黏度及血浆黏度可增加；合并感染时，白细胞计数增高、中性粒细胞增加。部分患者血清学检查可有肾功能或肝功能改变；除血清钾以外，其他电解质如钠、氯、钙、镁均可低于正常。

五、诊断和鉴别诊断

（一）诊断

根据患者有慢性支气管炎、肺气肿等慢性肺胸疾病或肺血管病变，并出现了肺动脉高压、右心室增大或右心功能不全表现，如肺动脉瓣区第二心音亢进、三尖瓣区听到收缩期杂音、颈静脉怒张、肝大压痛、肝—颈静脉反流征阳性、下肢水肿及静脉高压等，心电图、X 线片及超声心动图出现肺动脉扩张及右心室增大的表现，可以做出诊断。

（二）鉴别诊断

1. 冠心病：肺源性心脏病与冠心病均多见于老年人，有许多相似之处，而且常两病共存。冠心病有典型的心绞痛、心肌梗死的病史或心电图表现，如合并高血压病、高脂血症、糖尿病史更有助鉴别。体检、X 线片及心电图检查呈左心室肥厚为主的征象，可资鉴别。肺源性心脏病合并冠心病时鉴别有较多的困难，应详细询问病史，体格检查和有关心、肺功能检查加以鉴别。

2. 风湿性心瓣膜病：风湿性心脏病三尖瓣疾患应与肺心病的相对三尖瓣关闭不全相鉴别。前者往往有风湿性关节炎和心肌炎的病史，常合并其他瓣膜的病变，X 线片、心电图、超声心动图有特殊表现。

3. 原发性心肌病：本病多为全心增大，无慢性呼吸道疾病史，无肺动脉高压的 X 线片表现等。

六、治疗

（一）急性加重期

治疗原则是积极控制感染；通畅呼吸道，改善呼吸功能；纠正缺氧和二氧化碳潴留；控制呼吸衰竭和心力衰竭。

1. 控制感染：参考痰菌培养及药物敏感试验选择抗生素。在未出培养结果前，院外感染以革兰阳性菌占多数；院内感染则以革兰阴性菌为主，或选用二者兼顾的抗生素。常用的有青霉素类、氨基糖苷类、喹诺酮类及头孢菌素类抗生素。原则上选用窄谱抗生素为主，选用广谱抗生素时必须注意可能的继发真菌感染。

2. 氧疗：在通畅呼吸道的基础上给予氧疗，可采用鼻导管或面罩给予持续低流量吸氧。

3. 呼吸衰竭治疗。

4. 控制心力衰竭：肺源性心脏病患者一般在积极控制感染，改善呼吸功能后心力衰竭便能得到改善，因此只有在改善呼吸功能后，心力衰竭的症状仍存在的较重患者可适当选用利尿、强心或血管扩张药。利尿药：原则上应选用作用轻的利尿药，小剂量、间断使用。如氢氯噻嗪口服，每次 25 mg，1 ~ 3/d，一般不超过 4 d；氨苯蝶啶口服，每次 50 ~ 100 mg，1 ~ 3/d。重度心力衰竭而急需利尿的患者可用呋塞米 20 mg 肌内注射或口服。利尿药应用后出现低钾、低氯性碱中毒，使痰液黏稠不易排痰和血液浓缩，应注意预防。

强心药：肺源性心脏病患者对洋地黄类药物耐受性很低，疗效较差，且易发生中毒。因此使用洋地黄应严格掌握指征：①感染已被控制，呼吸功能已改善，利尿药不能取得良好的疗效而反复水肿的心力衰竭患者；②以右侧心力衰竭为主要表现而无明显急性感染的患者；③出现急性左侧心力衰竭者。使用洋地黄时剂量宜小，一般约为常规剂量的 1/2 或 2/3，并选用作用快、排泄快的强心药，如毒毛花苷 K 0.125 ~ 0.25 mg，或毛花苷 C 0.2 ~ 0.4 mg，加入 10% 葡萄糖液内静脉缓慢注射。

血管扩张药：血管扩张药对部分顽固性心力衰竭有一定效果，但并不像治疗其他心脏病那样效果明显。由于血管扩张药可反射性使心率增快，氧分压下降、二氧化碳分压升高，限制了一般血管扩张药在肺源性心脏病的临床应用。

5. 控制心律失常：一般心律失常经过治疗肺源性心脏病的感染、缺氧后可自行消失。如果持续存在可根据心律失常的类型选用药物。

（二）缓解期

增强患者的免疫功能，去除诱发因素，减少或避免急性加重期的发生。一般可采用中西医结合的综合措施。

七、转诊

（一）转诊指征

肺源性心脏病失代偿期须转上级医院诊疗。

（二）转诊注意事项

转诊过程中须注意：①转诊过程中应给予持续吸氧；②转诊途中应有医务人员陪送，备急救药物及其他医疗器械用品。

八、健康指导

主要是防治足以引起本病的支气管、肺和肺血管等疾病。包括：积极采取各种措施戒烟；积极防治原发病的诱发因素，如呼吸道感染、各种过敏源、有害气体的吸入、粉尘作业等的防护工作和个人卫生的宣教；开展多种形式的群众性体育活动和卫生宣教，提高人群的卫生知识，增强抗病能力。

九、预后

肺源性心脏病常反复急性加重，随肺功能的损害病情逐渐加重，多数预后不良，病死率在10%～15%，但经积极治疗可以延长寿命，提高患者生活质量。

第三节　肺动脉高压

肺动脉高压（pulmonary hypertension，PH）是不同病因导致的，以肺动脉压力和肺血管阻力升高为特点的一组临床病理生理综合征，肺动脉高压可导致右心室负荷增加，最终右心衰竭。临床常见、多发且致残、致死率均很高。目前肺动脉高压的诊断标准采用美国国立卫生研究院规定的血流动力学标准，即右心导管测得的肺动脉平均压力在静息脉高压状态下不低于 3.3 kPa（25 mmHg），运动状态下不低于 4.0kPa（30 mmHg）（高原地区除外）。

依据肺动脉高压的病理生理、临床表现及治疗策略的不同将肺动脉高压进行分类。最新的肺动脉高压的分类是 2003 年在意大利威尼斯举行的第三届世界肺动脉高压大会上制定的（表 3-5）。

表 3-5　肺动脉高压分类（2003 年，威尼斯）

1. 动脉型肺动脉高压（pulmonary arterial hypertension,PAH）
　（1）特发性肺动脉高压
　（2）家族性肺动脉高压
　（3）相关因素所致的肺动脉高 E
　　结缔组织疾病
　　先天性体 – 肺分流
　　门静脉高压
　　HIV 感染
　　药物 / 毒素
　　其他：甲状腺疾病，戈谢病，糖原蓄积症，遗传性出血性毛细血管扩张症，血红蛋白病，脾切除术，骨髓增生异常
　（4）肺静脉或毛细血管病变：肺静脉闭塞病，肺毛细血管瘤
　（5）新生儿持续性肺动脉高压
2. 左心疾病相关性肺动脉高压
　（1）主要累及左心房或左心室性的心脏疾病
　（2）二尖能或主动脉瓣膜疾病
3. 呼吸系统疾病和（或）低氧血症均相关性肺动脉高压
　（1）慢性阻塞性肺疾病
　（2）间质性肺疾病
　（3）睡眠呼吸障碍
　（4）肺泡低通气综合征
　（5）慢性高原病
　（6）肺发育异常
4. 慢性血栓和（或）栓塞性肺动脉高压
　（1）肺动脉近端血栓栓塞
　（2）肺动脉远端血栓栓塞
　（3）非血栓性肺栓塞（肿瘤，寄生虫，异物）
5. 混合性肺动脉高压
　（1）结节病
　（2）肺朗汉斯细胞增生症
　（3）淋巴管肌瘤病
　（4）肺血管受压（淋巴结肿大，肿瘤，纤维素性纵隔炎）

一、特发性肺动脉高压

（一）定义

特发性肺动脉高压（idiopathic pulmonary arterial hypertension，IPAH）是指原因不明的肺血管阻力增加引起持续性肺动脉压力升高，肺动脉平均压力在静息状态下大于 3.3 kPa（25 mmHg），在运动状态下大于 4.0kPa（30mmHg），肺毛细血管嵌压小于 2.0 kPa（15 mmHg），心排血量正常或降低，排除所有引起肺动脉高压的已知病因和相关因素所致。特发性肺动脉高压这个名词在 2003 年威尼斯第三届肺动脉高压会议上第一次提出。在此之前，特发性肺动脉高压曾与家族性肺动脉高压统称为原发性肺动脉高压（primary pulmonary hypertension， PPH）。

（二）流行病学

目前国外的统计数据表明 PPH 的发病率为 15 ～ 35/100 万。90% 以上的患者为 IPAH。IPAH 患者一般在出现症状后 2 ～ 3 年内死亡。老人及幼儿皆可发病，但是多见于中青年人，平均患病年龄为 36 岁，女性多发，女男发病比例为（2 ～ 3）∶ 1。

易感因素包括药物因素、病毒感染和其他因素及遗传因素。

（三）病理与病理生理学

1. 病理

主要累及肺动脉和右心，表现为右心室肥厚，右心房扩张。肺动脉主干扩张，周围肺小动脉稀疏。特征性的改变为肺小动脉内皮细胞、平滑肌细胞增生肥大，血管内膜纤维化增厚，中膜肥厚，管腔狭窄、闭塞，扭曲变形，呈丛样改变。

2. 病理生理

其机制尚未完全清楚，目前认为与肺动脉内皮细胞功能失调（肺血管收缩和舒张功能异常、内皮细胞依赖性凝血和纤溶系统功能异常）、血管壁平滑肌细胞钾离子通道缺陷、肺动脉重构等多种因素引起血管收缩、血管重构和原位血栓形成有关。

（四）临床表现

1. 症状

患者早期无明显症状。最常见的症状为劳力性呼吸困难，其他常见症状包括胸痛、咯血、晕厥、下肢水肿。约 10% 患者（几乎均为女性）呈现雷诺现象，提示预后较差。也可有声嘶。

2. 体征

主要是肺动脉高压和右心功能不全的表现，具体表现取决于病情的严重程度。

（1）肺动脉高压的表现：最常见的是肺动脉瓣区第二心音亢进及时限不等的分裂，可闻及 Graham–Steell 杂音。

（2）右心室肥厚和右心功能不全的表现：右心室肥厚严重者在胸骨左缘可触及搏动。右心衰竭时可见颈静脉怒张、三尖瓣反流杂音、右心第四心音、肝大搏动、心包积液（32% 的患者可发生）、腹水、双下肢水肿等体征。

（3）其他体征：① 20% 的患者可出现发绀；②低血压、脉压差变小及肢体末端皮温降低。

（五）辅助检查

确诊特发性肺动脉高压必须要排除各种原因引起的已知病因和相关因素所致肺动脉高压。

实验室检查需进行自身抗体的检查、肝功能与肝炎病毒标记物、HIV 抗体、甲状腺功能检查、血气分析、凝血酶原时间与活动度及心电图、X 线胸片、超声心动图、肺功能测定、肺通气灌注扫描、肺部 CT、肺动脉造影术、多导睡眠监测以除外继发性因素引起。右心导管术是唯一准确测定肺血管血流动力学状态的方法，同时进行急性血管扩张试验能够估测肺血管反应性及药物的长期疗效。另外还有胸腔镜肺活检及基因诊断等方法。

（六）诊断及鉴别诊断

不仅要确定 IPAH 诊断、明确严重程度和预后，还应对 IPAH 进行功能分级和运动耐力判断，对血管扩张药的急性反应情况等进行评价，以指导治疗。

1. 诊断

由于IPAH患者早期无特异的临床症状，诊断有时颇为困难。早期肺动脉压轻度升高时多无自觉症状，随病情进展出现运动后呼吸困难、疲乏、胸痛、昏厥、咯血、水肿等症状。本病体征主要是由于肺动脉高压，右心房、右心室肥厚进而右心衰竭引起。常见体征是颈静脉搏动，肺动脉瓣听诊区第二心音亢进、分裂，三尖瓣区反流性杂音，右心第四心音，肝大、腹水等。依靠右心导管及心血管造影检查确诊IPAH。IPAH诊断标准为肺动脉平均压在静息状态下不低于3.3 kPa（25 mmHg），在活动状态下不低于4.0 kPa（30 mmHg），而肺毛细血管压或左心房压力小于2.0 kPa（15 mmHg），心排血量正常或降低，并排除已知所有引起肺动脉压力升高的疾病。IPAH确诊依靠右心导管及心血管造影检查。心导管检查不仅可以明确诊断，而且对估计预后有很大帮助。特发性肺动脉高压是一个排除性的诊断，要想确诊，必须将可能引起肺动脉高压的病因一一排除（图3-1）。具体可参考肺动脉高压的鉴别诊断。

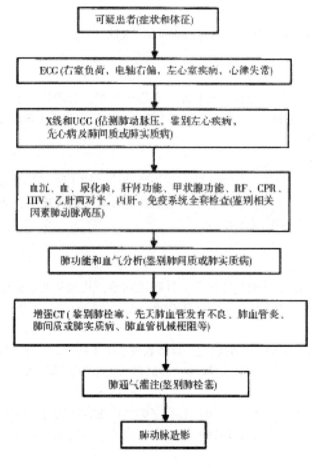

图3-1 肺动脉高压诊断流程

2. 鉴别诊断

IPAH是一个排除性的诊断，鉴别诊断很重要。主要是应与其他已知病因和相关因素所致肺动脉高压相鉴别。正确诊断IPAH必须首先熟悉可引起肺动脉高压的各种疾病的临床特点，掌握构成已知病因和相关因素所致肺动脉高压的疾病谱，熟悉肺动脉高压的病理生理，然后从病史采集、体格检查方面细致捕捉诊断线索，再合理安排实验室检查，一一排除。通过X线片、心电图、超声心动图、肺功能测定及放射性核素肺通气/灌注扫描，排除肺实质性疾病、肺静脉高压性疾病、先天性心脏病及肺栓塞。血清学检查可明确有无胶原血管性疾病及HIV感染。

3. 病情评估

（1）肺动脉高压分级（表3-6）

表3-6　WHO对肺动脉高压患者的心功能分级

分级	描述
I	日常体力活动不受限，一般体力活动不引起呼吸困难、乏力、胸痛或晕厥
II	日常体力活动轻度受限，休息时无不适，但一般体力活动会引起呼吸困难、乏力、胸痛或晕厥
III	日常体力活动明显受限，休息时无不适，但轻微体力活动就会引起呼吸困难、乏力、胸痛和晕厥
IV	不能进行体力活动，休息时就有呼吸困难和乏力，有右心衰竭表现

（2）运动耐量评价：6 min步行试验简单易行，可用于肺动脉高压患者活动能力和预后的评价。

（3）急性血管扩张试验：检测患者对血管扩张药的急性反应情况。用于指导治疗，对IPAH患者进行血管扩张试验的首要目标是筛选可能对口服钙通道阻滞药治疗有效的患者。血管扩张试验阳性标准：应用血管扩张药物后肺动脉平均压下降不低于1.3kPa（10mmHg），且肺动脉平均压绝对值不大于5.3kPa（40mmHg），心排血量不变或升高。

（七）治疗

治疗原则：由于IPAH是一种进展性疾病，目前还没有根治方法。治疗主要应针对血管收缩、血管重构、血栓形成及心功能不全等方面进行，旨在降低肺血管阻力和压力，改善心功能，增加心排血量，提高生活质量，改善症状及预后。

1. 一般治疗

（1）健康教育：包括加强IPAH的宣传教育及生活指导以增强患者战胜疾病的信心，平衡膳食，合理运动等。

（2）吸氧：氧疗可用于预防和治疗低氧血症，IPAH患者的动脉血氧饱和度宜长期维持在90%以上。但氧疗的长期效应尚需进一步研究评估。

（3）抗凝：口服抗凝药可提高IPAH患者的生存率。IPAH患者应用华法林治疗时，INR目标值为2.0～3.0。但是咯血或其他有出血倾向的患者应避免使用抗凝药。

2. 针对肺动脉高压发病机制的药物治疗

确诊为IPAH后应对其进行功能分级和急性血管反应试验，根据功能分级和急性血管反应性试验制定肺动脉高压的阶梯治疗方案。急性血管反应试验阳性且心功能 I～II 级的患者可给予口服钙通道阻滞药治疗。急性血管反应试验阴性且心功能 II 级的患者可给予磷酸二酯酶-5抑制药治疗；急性血管反应试验阴性且心功能 III 级的患者给予磷酸二酯酶-5抑制药、内皮素受体拮抗药或前列环素及其类似物；心功能 IV 级的患者应用前列环素及其类似物、磷酸二酯酶-5抑制药或内皮素受体拮抗药，必要时予以联合治疗。如病情没有改善或恶化，考虑行外科手术治疗。

（1）钙通道阻滞药：钙通道阻滞药（CCBs）可用于治疗急性血管反应试验阳性且心功能 I～II 级的IPAH患者。CCBs使肺动脉压下降，心排血量增加，肺血管阻力降低。心排血指数大于2.1 L/（min·m²）和（或）混合静脉血氧饱和度大于63%、右心房压力低于1.3 kPa（10 mmHg），而且对急性扩血管药物，试验呈明显的阳性反应的患者，在密切监控下可开始用CCBs治疗，并应逐渐增加剂量至最大可耐受量且无不良反应表现。对于不满足上述标准的患者，不推荐使用CCBs。最常用的CCBs包括地尔硫䓬、氨氯地平和长效硝苯地平。应避免选择有明显负性肌力作用的药物（如维拉帕米）。国内以应用地尔硫䓬和氨氯地平经验较多。应用CCBs需十分谨慎，从小剂量开始，逐渐摸索患者的耐受剂量，且要注意药物不良反应，主要不良反应包括低血压、急性肺水肿以及负性肌力作用。

（2）前列环素及其类似物：前列环素是很强的肺血管舒张药和血小板凝集抑制药，还具有细胞保护和抗增殖的特性。在改善肺血管重塑方面，具有减轻内皮细胞损伤和减少血栓形成等作用。目前临床应用的前列环素制剂包括吸入制剂依洛前列素、静脉用的依前列醇、皮下注射制剂曲前列环素、口服制剂贝前列环素。

依洛前列环素：依洛前列环素是一种更加稳定的前列环素类似物，可通过吸入方式给药。通过吸入方式给药不仅可充分扩张通气良好的肺血管，更好地改善通气／血流比值，而且可减少或避免全身不良反应，并发症也更少。治疗方法是每次雾化吸入 10～20 μg，每日吸入 6～9 次。主要不良反应是少数患者有呼吸道局部刺激症状等。已有大样本、随机双盲、安慰剂对照、对中心临床研究证实了依洛前列环素治疗心功能Ⅲ～Ⅳ级肺动脉高压患者的安全性和有效性。该药于 2006 年 4 月在我国上市。

其他前列环素类似物：①依前列醇：1995 年美国 FDA 已同意将该药物用于治疗 IPAH 的患者（NY-HA 心功能分级为Ⅲ和Ⅳ级），是 FDA 批准第一种用于治疗 IPAH 的前列环素药物。依前列醇半衰期短，只有 1～2 min，故需连续静脉输入。主要不良反应有头痛、潮热、恶心、腹泻。其他的慢性不良反应包括血栓栓塞、体重减轻、肢体疼痛、胃痛和水肿，但大多数症状较轻，可以耐受。依前列醇必须通过输液泵持续静脉输注需要长期置入静脉导管，临床应用有很大不便，并增加了感染机会，在治疗过程中短暂的中断也会导致肺动脉压的反弹，且往往是致命的。②曲前列环素：皮下注射制剂，其半衰期比前列环素长，为 2～4 h。常见的不良反应是用药局部疼痛。美国 FDA 已批准将曲前列环素用于治疗按 NYHA 心功能分级为Ⅱ～Ⅳ级的肺动脉高压患者。③贝前列环素：口服制剂，贝前列环素在日本已用于治疗 IPAH。口服贝前列环素将可能成为临床表现更轻的肺动脉高压患者的一种治疗选择。以上其他前列环素类似物尚未在我国上市。

（3）内皮素受体拮抗药内皮素：内皮素 -1 是强烈的血管收缩药和血管平滑肌细胞增殖的刺激药，参与了肺动脉高压的形成。在肺动脉高压患者的血浆和肺组织中 ET-1 表达水平和浓度都升高。波生坦是非选择性的 ET-A 和 ET-B 受体拮抗药，已有临床试验证实该药能改善 NYHA 心功能分级为Ⅲ和Ⅳ级的 IPAH 患者的运动能力和血流动力学指标。治疗方法是起始剂量每次 62.5 mg，每日 2 次，治疗 4 周，第 5 周加量至 125 mg，每日 2 次。用药过程应严密监测患者的肝肾功能及其他不良反应。2006 年 10 月在我国上市。选择性内皮素受体拮抗药包括西他生坦和安贝生坦，目前在国内尚未上市。

（4）磷酸二酯酶 -5 抑制药：磷酸二酯酶 -5 抑制药（phosphor diest erase inhibitors，PDEI）可抑制肺血管磷酸二酯酶 -5 对环磷酸鸟苷（cyclic guanosine monophos phate，cGMP）的降解，提高 cGMP 浓度，通过一氧化氮通路舒张肺动脉血管，降低肺动脉压力，改善重构。在国外包括美国 FDA 批准上市治疗肺动脉高压的磷酸二酯酶 -5 抑制药有西地那非。西地那非的推荐用量为每次 20～25 mg，每日 3 次，饭前 30～60 min 空腹服用。主要不良反应为头痛、面部潮红、消化不良、鼻塞、视觉异常等。

（5）一氧化氮：一氧化氮（nitric oxide，NO）由血管内皮细胞Ⅲ型一氧化氮合酶（nitric oxide synthase，NOS）分解精氨酸而生成，有舒张血管、抑制血管平滑肌增生和血小板黏附的重要生理作用。吸入一氧化氮已用于诊断性的急性肺血管扩张试验，也已用于治疗围术期的肺动脉高压，该方法治疗肺动脉高压选择性高，起效快，但应用于临床时最大缺点是不仅需要一个持续吸入的监测装置，而且吸入的一氧化氮氧化成二氧化氮还有潜在毒性。已发现通过外源给予 L- 精氨酸可促进内源性一氧化氮的生成，目前国外已出现 L- 精氨酸的片剂和针剂，临床试验研究尚在进行中。

3. 心功能不全的治疗

IPAH 可引起右心室功能不全。然而，标准的治疗充血性心力衰竭的方法对严重肺动脉高压或右心室功能不全的患者却作用有限。

利尿药是治疗合并右心衰竭 [如有外周水肿和（或）腹水]IPAH 的适应证。一般认为应用利尿药使血容量维持在接近正常水平，谨慎限制水钠摄入对 IPAH 患者的长期治疗十分重要。但利尿药应慎重使用，以避免出现电解质平衡紊乱、心律失常、血容量不足。

洋地黄治疗能使 IPAH 患者循环中的去甲肾上腺素迅速减少，心排血量增加，但长期治疗的效果尚不肯定，可用于治疗难治性右心衰竭，右心功能障碍伴发房性心律失常或者右心功能障碍并发左心室功能衰竭的患者。应用过程中需密切监测患者的血药浓度，尤其对肾功能受损的患者更应警惕。

血管紧张素转化酶抑制药和血管紧张素受体拮抗药只推荐用于右心衰竭引起左心衰竭的患者，在多数肺动脉高压右心功能衰竭者不适用。

有研究表明，重症肺动脉高压患者改善心功能和微循环的血管活性药物首选多巴胺。

4. 介入治疗

经皮球囊房间隔造口术（balloon atrial septostomy，BAS）是一种侵袭性的手术，是通过建立心房内缺损使产生心内从右到左的分流，达到减轻症状的目的。目前认为只适用于那些在接受最佳血管扩张药物治疗方案前提下仍出现发作性晕厥和（或）有严重心力衰竭的患者。可作为肺移植治疗前的一种过渡治疗。

5. 外科手术治疗

治疗肺动脉高压的新药开发及其令人乐观的初步临床结果，使得肺移植和心肺联合移植术仅在严重 IPAH 且内科治疗无效的患者中继续应用。

（八）预后

IPAH 进展迅速，若未及时诊断、积极干预，预后险恶。lPAH 是一种进行性血管病，晚期 IPAH 患者出现进行性右心功能障碍，血流动力学指标出现心排血量下降、右心房压力上升以及右心室舒张末压力升高表现，最终导致心衰和死亡。随着科学技术的发展，IPAH 患者的预后有望得到改善。

二、其他类型肺动脉高压

（一）家族性肺动脉高压

家族中有两个或两个以上成员患肺动脉高压，并除外其他引起肺动脉高压的原因时可诊断为家族性肺动脉高压（familial pulmonary arterial hypertension，FPAH）。据统计，PPH 中有 6% ~ 10% 是家族性的。目前认为多数患者与由骨形成蛋白 II 型受体（BMPR- II）基因突变有关，以常染色体显性遗传，具有外显率不完全、女性发病率高和发病年龄变异的特点，大多数基因携带者并不发病。对怀疑有 FPAH 患者，应进行基因突变的遗传学筛查。治疗方法同 IPAH。

（二）结缔组织病相关性肺动脉高压

结缔组织病是引起肺动脉高压的常见原因之一。肺动脉高压可以继发于任何一种结缔组织病，总体发生率约 2%，但是不同结缔组织病合并肺动脉高压的发生率不同，以硬皮病、混合性结缔组织病、系统性红斑狼疮多见。结缔组织病相关性肺动脉高压的发病机制尚不十分清楚，可能与肺的雷诺现象（肺血管痉挛）、自身免疫因素、肺间质病变和血栓栓塞或原位血栓有关。患者有一些特殊表现，如雷诺现象和自身抗体阳性。结缔组织病合并肺动脉高压对患者基础疾病的预后有较大影响，常常提示预后差。应定期对结缔组织病患者进行心脏超声检查。肺 CT 检查有助于明确有无肺栓塞或肺间质病变的存在。要积极治疗原发病，根据病情使用皮质激素和免疫抑制药治疗结缔组织病。前列环素类、西地那非、波生坦等药物对肺动脉高压的治疗均有一定效果。长期预后不如 IPAH 患者。由于此类患者常合并多系统病变，并使用过免疫抑制药治疗，肺移植治疗要慎重。

（三）先天性体 – 肺循环分流疾病相关性肺动脉高压

当心脏和血管在胚胎发育时出现先天畸形和缺损，会发生体肺循环分流，由于肺循环血容量增加、低氧血症、肺静脉回流受阻、肺血管收缩等因素导致肺动脉高压。疾病早中期以动力性因素为主，肺动脉高压可逆，晚期发展到肺血管结构重塑，肺动脉高压难以逆转。

各种不同体 – 肺循环分流先心病的临床表现不同，相应肺动脉高压出现的时间、轻重程度和进展速度也不同。根据病史、临床表现、心电图、胸部 X 线片和心脏超声检查，大部分患者可明确诊断，少数复杂的先心病患者需要做 CT、磁共振。心导管检查和心血管造影是评价体肺分流性肺动脉高压和血流动力学改变最准确的方法，并且也是原发疾病手术适应证选择的重要依据。早期治疗原发疾病先心病，避免肺动脉高压的发生是预防的关键。各种体 – 肺循环分流合并肺动脉高压的先心病患者，需要尽早外科手术和（或）介入治疗以防止出现肺血管结构重塑。正确地评估患者的临床情况是决定治疗选择和预后的关键，一旦出现艾森曼格综合征就不能做原发先心病的矫正手术。此外，新型肺血管扩张药物前列环素类似物、磷酸二酯酶 –5 抑制药、波生坦、一氧化氮对治疗先天性体 – 肺循环分流疾病相关性肺动脉高压有一定效果。此类患者的预后较 IPAH 好。

（四）门脉高压相关性肺动脉高压

慢性肝病和肝硬化门脉高压患者中肺动脉高压的发生率为 3%～5%。其发生机制可能是由于门脉分流使肺循环血流增加和未经肝脏代谢的血管活性物质直接进入肺循环引起血管增殖、血管收缩、原位血栓形成，从而引起肺动脉高压。超声心动图是筛查的首选无创检查，但仅肺动脉平均压力增加而肺血管阻力正常，不能诊断门脉高压相关性肺动脉高压（portopulmonary hypertension，POPH），右心导管检查是确诊的"金标准"。对于 POPH 患者行急性血管扩张试验推荐使用依洛前列环素或依前列醇。钙通道阻滞药可以使门脉高压恶化。由于 POPH 患者有出血倾向，抗凝药使用应权衡利弊。降低 POPH 肺动脉压力药物主要为前列环素类、西地那非，在肝损患者中应注意波生坦的肝毒性。POPH 预后较差。肝移植对 POPH 预后尚有争议。

（五）HIV 感染相关性肺动脉高压

HIV 感染是肺动脉高压的明确致病因素，肺动脉高压在 HIV 感染患者中的年发病率约 0.1%，至少较普通人群高 500 倍。其发生机制可能是 HIV 通过逆转录病毒导致炎症因子和生长因子释放，诱导细胞增殖和内皮细胞损伤，引起肺动脉高压。HIV 感染相关性肺动脉高压（pulmonary arterial hypertensionrelated to HIV infection，PAHRH）的病理改变和临床表现与 IPAH 相似。PAHRH 的治疗包括抗逆转录病毒治疗和对肺动脉高压的治疗。PAHRH 的预后比 IPAH 还差，HIV 感染者一旦出现肺动脉高压，肺动脉高压就成为其主要死亡原因。

（六）食欲抑制药物相关性肺动脉高压

食欲抑制药物中阿米雷司、芬氟拉明、右芬氟拉明可以明确导致肺动脉高压，苯丙胺类药物可能会导致肺动脉高压，且停药后很少逆转。食欲抑制药物引起肺动脉高压的机制可能与 5- 羟色胺通道的影响有关，血游离增高的 5- 羟色胺使肺血管收缩和肺血管平滑肌细胞增殖。食欲抑制药物相关性肺动脉高压在病理和临床与 IPAH 相似。

（七）甲状腺疾病相关性肺动脉高压

国外文献报道，IPAH 患者中各类甲状腺疾病的发病率高达 49%，其中合并甲状腺功能减退的发病率为 10%～24%，因此应对所有 IPAH 患者进行甲状腺功能指标的筛查。发病机制可能与自身免疫反应和高循环血流动力学状态导致肺血管内皮损伤及功能紊乱等因素有关。对此类患者不仅应针对甲状腺功能紊乱进行治疗，同时也应针对肺动脉高压进行治疗。

（八）肺静脉闭塞病和肺毛细血管瘤样增生症

这两种疾病是罕见的以肺动脉高压为表现的疾病，临床表现与 IPAH 相似。肺静脉闭塞病（pulmonary veno- occlusive disease，PVOD）主要影响肺毛细血管后静脉，病理表现为肺静脉内膜增厚、纤维化，严重的肺瘀血和间质性纤维化形成的小病灶是其特征性改变。PVOD 的胸部 CT 显示肺部出现磨玻璃样变，伴或不伴边界不清的结节影，叶间胸膜增厚，纵隔肺门淋巴结肿大，这些征象对于 IPAH 鉴别有特征意义。肺毛细血管瘤样增生症（pulmonary capillary hemangioma，PCH）病理表现为大量灶状增生的薄壁毛细血管浸润肺泡组织，累及胸膜、支气管和血管壁，有特征的 X 线表现是弥漫分布的网状结节影。这两种疾病的确诊很困难，需要开胸肺活检。它们的治疗与 IPAH 不同，使用扩张肺动脉的药物会加重肺动脉高压，甚至导致严重的肺水肿和死亡。这两种疾病的预后差，肺移植是唯一有效的治疗方法。

（九）左心疾病相关性肺动脉高压

各种左心疾患，如冠心病、心肌病、瓣膜病、缩窄性心包炎等会引起肺静脉压力增加，进而使肺动脉压力增高，又称肺静脉高压。肺静脉高压对呼吸功能的影响较明显，使肺的通气、换气、弥散功能下降。临床表现不仅有劳力性呼吸困难，而且有端坐呼吸和夜间阵发性呼吸困难。X 线胸片显示左心衰征象。超声心动图对原发疾病有确诊价值。治疗主要针对原发疾病，瓣膜病、心包疾病患者适时手术治疗。内科药物治疗减低心脏负荷、改善心功能。

（十）呼吸疾病和（或）缺氧相关的肺动脉高压

患有各种慢性肺疾病的患者由于长期缺氧肺血管收缩、肺血管内皮功能失衡、肺血管结构破坏（管壁增厚）、血管内微小血栓形成，以及患者的遗传因素使之易发，这些最终造成各种慢性肺疾病的患者发生肺动脉高压。慢性肺部疾病引起的肺动脉高压有一些与其他类型肺动脉高压不同的特点：肺动脉高压的程度较轻，多为轻至中度增高，间质性肺病可为中度至重度增高；肺动脉高压的发展通常缓慢；在一些特殊情况下，如活动、肺部感染加重，肺动脉压力会突然增加；基础肺疾病好转后，肺动脉高压也会明显缓解。临床表现既有基础肺疾病又有肺动脉高压的症状和体征，肺部听诊有助于判断肺疾病的严重程度。肺功能检查和血气分析提示呼吸功能障碍和呼吸衰竭的类型和程度。肺动脉高压影响慢性肺疾病患者的预后。

积极治疗基础肺疾病能够使肺动脉高压明显缓解，长程氧疗对降低肺动脉压力有益并能提高患者的生存率。新型肺血管扩张药对此类患者肺动脉高压的治疗价值有限。晚期患者可考虑肺移植。

（十一）慢性血栓栓塞性肺动脉高压

肺动脉及其分支的血栓不能溶解或反复发生血栓栓塞，血栓机化，肺动脉内膜慢性增厚，肺动脉血流受阻；未栓塞的肺血管在长期高血流量的切应力等流体力学因素的作用下，血管内皮损伤，肺血管重构；上述两方面的因素使肺血管阻力增加，导致肺动脉高压。由于非特异的症状和缺乏静脉血栓栓塞症的病史，其发生率和患病率尚无准确的数据。以往的尸检报道表明慢性血栓栓塞性肺动脉高压（chronic thrombo embolismpulmonary hypertension，CTEPH）的总发生率为1%～3%，其中急性肺栓塞幸存者的发生率为0.1%～0.5%。临床表现缺乏特异性，易漏诊和误诊。渐进性劳力性呼吸困难是最常见症状。心电图、胸部X线片、血气分析、超声心动图是初筛检查，核素肺通气灌注显像、CT肺动脉造影、右心导管和肺动脉造影可进一步明确诊断。核素肺通气灌注显像诊断亚段及以下的CTEPH有独到价值，但也可能低估血栓栓塞程度。多排螺旋CT与常规肺动脉造影相比，有较高的敏感性和特异性，但可能低估亚段及以下的CTEPH。需要同时做下肢血管超声、下肢核素静脉显像确定有无下肢深静脉血栓形成。CTEPH患者病死率很高，自然预后差，肺动脉平均压力大于5.3kPa（40mmHg），病死率为70%；肺动脉平均压力大于6.6kPa（50mmHg），病死率为90%。传统的内科治疗手段，如利尿、强心和抗凝治疗，以及新型扩张肺动脉的药物对CTEPH有一定效果。肺动脉血管内球囊扩张及支架置入术对部分CTEPH患者也有一定效果。肺动脉血栓内膜剥脱术是治疗CTEPH的重要而有效方法，术后大多数患者肺动脉压力和肺血管阻力持续下降，心排血量和右心功能提高。手术死亡率为5%～24%，对于不能做肺动脉血栓内膜剥脱术的患者，可考虑肺移植。

第四节　肺动静脉瘘

一、病因和分类

肺血管之间的异常交通可见于先天或后天获得性疾病。可表现为动脉到静脉（如甲状腺转移癌），动脉到动脉（如慢性局部缺血或感染引起的支气管动脉到肺动脉的分流）或静脉到静脉（如晚期肺气肿合并的支气管静脉到肺静脉的分流）的异常交通。肺动静脉瘘是肺动脉与肺静脉之间的直接交通，也可为先天性或后天性获得性疾病，两者临床表现和治疗原则类似。

先天性肺动静脉瘘是胚胎时期肺循环内形成的一支或多支肺动脉与肺静脉的异常交通。如皮肤、黏膜和其他器官的遗传性出血性毛细血管扩张症，称为Tendu - Osler - Weber病，为常染色体显性遗传。肺动静脉瘘与其他部位的血管瘤相似，常呈囊状扩张。主要包括两种成分，分别为内皮细胞连接的血管腔和起支持作用的结缔组织基质，也可有少量平滑肌。由于血管内压力较低，周围基质也不多，囊壁较薄，类似静脉壁。囊腔内可有血栓形成致细菌性动脉内膜炎，但不影响周围肺组织，不引起肺不张、支气管扩张或肺炎。其中三分之一为多发性，常位于肺下叶近胸膜脏层，少数发生在肺实质深处。

二、临床表现

其临床表现与肺动静脉瘘的大小、数量、对气体交换影响和有无并发症有关。大多数小的无并发症的肺动静脉瘘患者无症状，直到常规胸部X线检查或因其他疾病做胸部影像学检查时，才被发现。约一半患者主诉呼吸困难，其原因可能是大量来自肺动脉的混合静脉血未经氧合即进入了肺静脉，引起动脉血氧分压大幅度降低，刺激呼吸中枢末梢化学感受器引起。另一些常见症状是囊腔破裂出血引起的系列表现，可发生在既往无症状的患者中。症状和体征以囊腔破裂部位和出血程度而异。囊腔破向支气管时表现为咯血，囊腔破向胸膜腔则引起血胸。大量的咯血或血胸可因血容量大量丢失或影响呼吸功能引起休克、严重呼吸困难，甚至死亡。半数患者表现鼻出血，常合并遗传性出血性毛细血管扩张症。这些患者还可有上消化道出血、卒中、脑脓肿或癫痫发作等表现。30% 患者可表现为神经症状，如头痛、耳鸣、头晕、复视和感觉异常，甚至偏瘫。

体检发现主要为肺动脉动静脉瘘本身的体征和并发症的表现。1/3 患者有黏膜皮下毛细血管扩张，表现为面部、前胸、大腿红色圆形散在或集聚的血管痣性血管扩张。呼吸困难患者常有发绀和杵状指。肺动静脉瘘本身特有的体征是心脏杂音并随呼吸而变化，表现为吸气时杂音增强，呼气时减弱。这是因为流经肺动静脉瘘的肺血流吸气时增加，呼气时减少所致。这一体征在关闭声门用力吸气时（Muller 法）明显增强，用力呼气时（Valsalva 法）明显减弱甚至消失。但是偶尔可出现非典型杂音，表现为呼气增强或在心脏舒张期听到。

三、辅助检查

对诊断有重要意义的辅助检查是影像学，但较小的肺动静脉瘘胸部 X 线平片可正常。典型的肺动静脉瘘表现为圆或椭圆形、密度均匀一致周边光滑的单个或葡萄状阴影，少于 5% 的肺动静脉瘘可有钙化点。断层和 CT 或 MRI 扫描有帮助诊断瘘囊与肺门血管的关系，可见到流入和流出血管与肺门血管相连。透视可证明瘘囊的波动性质，特别在透视中做 Muller 法和 Valsalva 法时，瘘囊的波动会更加明显。对诊断困难者可进行肺血管造影，并可据其判断瘘囊的数量和大小。反复和大量咯血的患者可有红细胞减少、无咯血且有分流明显增加的患者可有低氧血症，而且不随吸纯氧相应升高。

四、诊断和鉴别诊断

当患者有气急、杵状指、红细胞增多、低氧血症难以吸纯氧纠正、局部胸壁听到连续性杂音，而且随 Muller 法和 Valsalva 法明显改变时，应怀疑本病。应及时做胸部影像学检查明确诊断。但部分支气管扩张、结核、肉芽肿疾病、孤立性肺结节或转移性肺癌影像学表现可与本病类似。杂音近心脏时，还应与先天性心脏病和心脏瓣膜病鉴别。红细胞明显增多时，应与红细胞增多症鉴别，但肺动静脉瘘白细胞和血小板计数正常，无脾大。鉴别困难时，应进行肺动脉造影以明确诊断。

五、治疗

手术是肺动静脉瘘的最有效疗法。有明显发绀、红细胞增多、咯血或病变迅速增大时应考虑手术。根据病变范围，可采取与病灶有一定距离的楔形、肺段或肺叶切除手术。同时尽可能多保留肺组织，因为附近的肺组织是正常的。然而，多达 1/3 的患者有多处病灶，术后可能复发。为提高手术根治率，术前应常规肺动脉造影，全面了解肺动静脉瘘的数量和波及范围，以便手术时彻底切除。

微信扫码
◆临床科研
◆医学前沿
◆临床资讯
◆临床笔记

第四章
消化系统疾病

第一节　腐蚀性食管炎

一、概述

　　腐蚀性食管炎（corrosive esophagitis）为摄入化学腐蚀物而引起的食管损伤，早期发生管壁组织水肿、溃疡、坏死甚至穿孔，晚期可形成管腔狭窄。致病的化学腐蚀剂品种繁多，一般可分为碱和酸两大类。腐蚀性食管炎多为意外事故，常发生于 3 岁以下小儿，各种化学腐蚀剂易被小儿误服。在成人多为企图自杀，往往吞服强酸或强碱等化学腐蚀剂而造成食管严重损伤而引起，用盛饮料或酒类的容器存放强酸、碱而不慎被误服的病例也屡见不鲜。另外，临床药物所引起的食管炎亦越来越受到关注。常见的引起腐蚀性食管炎的药物有四环素及其衍生物、抗胆碱能药、氯化钾、奎尼丁、阿司匹林及 NSAID 等，其发病机制各异。四环素及其衍生物的水溶液可直接损伤黏膜；氯化钾具有高渗性，可使与之接触的黏膜脱水；抗胆碱能药可加重胃 – 食管的反流；阿司匹林和 NSAID 破坏黏膜屏障及内源性黏膜保护机制。

　　腐蚀性食管炎的严重程度与腐蚀剂的种类、浓度和数量等密切相关。强碱能与脂肪起皂化作用并使蛋白质溶解，引起黏膜肿胀、坏死和溃疡，导致食管壁深层甚至食管周围组织和器官的损害。强酸引起食管黏膜的凝固性坏死，即刻在黏膜浅表发生凝固坏死并形成焦痂，限制了病损向深层进展，故不易损害食管壁的深层，但较易引起胃、十二指肠的损害。另外，化学腐蚀剂与食管壁接触的时间及患者的年龄、食管的功能状态也影响着病变的程度。

二、临床表现

　　服入化学腐蚀物后立即会出现口腔、咽喉及胸骨后、上腹剧烈烧灼痛，可伴吞咽疼痛、吞咽困难、流涎、恶心、呕吐等，如发生剧烈胸痛、皮下气肿、感染症状或休克，提示食管穿孔；出现上腹痛、呕血表明胃可能被涉及；剧烈腹痛可能因胃穿孔所致。损伤呼吸道者可有呼吸困难、咳嗽。严重者还可有高热、大量呕血、休克、昏迷等表现。生存者约 1 周后临床症状可渐缓解。起病后 4 ~ 6 周，因食管瘢痕形成而致吞咽困难常持续或更趋明显，也有部分患者延迟至数月后才出现吞咽困难。

　　急性期口咽部黏膜损伤的体征，可因吞服的腐蚀剂不同而有差别，如吞服硫酸可见黑色痂，硝酸为黄色痂，盐酸为灰棕色痂，醋酸呈白色痂，强碱造成黏膜明显水肿，呈红或棕色并有溃疡。但口腔的烧伤程度与食管损失程度不一定平行。

　　药物引起的食管炎也可有急性症状，如胃灼热、吞咽困难和吞咽痛等。停药或换用剂型，经一般处理后症状可在 1 周内缓解。少数患者发生呕血、黑粪。

三、实验室检查

　　当腐蚀性食管炎合并食管穿孔、出血或呼吸道感染时可见血白细胞计数升高，血红蛋白降低。

四、辅助检查

1. 放射学检查 X线检查应在急性炎症消退后，能吞服流食后方可行食管造影检查，急性期不宜做X线钡剂检查，此时食管壁水肿、痉挛，难以判断结果。如有食管瘘或穿孔，造影剂可流入呼吸道，必要时采用碘油造影。如怀疑食管穿孔，应摄立位X线胸、腹片。依据病变发展的不同阶段及损伤程度不同，X线检查可分为，轻度：早期为食管下段继发性痉挛，黏膜纹理尚正常，也可轻度增粗、扭曲、后期瘢痕、狭窄不明显；中度：食管受累长度增加，继发性痉挛显著，黏膜纹理不规则呈锯齿状或串珠状；重度：管腔明显缩小，甚至呈鼠尾状。CT对估计灼伤程度及深度的价值尚待评价。

2. 内镜检查 内镜检查是评估食管壁损伤范围及严重程度的最准确、可靠的方法，除休克或穿孔者外，应争取在发病后24h内应尽早施行，以判断病变范围，防止因狭窄而形成梗阻。但操作需倍加小心。应注意下列事项：①临床表现提示已经发生或可能发生穿孔者应禁忌检查；②检查过程中应尽量少注气；③在条件许可下，力争检查到十二指肠；④如黏膜有明显黑色、棕色、灰色溃疡，且视野不清时，避免勉强通过；⑤尽量避免翻转镜身；⑥检查过程中保证气道通畅。

根据内镜所见，可对腐蚀性食管炎的严重程度进行分级。①0级：黏膜外观正常；②1级：黏膜充血，血管扩张，上皮脱落，轻度水肿，可形成小溃疡；③2a级：黏膜发白，脆性增加，出血、糜烂、渗出、水疱，可见浅表溃疡形成；④2b级：2a所见伴散在或环壁深溃疡；⑤3级：外观呈棕黑色或灰色，多发性深溃疡和坏死组织。0级、1级和2a级黏膜可完全无痂愈合，炎症消散后不留任何后遗症。2b级和3级的患者中，约3/4因管壁很快形成肉芽组织、纤维细胞浸润、新生血管生成，在3周内即可有胶原纤维形成，收缩后引起食管狭窄。6周内重新生成上皮，长出致密纤维膜，导致管腔进一步狭窄，甚至完全阻塞或形成瘘管。3级损伤常为穿壁性，内镜下难以估计其深度，管壁发黑提示组织坏疽、即将穿孔，患者有死亡的危险，这些重度患者应在6周时复查内镜。以后则根据需要，继续定期复查，直至病变完全愈合或证实狭窄已形成为止。

药物所致食管炎在内镜下偶见特征性的不连续的黏膜溃疡，有时位于相对的管壁上，形成"对吻"溃疡，以食管生理狭窄处最为好发。

由于食管癌的发病率比正常食管要高，尤其是强碱所致而形成的食管狭窄，内镜定期的复查很有必要，并能定期扩张狭窄的食管。

五、诊断及鉴别诊断

腐蚀性食管炎一般根据其病史、症状及体征不难诊断，且常与腐蚀性胃炎并存。但在临床中应注意是否合并有食管的其他病变。对于中老年男性患者而言，还需注意与食管癌的鉴别，食管癌以吞咽困难、消瘦等为主要表现，病情呈进行性加重，X线及胃镜结合活组织检查可明确诊断。

六、治疗

1. 早期处理 立即终止与致病物质接触，停用可疑药物，并促进已吸收的毒物排出。根据毒物的性质，可考虑选择应用相应的解毒药，如强酸中毒时可采用弱碱、肥皂水、氢氧化铝凝胶、蛋清及牛奶等中和。强碱可用弱酸中和，常用稀醋、果汁等。但也有研究结果表明，采用中和疗法其疗效并不可靠，因为腐蚀性食管炎常发生于食管壁与强酸、强碱接触之瞬间，使用中和或解毒药多已为时过晚。除以上治疗外，补充血容量、预防感染及其他支持疗法亦很必要。另外，要注意避免洗胃或催吐，以防已进入胃内的化学腐蚀物再次与食管、气管接触而加重损伤。抗酸药、H_2受体阻滞药、硫糖铝、质子泵抑制药等可能有助于控制化品引起的食管炎，但确切效果有待进一步研究证实。亦有学者主张在急性期置入鼻胃管，既可以给予鼻饲营养支持，并为日后的扩张食管起到引导作用。

2. 晚期食管狭窄的治疗 多采用探条扩张，其目的是防治食管腔狭窄，一般在4～6周进行扩张，亦可采用激光、微波等方法。如若上述治疗仍不满意，则应行外科手术治疗，行食管切除和食管胃吻合，或用结肠代食管以恢复消化道的功能。

七、并发症

吞服腐蚀物质后的并发症可以分为局部和全身两类。

1. 全身并发症 服毒量较多，则有全身中毒现象，重者在数小时内或 1 ~ 2d 内死亡。

2. 局部并发症

（1）出血：在服毒后数天内可出现少量呕血，但大量出血则多为坏死组织脱落所致，常出现于 1 ~ 2 周内，严重者可致死亡。

（2）食管穿孔：一般碱性腐蚀物较酸性者更易发生食管穿孔，多在食管下端破裂至左侧胸腔，有时穿至气管，形成气管食管瘘。

（3）腐蚀性胃炎、胃穿孔和腹膜炎：以酸性腐蚀物者为多，可呈急腹症表现，病情危重。

（4）呼吸系统并发症：喉水肿、吸入性肺炎、肺脓肿等可以并发于腐蚀性食管炎急性期和瘢痕狭窄时期，尤易发于儿童患者。

（5）食管瘢痕狭窄：常为难以避免的晚期并发症，胃瘢痕狭窄也常并发于吞咽酸性腐蚀物的患者中。

八、预后

轻度腐蚀性食管炎损伤的患者可无并发症。重度患者易出现食管穿孔、出血、气管食管瘘等急性并发症，病死率高。2b 或 3 级腐蚀性食管炎患者约 70% 以上可发生食管狭窄。碱类腐蚀损伤所致食管狭窄患者发生食管鳞癌的危险性是对照人群的 1 000 倍，所以先前有腐蚀性食管炎病史的患者其症状发生变化时，应注意合并食管癌的可能。

第二节 真菌性食管炎

真菌性食管炎，即真菌侵入食管黏膜造成的食管感染。病原菌以念珠菌最为多见，其中最常见的是白色念珠菌，其次是热带念珠菌和克鲁斯念珠菌。其他少见的有放线菌、毛霉菌、组织胞浆、曲霉菌、隐球菌、芽生菌以及一些植物真菌等，这些菌是从外环境中获得的，而不是内生菌丛，其所引起的原发性食管感染仅见于严重免疫低下的患者。主要症状为咽痛、吞咽痛和咽下困难。其症状的轻重与炎症发生的缓急和程度有关。可有厌食、呕血甚至出血。婴儿常伴发口腔鹅口疮，成年念珠菌。

一、流行病学

真菌在自然界中广泛分布，在已经发现的几千种真菌中可对人类致病的不到 100 种，而感染食管者只占其中极少数。真菌作为条件致病菌常存在于人体皮肤、黏膜。35% ~ 50% 正常人及 70% 住院患者口咽部可培养出白色念珠菌，当机体抵抗力减弱或正常机体微生物丛间的拮抗作用失衡时便乘虚侵犯多系统引起深部真菌感染。食管是较常侵犯的器官，自 1956 年 Amdren 报道以来国内外文献均有不少报道，近年来由于抗生素、激素、免疫抑制药、抗肿瘤药物的广泛应用以及器官移植和慢性衰竭患者日益增多，同时也由于内镜检查的应用诊断水平的提高，因此食管真菌感染屡有报道，尤其是艾滋病、食管癌合并真菌性食管炎颇为常见，但本病的发病率尚不明了，因为许多感染而无症状的患者未做内镜检查。有症状的真菌性食管炎发病率在艾滋病、白血病、淋巴瘤（特别是化疗后）以及一些先天性免疫缺陷综合征的患者中是很高的（艾滋病约占 50%），而在一般的以胃肠病为主诉就诊患者中发病率低于 5%。在器官移植的患者中有症状的真菌性食管炎发病率相对较低，这可能是由于这些患者进行免疫抑制治疗的同时又采取了有效的措施预防真菌感染，比如念珠菌性食管炎发病率在肾移植患者中为 2.2%，心脏移植为 0，骨髓移植为 10.9%。病因：念珠菌存在于正常人体的皮肤和黏膜，当机体全身和局部抵抗力降低或大量使用广谱抗生素，使其他微生物的生长受到抑制时，念珠菌便会大量生长而致病。因此，念珠菌食管炎多见于：①肿瘤患者：尤其是晚期肿瘤，并接受放射治疗或抗肿瘤药物治疗者；②长期接受抗生素或类固醇激素治疗者；③某些慢性病：如糖尿病或再生障碍性贫血患者；④反流性食管炎：食管黏膜有明显糜烂或溃疡者；⑤艾滋病或艾滋病病毒携带者等免疫缺陷性疾病患者。

二、病因和发病机制

真菌是常存于人体皮肤、黏膜的条件致病菌，是否造成感染与其侵袭力和机体防御力有关。免疫功能低下或缺陷状态、激素或免疫抑制药治疗、长期使用广谱抗生素、慢性衰竭、糖尿病及一些内分泌疾病、肿瘤等均可增加机体对真菌的易感性，致真菌过度生长并侵犯食管等器官引起感染。食管梗阻或运动功能减弱及年老亦可能与真菌性食管炎的发病有关。真菌性食管炎的病原菌以白色念珠菌最为常见，多来自口腔。此病确切发病率尚不明了，Kodsi 等发现其内镜检出率为 7%。有报道食管癌旁增生上皮中真菌侵犯率高达 50%，而真菌性食管炎患者食管发病率（17.3%），较正常人明显增高。

三、临床表现

真菌性食管炎临床表现轻重差别很大，与发病缓急及炎症范围有关。常见症状为吞咽疼痛，吞咽不畅感或吞咽困难以及胸骨后疼痛或烧灼感，多呈慢性经过，也可呈急性发作或亚急性表现。较少见症状有庆食、恶心、呕吐、出血或高热，严重者甚至可出现穿孔或播散性念珠菌病等，病程较长者可出现营养不良。轻者可无任何症状。真菌性食管炎可伴口腔念珠菌病（即鹅口疮，婴儿多见），口腔及咽部见白色或黄色斑片附着，但并不完全一致。

四、并发症

并发症有食管狭窄、真菌团引起梗阻、上消化道出血、食管穿孔、食管 – 气管瘘、真菌扩散以及继发性细菌感染所致的败血症。

五、辅助检查

真菌性食管炎的诊断常需根据病史、临床症状及辅助检查综合得出。主要诊断措施有以下几个方面。

1. 血常规 常可发现中性粒细胞减少。

2. 血清学试验 测定已感染患者血清凝集滴度有 2/3 患者高于 1：160；用放免法和酶联法检测血清中甘露聚糖抗原（念珠菌细胞壁上的多糖）；用琼脂凝胶扩散和反向免疫电泳检测念珠菌抗体；在已感染者血清中抗原及其抗体滴度有 1/3 迅速升高。

3. X 线检查 食管 X 线钡剂造影较常用，可见食管运动紊乱、黏膜弥漫性不规则、毛糙或溃疡，因征象多种多样，无明显特异性，诊断价值相对较低。

4. 内镜 内镜检查是目前唯一具有确诊价值的方法，敏感性和特异性均高。内镜下典型征象为食管黏膜弥漫性充血水肿，表面有散在的白色或黄色厚伪膜附着，不易剥脱，大小及程度不等，其下黏膜糜烂、质脆、易出血。严重者黏膜见大片豆腐渣样污秽斑块、广泛出血、变脆、糜烂溃疡或息肉样增生，完全剥脱则呈光滑、灰色、质脆，偶见真菌性肉芽肿。Kodsi 等把内镜下真菌性食管炎表现分为四级，1 级：少数隆起白斑，直径 < 2mm，伴充血，无水肿或溃疡；2 级：多个隆起白斑，直径 >2mm，伴充血，无水肿或溃疡；3 级：融合的线状或结节样隆起斑块，伴充血和溃疡；4 级：3 级表现加黏膜易脆，有时伴管腔狭窄。

内镜下见食管黏膜附着白色斑块还可能是反流性食管炎、疱疹性食管炎、细菌性食管炎或服用硫糖铝等药物所致，需注意鉴别。真菌性食管炎的白斑附着以食管中下段较严重，但较少累及齿状线，此表现不同于反流性或其他原因所致食管炎，但若真菌性食管炎与其他食管病变合并存在时，内镜下表现可能不典型。诊断时还应注意除外与真菌性食管炎合并存在的恶性肿瘤。

5. 病原菌检查 多需在内镜下取材进行。真菌性食管炎确诊需内镜下刷检涂片见有真菌菌丝和芽孢，或活检组织病理学检查见组织有菌丝侵入。刷检阳性率显著高于活检，在溃疡底部取活检，用乌洛脱品银染法查菌丝阳性率较高。内镜检查时进行真菌培养主要用于鉴定致病菌株及药敏试验以指导治疗，培养阳性不能单独作为确诊依据。另外，血清凝集素试验大于 1：160 对确定念珠菌是否为侵入性感染有一定诊断价值。

六、诊断与鉴别诊断

主要依靠内镜检查，结合真菌检查。有上述严重的原发病、长期接受抗生素或类固醇激素治疗者及免疫缺陷患者，出现不同程度的吞咽疼痛和吞咽困难等症状，应及早行内镜检查。本病须与下列疾病相鉴别。

1. 食管静脉曲张 本病大多有肝脏病史，查体可见门脉高压体征，如脾大、腹水、腹壁静脉曲张等。无吞咽疼痛，也极少发生吞咽困难。胃镜可见食管黏膜呈灰蓝色串珠状、蚯蚓状或团块状曲张静脉。

2. 食管癌 本病多发于中老年人。临床主要表现有进行性吞咽困难、消瘦、贫血等。通过纤维胃镜检查及病理活检可确诊，可合并真菌性食管炎。

3. 其他类型食管炎 化脓性食管炎；疱疹性食管；食管结核：多数食管结核患者年龄轻，造影所见食管扩张性好，即使有狭窄通过亦较顺利，纤维内镜下食管黏膜本身为炎症浸润和溃疡，活检病理可发现干酪样肉芽肿，抗酸染色可找到抗酸杆菌。

七、治疗

抗真菌药物治疗是真菌性食管炎治疗的核心。目前临床上使用的抗真菌药物主要有氟康唑、酮康唑、制霉菌素、两性霉素 B、伊曲康唑等，国内仍以制霉菌素应用最广。治疗期间应密切注意药物不良反应，特别是肝功损害。氟康唑疗效最好，不良反应较少。还有氟胞嘧啶（5-氟胞嘧啶）和咪唑衍生物如克霉唑也可治疗念珠菌感染。前者脱氨后渗入 RNA，破坏菌体蛋白质合成，肠道吸收，不良反应小。后者使真菌细胞质溶解，抑制其生长。常规治疗，一般持续 10d，若症状未完全消失尚可延长，通常治疗后症状可迅速改善，X 线及内镜下改变 1 周左右即可完全恢复，不留后遗症。如有全身性真菌感染，可选用两性霉素 B 静注，其不良反应大，小心慎用，注意毒性反应。在治疗上尚应积极设法消除诱因，特别是合理应用抗生素和皮质激素。白色念珠菌以外的其他真菌感染或伴长期发热者应使用或加用两性霉素 B 静脉给药。另外，尽可能去除易感因素、消除诱因也很重要，如纠正营养不良、停用或改用部分药物以减少医源性因素、增强免疫力等，有助于增加疗效、防止感染扩散和复发。

真菌性食管炎后期并发食管狭窄者可试行内镜下扩张治疗，扩张无效或不宜扩张以及狭窄范围广泛者需手术治疗。

八、预防及预后

正规抗真菌治疗常可取得良好效果，但对抗生素治疗原发感染的同时继发之真菌感染，临床颇难处理，治疗效果也常不佳。故应合理地应用抗生素和类固醇激素治疗。因真菌感染所致的食管严重狭窄，外科处理时需慎重考虑。食管真菌的医源性感染在临床上并不罕见，广谱抗生素、H_2 受体拮抗药、质子泵抑制药均可破坏人体正常菌群间的生物平衡，导致真菌的过度增生及上皮感染。皮质类固醇激素以及其他免疫抑制药可引起机体免疫功能低下，导致食管和内脏的真菌感染。此外，硬皮病、贲门失弛缓症、食管癌也可因食管淤滞导致真菌的移生和感染。因此正确使用抗生素等药物是预防真菌性食管炎最有效的方法。

第三节 胃肿瘤

一、胃癌的诊疗

胃癌在癌症死亡中高居第 2 位，全球每年有超 93 万新发的胃癌病例，2002 年中国、日本和韩国报道的胃癌新发病例超过 50 万，几乎占当年全世界新发病数的 2/3。因此，对许多国家尤其是亚洲国家而言，胃癌成为严峻的卫生和社会经济负担。大多数胃癌患者得到明确诊断时已处于中晚期，其中约 60% 患者失去手术机会，即使能够手术，行扩大根治术后 5 年的生存率 <40%，总体复发率为 50% ～ 70%。虽然

随着化疗药物的开发、化疗方案不断改进及新辅助化疗、术中化疗的开展，晚期胃癌的治疗有很大进展，但行辅助化疗预后仍然很差，中位生存期（MST）仅 6～9 个月。而早期胃癌如能及时发现和得到有效的治疗，预后明显优于进展期胃癌，早期胃癌术后 5 年的生存率在 90% 以上，总体复发率在 1.5%～13.7%，复发时间为术后 1～20 年，复发病死率为 2%～4%。因此，早期胃癌的治疗非常关键。我国早期胃癌的诊断率仅 10% 左右。胃癌的发病率和病死率均居我国癌症首位，年平均病死率为 25.53/10 万，好发年龄在 50 岁以上，男女发病率之比为 2：1。近些年来，我国的胃癌诊疗水平有所提高，但发展不平衡，除少数重点研究胃癌的单位外，总体水平低于国际先进水平。

（一）病因

胃癌的确切病因不十分明确，据现有资料与下列因素有关。

1. 地域环境及饮食生活因素　胃癌的发病有明显的地域性差别，发病率在 30/10 万以上的国家有日本、俄罗斯、南非、智利等，而北美、西欧、印度则发病率低；在我国的西北与东部沿海地区胃癌的发病率比南方地区明显为高。长期食用熏烤、盐腌制食品的人群，胃远端癌的发病率高，与食品中亚硝酸盐、真菌毒素、多环芳烃化合物等致癌物或前致癌物含量高有关；与食物中缺乏新鲜蔬菜与水果也有一定关系。吸烟的胃癌发病危险比不吸烟者高 50%。

2. 幽门螺杆菌（Hp）感染　幽门螺杆菌感染也是引发胃癌的主要因素之一。我国胃癌高发区成人 Hp 感染率在 60% 以上，比低发区 13%～30% 的 Hp 感染率明显要高。幽门螺杆菌能促使硝酸盐转化为亚硝酸盐及亚硝胺而致癌；Hp 感染引起胃黏膜炎症并通过加速黏膜上皮细胞的过度增殖，导致畸变致癌；幽门螺杆菌的毒性产物 CagA、VacA 可能具有促癌作用，胃癌病人中抗 CagA 抗体检出率较一般人明显为高。控制 Hp 感染在胃癌防治中的作用已经受到高度重视。

3. 癌前病变　胃的癌前条件是指一些使胃癌发病危险性增高的良性胃疾病和病理改变。易发生胃癌的胃疾病包括胃息肉、慢性萎缩性胃炎及部分切除后的残胃，这些病变都可能伴有不同程度的慢性炎症过程、胃黏膜肠上皮化生或非典型增生，时间长久有可能转变为癌。胃息肉可分为炎性息肉、增生性息肉和腺瘤，前两者恶变可能性小，胃腺瘤的癌变率 10%～20%，直径超过 2cm 时癌变机会加大。癌前病变系指容易发生癌变的胃黏膜病理组织学改变，本身尚不具备恶性特征，是从良性上皮组织转变成癌过程中的交界性病理变化。胃黏膜上皮的异型增生属于癌前病变，根据细胞的异型程度，可分为轻、中、重三度，重度异型增生与分化较好的早期胃癌有时很难区分。

4. 遗传和基因　遗传与分子生物学研究表明，胃癌病人有血缘关系的亲属其胃癌发病率较对照组高 4 倍。许多证据表明胃癌的发生与抑癌基因 p53、APC、DCC 杂合性丢失和突变有关，分子生物学研究显示胃癌组织中癌基因 c-myc、k-ras 有明显扩增和过度表达；而胃癌的侵袭性和转移则与 CD44v 基因的异常表达密切相关。目前资料表明胃癌的癌变是一个多因素、多步骤、多阶段发展过程，涉及癌基因、抑癌基因、凋亡相关基因与转移相关基因等的改变，而基因改变的形式也是多种多样的。

（二）病理

1. 大体分型　①早期胃癌（EGC）：胃癌仅限于黏膜或黏膜下层者，不论病灶大小或者有无淋巴结转移，均为早期胃癌。②进展期胃癌：胃癌组织超出黏膜下层侵入胃壁肌层为中期胃癌；病变达浆膜下层或是超出浆膜向外浸润至邻近脏器或有转移为晚期胃癌。

中、晚期胃癌统称进展期胃癌，按照国际上采用 Borrmann 分型法分四型。Ⅰ型（结节性）：为边界清楚突入胃腔的块状癌灶；Ⅱ型（溃疡局限型）：为边界清楚并略隆起的溃疡状癌灶；Ⅲ型（溃疡浸润型）：为边界模糊不清的浸润性溃疡状癌灶；Ⅳ型（弥漫浸润型）：癌肿沿胃壁各层全周性浸润生长导致边界不清。若全胃受累胃腔缩窄、胃壁僵硬如革囊状称皮革胃，几乎都是低分化腺癌或印戒细胞癌引起，恶性程度极高。

2. 组织学分型　世界卫生组织 1979 年提出的国际分类法，将胃癌组织学分为常见的普通型与少见的特殊型。普通型有乳头状腺癌、管状腺癌、低分化腺癌、黏液腺癌、印戒细胞癌。特殊类型主要有腺鳞癌、鳞状细胞癌、类癌、未分化癌等。

（三）扩散与转移

1. 淋巴转移　是胃癌的主要转移途径，进展期胃癌的淋巴结转移率高达 70% 左右，早期胃癌也可有淋巴结转移。胃癌的淋巴结转移率和癌灶的浸润深度呈正相关。引流胃的区域淋巴结有 16 组，依据它们距胃的距离可分为 3 站。胃癌由原发部位经淋巴结网向第 1 站胃周淋巴结转移，继之癌细胞随支配胃的血管，沿血管周围淋巴结向心性转移至第 2 站，并可向更远的第 3 站淋巴结转移。胃癌的淋巴结转移通常是循序渐进，但也可发生跳跃式淋巴结转移，即第 1 站无转移而第 2 站有转移。终末期胃癌可经胸导管向左锁骨上淋巴结转移，或经肝圆韧带转移至脐部。

2. 直接浸润　贲门胃底癌易侵及食管下端，胃窦癌可向十二指肠浸润。分化差的浸润性生长的胃癌突破浆膜后，易扩散至网膜、结肠、肝、脾、胰腺等邻近器官。当胃癌组织侵及黏膜下层后，可沿组织间隙与淋巴网蔓延，扩展距离可达癌灶外 6cm，向十二指肠浸润常在距幽门 3cm 范围以内。

3. 血行转移　发生在胃癌晚期，癌细胞进入肝门静脉或体循环向身体其他部分播散，形成转移灶。常见转移的器官有肝、肺、胰、骨骼等处，以肝转移为多。

4. 腹膜种植转移　当胃癌组织浸润至浆膜外后，肿瘤细胞脱落并种植在腹膜和脏器上，形成转移结节。直肠前凹的转移癌在直肠指检可以发现。女性病人胃癌可形成卵巢转移种植，称 Krukenberg 瘤。癌细胞腹膜广泛播散时，可出现大量癌性腹水。

（四）诊断

早期诊断和根治性治疗是胃癌取得良好预后的唯一途径。胃镜的应用和普及可使早期胃癌获得诊断和手术治疗的机会，5 年生存率可达 90% 以上。由于早期胃癌无特异性症状，病人的就诊率低，加上缺乏有效便利的普查筛选手段，目前国内早期胃癌占胃癌住院病人比例还不到 10%。目前常用的胃癌检查手段归纳如下。

1. 症状与体征　早期胃癌多数病人无明显症状，少数人有恶心、呕吐或是类似溃疡病的上消化道症状，无特异性，因此早期胃癌诊断率低。疼痛与体重减轻是进展期胃癌最常见的临床症状。病人常有较为明确的上消化道症状，如上腹不适、进食后饱胀，随着病情进展上腹疼痛加重，食欲缺乏、乏力、消瘦，部分病人有恶心、呕吐。另外，根据肿瘤的部位不同，也有其特殊表现。贲门胃底癌可有胸骨后疼痛和进行性吞咽困难；幽门附近的胃癌有幽门梗阻的表现；肿瘤破坏血管后可有呕血、黑粪等消化道出血症状。腹部持续疼痛常提示肿瘤扩展超出胃壁。

大约有 10% 的病人有胃癌扩散的症状和体征，比如锁骨上淋巴结肿大、腹水、黄疸、腹部包块、直肠前凹扪及肿块等。晚期胃癌病人常可出现贫血、消瘦、营养不良甚至恶病质等表现。

2. 内镜检查　内镜检查是发现早期胃癌最有效的方法，为首选方法。直接观察病变的部位和范围，并可获取病变组织做病理学检查，是诊断胃癌的有效方法。而近年来新发展的内镜技术明显提高了诊断水平。

（1）超声内镜（EUS）目前在国外已成为术前胃癌分级的标准诊断手段，它具有内镜和超声的双重功能，扩展了内镜的诊断范围。内镜超声探头因紧贴被测胃组织，用不含气体的蒸馏水作为介质，配合高频探头，因此所得图像清晰，能较好显示肿瘤浸润深度、播散位置、与周围组织的浸润与粘连程度、淋巴结转移等，容易探及消化道旁 >5mm 的淋巴结，并在实时超声中与血管可靠地鉴别，并可测量肿瘤边缘至血管的距离。超声内镜能清晰地显示胃肠壁的 5 层结构，层次结构的改变是 EUS 下 T 分期的依据。鉴别早期胃癌和进展期胃癌的准确率可达 90%，判断癌肿对各层累及的正确率可达 70% ~ 80%。EUS 引导下细针抽吸活检可获得组织进行病理检查。据谭诗云报道，胃癌的病理活检准确率为 94%，加胃镜准确率为 100%。对胃癌侵犯深度判断准确率为 81%，淋巴结转移准确率为 73%。若与腹腔镜联合，可克服不能发现远隔转移这一缺点，还可利用腹腔镜超声检查探测第 2 站甚至第 3 站淋巴结，大大提高术前胃癌分期。但检查约有 11% 的病例因肿瘤周围炎症而发生分级偏高，又因未发现癌的微小浸润或浸润较深而分级偏低者约占 4%。淋巴结转移检出率有一定的局限性。

（2）荧光素电子内镜能发现在常规内镜下无法查出的极早期胃癌。

（3）红外线电视内镜可检查胃黏膜下血管，为胃黏膜下浸润提供有价值的信息。

另外，黏膜染色在早期胃癌诊断方面正日益受到人们的重视。亚甲蓝染色的基本原理是在正常黏膜以及覆盖有正常黏膜的病灶区域不着色，若黏膜上皮缺损致病灶暴露（如良性糜烂、表浅癌灶）染蓝紫色，溃疡面白苔或厚的癌灶染色呈蓝色。癌灶区的亚甲蓝染色较深，这与国内文献报道基本一致。胃黏膜损伤后的亚甲蓝染色，可以更清晰地显示隆起病灶的表面形状其始部形态、凹陷或平坦病灶，也能更清晰地看到溃疡边缘的黏膜形态，这不仅有助于肉眼鉴别良性与恶性，还可以使病理活检取材定位更为准确。

3. 螺旋CT与正电子发射成像（PET）检查　多排螺旋CT扫描结合三维立体重建和模拟内腔镜技术，是一种新型无创检查手段，有助于胃癌的诊断和术前临床分期。术前CT检查能同时发现肝、胰、脾等实质性器官的转移灶及腹腔内其他病变，可使术前有所准备，便于术中做相应处理。利用胃癌组织对于18F-2-D-葡萄糖（FDG）的亲和性，采用正电子发射成像技术（PET）可以判断淋巴结与远处转移病灶情况，准确性较高。

4. 通过X线钡剂检查　数字化X线胃肠造影技术的应用，使得影像分辨率和清晰度大为提高。目前仍为诊断胃癌的常用方法。常采用气钡双重造影，通过黏膜相和充盈相的观察做出诊断。早期胃癌的主要改变为黏膜相异常，进展期胃癌的形态与胃癌大体分型基本一致。

5. 超声　在胃癌的诊断中，腹部超声主要用于观察胃的邻近脏器（特别是肝、胰）受浸润及淋巴结转移的情况。

（五）治疗

胃癌的治疗主要分为手术治疗、化学治疗以及其他治疗。

1. 手术治疗　外科手术是早期胃癌的主要治疗方法。

（1）手术原则：手术的主要目的是达到切缘阴性的完全切除（R0切除），然而只有50%的患者能够在首次手术时获得R0切除。R1指显微镜下肿瘤残留（切缘阳性）；R2是指有肉眼肿瘤残留（切缘阳性）但无远处病灶。远端胃癌首选胃次全切除。这种手术治疗结局与全胃切除术相似，但并发症显著减少。近端胃切除术和全胃切除术均适用于近端胃癌，但术后通常发生营养障碍。手术前应使用CT进行临床分期以评估病变范围。推荐用于近、远端切缘距肿瘤组织4cm或以上，我国则推荐5cm或以上；NCCN指南推荐对T_{1b}～T_3肿瘤进行远端胃切除、胃次全切除或全胃切除。应尽量避免进行常规或预防性脾切除。在一项随机临床研究中，接受全胃切除术联合脾切除术的患者其术后死亡率和并发症发生率略有升高，生存临界获益但未达统计学差异。对于进行全胃切除术的近端胃癌患者，这项研究结果不支持通过预防性脾切除来去除肉眼阴性的脾周淋巴结。

（2）淋巴结清扫范围：D0切除指第1站未全部清除者。D1切除是指将受累的近端胃、远端胃或全胃切除（远端或全胃切除），并包括大、小网膜淋巴结。D2切除还要求切除网膜囊与横结肠系膜前叶，同时要彻底清扫相应的动脉旁淋巴结。D2切除需要手术者接受过相当程度的训练并拥有相应的专业技能。在东亚，胃切除术联合D2淋巴结清扫术是可根治性胃癌的标准治疗方法。日本研究者经常强调淋巴结扩大清扫（D2或更大范围）的价值；然而，西方研究者发现，淋巴结扩大清扫与D1切除相比并没有生存优势。

（3）适应证：①经胃镜和钡剂检查后确诊为胃癌者。②临床检查锁骨上无肿大淋巴结，无腹水征，直肠指诊直肠膀胱（子宫）窝未触及肿物者。③无严重心、肺、肝、肾功能不全，血清蛋白在3.5g/L以上者。④术前CT检查无肝或肺部等远处转移者。⑤剖腹手术探查未发现肝转移，无腹膜弥漫性种植转移，肿瘤未侵犯及胰腺、肠系膜上动脉，无腹主动脉旁淋巴结转移者。

（4）术后注意：①同术期营养支持，围术期合理的营养支持可有效地改善胃癌患者的营养状况，提高机体免疫力，降低手术后并发症的发生率和病死率，提高患者的生活质量，直接改善预后。胃癌患者营养支持方式分为肠内营养（EN）和肠外营养（PN）支持两种：目前认为，只要患者胃肠道功能完整或只有部分胃肠功能，能源物质供给的最佳途径是胃肠道。从而避免了传统的持久的PN给患者带来严重的并发症，如脂肪肝、高血糖、高血脂、代谢性疾病和感染。EN能维护肠道屏障功能，增加肝门静脉血流量，且合乎生理，促进胃肠功能的恢复。胃肠道对食物的机械与化学刺激存在整体调节机制，在喂养开始数分钟整个肠道的血流量明显增加，可促进肠道蠕动及黏膜生长，使肠道功能快速恢复。EN可提供给肠黏膜免疫细胞足够的营养基质，有助于维持肠黏膜免疫功能和全身免疫功能。早期EN可能经此途径提高机体免疫力。胃癌行全胃切除术后早期给予肠内营养，能明显改善患者的营养状态，促进肠道功能恢复，提高机体免疫力，较肠外营养更经济、安全，是一种值得推荐的临床营养支持方法。②主要并发症，吻合口瘘、切口感染、腹腔内残留感染为胃癌根治术常见并发症。

2. 内镜下黏膜切除术　内镜下黏膜切除术是胃癌微创手术的巨大进步，已用于治疗早期胃癌。内镜下黏膜切除术治疗早期胃癌的大部分经验来自胃癌发病率较高并能进行有效筛查的国家。内镜下黏膜切除术的适应证包括肿瘤组织分化良好或中度分化，<30mm，无溃疡，并且无浸润证据。由于缺乏长期的随访和生存数据，因此不建议在临床试验以外常规使用内镜技术，其应用也应仅限于在具有丰富经验的医学中心进行。在采用内镜下切除或局部胃切除（楔形切除）时，选择合适的患者尤为重要。早期胃癌发生淋巴结转移的可能性与肿瘤因素相关，并随肿瘤体积增大、侵犯黏膜下层、肿瘤分化不良和淋巴管及血管浸润而增加。应根据淋巴结转移的风险选择手术方式。内镜黏膜下剥离术是在内镜下黏膜切除术基础上发展而来的一种技术，在侵犯黏膜层和部分侵犯黏膜下层的早期胃癌中应用逐渐增多。术前准确分期和术后精确的病理检查至关重要。

3. 腹腔镜切除术　腹腔镜切除术是新近出现的一种外科手术方法，对于胃癌患者，它比其他开腹手术有更多重要的优势，如术中出血少，术后疼痛轻，恢复快，肠道功能恢复早以及患者住院时间缩短。进一步确定腹腔镜切除术在胃癌治疗中的地位尚需更大规模的随机临床研究。

4. 化疗治疗　用于根治性手术的术前、术中和术后，延长生存期。晚期胃癌病人采用适量化疗，能减缓肿瘤的发展速度，改善症状，有一定的近期效果。早期胃癌根治术后原则上不必辅助化疗，有下列情况者应行辅助化疗：①病理类型恶性程度高，癌灶面积 >5cm^2；②多发癌灶；③年龄 <40 岁。

（1）新辅助化疗：自从引入新辅助化疗的理念后，其中一部分患者的预后得到了改善。新辅助化疗有几项优点。首先，新辅助化疗被认为对晚期 T 和 N 分期的患者有效，因为这有可能使肿瘤降级，提高切除率。其次，局部晚期胃癌患者可能有远处的微小转移，若首先采用外科手术策略，往往有几周的时间使转移灶得不到及时处理从而影响术后治疗，术前化疗可改善这种状况。最后，新辅助化疗可能改善患者化疗耐受性。因为术后辅助化疗往往因为术后消耗及并发症等导致不良反应重或不能完成化疗。另外，新辅助化疗可以判断患者对药物的反应性，从而有利于术后治疗方案的选择。Cunningham 等在 2005 年 ASCO 报道了 MAGIC 试验结果并于 2006 年在《新英格兰医学杂志》发表。该试验是设计严格的Ⅲ期随机、对照临床研究，由英国医学研究委员会主持进行。503 例患者随机分为两组，一组进行围术期化疗 [ECF（表柔比星、顺铂和氟尿嘧啶）术前和术后化疗] 和手术，另一组单用手术治疗。每组患者中，74% 为胃癌，14% 为低位食管癌，11% 为胃食管结合部癌。围术期化疗组中 T_1 和 T_2 期患者比例较高，为 51.7%，而单独手术组为 36.8%。围术期化疗组患者的 5 年生存率为 36%，单独手术组为 23%。以 ECF 方案进行围术期化疗可以显著改善可切除的胃癌和低位食管腺癌患者的无进展生存和总生存。这项研究奠定了围术期化疗在可切除胃癌患者中的标准治疗地位。表明了新辅助化疗在胃癌治疗中的地位。新辅助化疗目的在于提高切除率，力求根治，因此在化疗方案上多采用两药或三药联合，剂量强度应足够。目前各种方案的新辅助化疗的临床试验正在不断进行，我们期待更理想的结果。

（2）术后化疗：对于术前进行了新辅助化疗的患者，术后推荐按照 MAGIC 研究流程仍然进行 3 个周期辅助化疗。但对于术前未接受 ECF 或其改良方案新辅助化疗的患者，术后是否应该接受辅助化疗，则长期存在争议。2008 年公布了两项荟萃分析，纳入的临床随机试验以及病例数分别为 15 项、3212 例和 23 项、4919 例。结果显示，与单独手术相比，术后进行辅助化疗的 3 年生存率、无进展生存期和复发率均有改善趋势。2009 年最新公布的一项纳入 12 项随机临床研究的关于胃癌 D1 以上根治术后辅助化疗的荟萃分析结果显示，术后辅助化疗较单独手术可降低 22% 的死亡风险，由于该分析中仅 4 项为日本研究，其余 8 项均为欧洲研究，纳入标准严格，除外仅含 T_1 期患者和进行 D0 手术的研究，与目前临床实践相符，结果较为可信，更具有指导意义。因此，对于术前未接受 ECF 或其改良方案新辅助化疗的Ⅱ期 /Ⅲ期患者，中国专家组认为术后仍应接受辅助化疗。但由于各项术后辅助化疗的荟萃研究所纳入的辅助化疗方案繁杂，目前尚不清楚术后的标准辅助化疗方案。可参照 MAGIC 研究选择在晚期胃癌中安全有效的方案，如 ECF 方案、改良 ECF 方案、氟尿嘧啶类 ± 铂类。S-1 是替加氟（氟尿嘧啶的前体药物）、5- 氟 -2，4- 二羟基吡啶（CDHP 和氧嗪酸的复合物，是一种新型口服氟尿嘧啶类药物）。日本一项大型随机Ⅲ期临床试验（ACTS-GC）评价了扩大淋巴结清扫（D2 切除）的胃癌切除（R0 切除）术后用 S-1 进行辅助化疗治疗Ⅱ期（剔除T_1期）或Ⅲ期胃癌的效果。1059例患者随机接受手术及术后 S-1 辅助化疗或单纯手术治疗。S-1 治疗组的 3 年总生存率为 80.1%，单纯手术组为 70.1%。S-1 组的死亡风险比为 0.68，这是首次在临床研究中显示术后辅助化疗对 D2 切除术后的日本患者存在优势。但目前为止，胃癌的化疗并没有一个"金标准"。随着一些新药物的面市，胃癌术后的化疗标准有待于进一步临床研究。

（3）晚期胃癌的化疗治疗：晚期胃癌是指不可切除和术后复发的胃癌，包括确诊时就局部晚期不可切除（占全部胃癌的 30%）、确诊时已经转移的胃癌（占全部胃癌的 30%）以及术后复发的胃癌（胃癌术后有 60% 复发率），因而接近 80% 的患者最终会发展为晚期胃癌。几项早期的临床研究表明，晚期胃癌如果不化疗，中位生存期只有 3 ~ 4 个月；而化疗后可达 1 年，且化疗可提高生活质量。但总体来说晚期胃癌预后仍差。晚期胃癌的化疗始于 20 世纪 60 年代，单药有效的药物包括氟尿嘧啶、顺铂、蒽环类药物（阿霉素及表柔比星）、丝裂霉素 C 和依托泊苷等。这些药物的单药有效率低，疗效不佳。为提高晚期胃癌疗效，学者们多采用 2 种或 3 种药物联合进行化疗。近年来，随着紫杉类药物多烯他赛、伊立替康、奥沙利铂、口服氟尿嘧啶类药（S-1 和 UFT）以及靶向药物的出现，不断研究得到新的联合方案，晚期胃癌患者的预后和生存有望改善。转移性晚期胃癌的化疗主要是姑息化疗，以改善生活质量和延长生存为主，化疗剂量强度不宜太强，以避免严重的不良反应。进展期胃癌的化疗效果至今不能令人满意。老一代化疗方案对 20% ~ 40% 的晚期胃癌患者有效，且维持时间短，中位生存时间不超过 7 ~ 10 个月。联合多西紫杉醇、伊立替康、奥沙利铂、紫杉醇、卡培他滨或 S-1 等药物的研究结果较前改善，中位生存期可达 1 年。从现有的Ⅲ期临床试验研究结果可以看出，一些新联合方案如含多西紫杉醇的 DCF 方案、含奥沙利铂的 EOX 和 FLO 方案、含卡培他滨的 EOX 和顺铂＋希罗达方案、含伊立替康的 ILF 方案、含 S-1 的 S-1 ＋ DDP 方案可以作为一线治疗晚期胃癌的新的参考方案。目前还没有上述方案之间两两比较的试验结果，新的研究需要不断进行，特别是联合靶向药物的治疗值得期待。然而，即使采用上述的新药联合方案或结合靶向药物，胃癌生存的改善也很有限，而且经济成本较大。考虑到中国的国情，我们应该遵循肿瘤治疗成本与效果并重的原则，有时在疗效和不良反应相当的情况下，也可选择经济的方案。另外，由于晚期胃癌的预后仍不理想，我们鼓励患者参加设计良好的临床试验，以探索新的治疗。也期待将来的试验能够结合胃癌生物学的预后和预测因素，从而能够为每个患者选择最优的方案，实行个体化治疗，提高疗效。

（4）靶向药物：靶向药物是近年研究热点之一。由于胃癌化疗药物的有限作用，许多学者期望联合靶向药物以获得进一步疗效。目前，已在肺癌中取得疗效的小分子表皮生长因子受体（EGFR）酪氨酸激酶抑制药吉非替尼、埃罗替尼和在肠癌化疗中取得疗效的抗 EGFR 的西妥昔单抗、抗血管内皮生长因子（VEGF）受体的贝伐单抗以及在乳腺癌化疗中取得疗效的抗 HER-2 的单抗、赫赛汀等均已应用到胃癌的研究。

（5）腹腔灌洗治疗：由于手术时癌细胞脱落或手术切断血管、淋巴管，其内的癌栓随血液、淋巴液入腹腔，也可致腹腔内种植转移。加上手术造成的膜缺损及术后机体免疫功能低下，为腹腔内少量游离癌细胞种植和增殖创造了条件，导致术后腹腔内复发和转移。腹腔内游离癌细胞及小转移灶不可能通过手术来预防或消除，化疗药物直接注入腹腔后，腹腔内脏器所接触的药物浓度明显高于血浆，而且腹腔灌注化疗使腹腔中高浓度的抗癌药物经腹膜吸收，经肝门静脉系统和腹膜后淋巴系统入血，这种途径与胃癌转移途径一致，因此腹腔化疗不但能杀灭散落在腹腔中癌细胞，而且能杀灭肝及淋巴系统中转移的微小病灶，减少肝转移机会。另一方面，腹膜对药物的廓清力相对缓慢，使癌细胞能较长时间地接触高浓度的抗癌药物，提高了对癌细胞的直接杀伤作用。肿瘤组织大多血供差（仅为正常组织的 2% ~ 5%），散热困难，同样的温热条件下，肿瘤部位温度较高，受温热损伤重，43℃为肿瘤细胞的最低死亡温度。同时，温热可增强机体抗癌抗体溶解肿瘤细胞的作用。氟尿嘧啶和卡铂是目前公认的治疗消化道癌的有效药物。采用这两种药物温热的杀肿瘤效能以及腹膜腔内药代动力学优势设计的术中置管、术后早期持续性腹腔内热化疗方法，无论是不良反应、预后还是二三年生存率，都明显优于术后全身化疗者，并且技术简单，患者痛苦较小。总之，胃癌术后采取腹腔温热灌注化疗不仅不良反应小，肝转移和腹水发生率低，无腹部并发症发生；而且可增强杀瘤效应，又无严重全身性不良反应，且近期疗效明显，操作简单且较安全，作为治疗进展期胃癌的一种辅助治疗方法，值得在基层医院推广应用。

5. 其他治疗　包括放疗、热疗、免疫治疗、中医中药治疗等。胃癌的免疫治疗包括非特异性生物反应调节如卡介苗、短小棒状杆菌等；细胞因子如白介素、干扰素、肿瘤坏死因子等；以及过继性免疫治疗如淋巴细胞激活后杀伤细胞、肿瘤浸润淋巴细胞等的临床应用。基因治疗目前尚在探索阶段，自杀基因与抗血管形成基因是研究较多的基因治疗方法，可能在将来胃癌的治疗中发挥作用。

（六）预后

胃癌的预后与胃癌的病理分期、部位、组织类型、生物学行为以及治疗措施有关。早期胃癌远比进展期胃癌预后要好。根据大宗报告，施行规范治疗Ⅰ期胃癌的 5 年生存率为 82% ~ 95%，Ⅱ期为 55%，Ⅲ期为 15% ~ 30%，Ⅳ期仅 2%。肿瘤体积小、未侵及浆膜、无淋巴结转移，可行根治性手术者预后较好。贲门癌于胃上 1/3 的近端胃癌比胃体及胃远端癌的预后要差。当前，我国早期胃癌诊断率很低，影响预后。提高早期诊断率将显著改善胃癌的 5 年生存率。

（七）诊疗风险防范

胃癌早期症状多不典型，临床医生应详细询问病史，仔细检体，应用现有的检查设备，科学有机地结合，做到早期诊断，不漏诊。针对性地鉴别诊断内容，做到重点检查，不能马虎。治疗上选择以手术为主的综合治疗模式，手术做到周密计划，争取达到治疗目的，联合新辅助化疗及术后化疗方案，积极争取延长术后长期生存，提高生存质量，对不能延长生存期的病人，不做无谓手术，做到手术有理有据，有章可循。

二、胃的胃肠道间质瘤

胃肠道间质瘤（GIST）是消化道最常见的间叶源性肿瘤，其中 60% ~ 70% 发生在胃，20% ~ 30% 发生在小肠，曾被认为是平滑肌肉瘤。研究表明，这类肿瘤起源于胃肠道未定向分化的间质细胞，具有 c-kit 基因突变和 KIT 蛋白（CD117）表达的生物学特征。胃的 GIST 约占胃肿瘤的 3%，可发生于各年龄段，高峰年龄 50 和 70 岁，男女发病率相近。

（一）病理

本病呈膨胀性生长，可向黏膜下或浆膜下浸润形成球形或分叶状的肿块。肿瘤可单发或多发，直径从 1 ~ 20cm 或以上不等，质地坚韧，境界清楚，表面呈结节状。瘤体生长较大可造成瘤体内出血、坏死及囊性变，并常有上消化道出血、坏死及囊性变，并在黏膜表面形成溃疡导致消化道出血。

（二）诊断

1. 症状与体征　瘤体小症状不明显，可有上腹部不适或类似溃疡病的消化道症状；瘤体较大可扪及腹部肿块，常有上消化道出血的表现。

2. 影像学检查　钡剂造影胃局部黏膜隆起，呈向腔内的类圆形充盈缺损，胃镜下可见黏膜下肿块，顶端可有中心溃疡。黏膜活检检出率低，超声内镜可以发现直径 <2cm 的胃壁肿瘤。CT、MRI 扫描有助于发现胃腔外生长的结节状肿块以及有无肿瘤转移。组织标本的免疫组化显示 CD117 和 CD34 过度表达，有助于病理学最终确诊。GIST 应视为具有恶性潜能的肿瘤，肿瘤危险程度与有无转移、是否浸润周围组织显著有关。肿瘤长径 >5cm 和核分裂数 >5 个 /50 高倍视野是判断良恶性的重要指标。

（三）治疗

首选手术治疗，手术争取彻底切除，瘤体与周围组织粘连或已穿透周围脏器时应将粘连的邻近组织切除，不必广泛清扫淋巴结。姑息性切除或切缘阳性可给予甲磺酸伊马替尼以控制术后复发，改善预后。伊马替尼能针对性地抑制 c-kit 活性，治疗进展期转移的 GIST 总有效率在 50% 左右，也可用以术前辅助治疗。完全切除的存活期明显高于不完全切除的病例。

三、胃淋巴瘤

胃是结外型淋巴瘤的好发器官，原发恶性淋巴瘤占胃恶性肿瘤的 3% ~ 5%，仅次于胃癌而居第 2 位。发病年龄以 45 ~ 60 岁居多。男性发病率较高。近年发现幽门螺杆菌感染与胃的黏膜相关淋巴样组织

（MALT）淋巴瘤发病密切相关，低度恶性胃黏膜相关淋巴瘤90%以上合并幽门螺杆菌感染。

（一）病理

90%以上的胃原发性恶性淋巴瘤为非霍奇金淋巴瘤，组织学类型以B细胞为主；大体所见黏膜肥厚、隆起或形成溃疡、胃壁节段性浸润，严重者可发生溃疡、出血、穿孔。病变可以发生在胃的各部分，但以胃体后壁和小弯侧多发。恶性淋巴瘤以淋巴转移为主。

（二）诊断

1. 症状与体征　早期症状类似一般胃病，病人可有胃纳下降、腹痛、消化道出血、体重下降、贫血等表现。部分病人上腹部可触及包块，少数病人可有不规则发热。

2. 影像学检查　X线钡剂检查可见胃窦后壁或小弯侧面积较大的浅表溃疡、胃黏膜有形似卵石样的多个不规则充盈缺损以及胃黏膜皱襞肥厚，肿块虽大仍可见蠕动通过病变处是其特征。胃镜检查可见黏膜隆起、溃疡、粗大肥厚的皱襞、黏膜下多发结节或肿块等；内镜超声除可发现胃壁增厚外，还可判断淋巴瘤浸润胃壁深度与淋巴结转移情况，结合胃镜下多部位较深取材活组织检查可显著提高诊断率。CT检查可见胃壁增厚，并了解肝脾有无侵犯、纵隔与腹腔淋巴结情况，有助于排除继发性胃淋巴瘤。

（三）治疗

早期低度恶性胃黏膜相关淋巴瘤可采用抗幽门螺杆菌治疗，清除幽门螺杆菌后，肿瘤一般在4～6个月消退。抗生素治疗无效或侵及肌层以下的病例可以选择放、化疗。手术治疗胃淋巴瘤有助于准确判断临床病理分期，病变局限的早期患者可获得根治机会。姑息性切除也可减瘤，结合术后化疗而提高疗效，改善预后。常用化疗方案为CHOP方案，胃淋巴瘤对化疗反应较好，近年有单独采用系统化疗治疗胃淋巴瘤获得较好的疗效的报告。

四、胃的良性肿瘤

胃的良性肿瘤约占全部胃肿瘤的2%。按其组织来源可分为上皮细胞和间叶组织瘤。前者常见的有胃腺瘤和腺瘤性息肉，占良性肿瘤的40%左右。外观呈息肉状，单发或多发，有一定的恶变率；胃的间叶源组织肿瘤70%为胃肠道间质瘤，其他有脂肪瘤、平滑肌瘤、纤维瘤、血管瘤、神经纤维瘤等。

胃良性肿瘤一般体积小，发展较慢，胃窦和胃体为多发部位。

（一）诊断

1. 症状与体征　①上腹不适、饱胀感或腹痛；②上消化道出血；③腹部包块，较大的良性肿瘤上腹部可扪及肿块；④位于贲门或幽门的肿瘤可引起不全梗阻等。

2. 影像学检查　X线钡剂检查、胃镜、超声及CT检查等有助于诊断。纤维胃镜检查大大提高了胃良性肿瘤的发现率，对于黏膜起源瘤活检有助确诊；黏膜下的间叶组织瘤超声胃镜更具诊断价值。

（二）治疗

手术切除是胃良性肿瘤的主要治疗方法，由于临床上难以除外恶性肿瘤，且部分良性胃肿瘤还有恶变倾向以及可能出现严重并发症，故主张确诊后积极地手术治疗，根据肿瘤的大小、部位以及有无恶变的倾向选择手术方式，小的腺瘤或腺瘤样息肉可行内镜下套切术，较大的肿瘤可行胃部分切除术、胃大部切除术等。

第四节　急性胃扩张

一、概述

急性胃扩张是指短期内由于大量气体和液体积聚，胃和十二指肠上段的高度扩张而致的一种综合征。通常为某些内外科疾病或麻醉手术的严重并发症。

二、病因学

某些器质性疾病和功能性因素均可并发急性胃扩张，常见的病因归纳为三类。

1. 外科手术　创伤、麻醉和外科手术，尤其是腹腔、盆腔手术及迷走神经切断术，均可直接刺激躯体或内脏神经，引起胃的自主神经功能失调，胃壁的反射性抑制，造成胃平滑肌弛缓，进而形成扩张。麻醉时气管插管，术后给氧和胃管鼻饲，亦可使大量气体进入胃内，形成扩张。

2. 疾病状态　胃扭转、嵌顿性食管裂孔疝以及各种原因所致的十二指肠壅积症、十二指肠肿瘤、异物等均可引起胃潴留和急性胃扩张；幽门附近的病变，如脊柱畸形、环状胰腺、胰癌等偶可压迫胃的输出道引起急性胃扩张；躯体部上石膏套后 1 ~ 2d 引起的所谓"石膏套综合征"，可能是脊柱伸展过度，十二指肠受肠系膜上动脉压迫的结果；情绪紧张、精神抑郁、营养不良均可引起自主神经功能紊乱，使胃的张力减低和排空延迟；糖尿病神经病变、抗胆碱能药物的应用；水、电解质代谢失调、严重感染（如败血症）均可影响胃的张力和胃的排空，导致急性胃扩张。

3. 各种外伤产生的应激状态　尤其是上腹部挫伤或严重复合伤，其发生与腹腔神经丛受强烈刺激有关。

4. 其他　短时间内进食过多也是偶见原因。

三、病理生理

当胃扩张到一定程度时，胃壁肌肉张力减弱，使食管与贲门、胃与十二指肠交界处形成锐角，阻碍胃内容物的排出，膨大的胃可压迫十二指肠，并将系膜及小肠挤向盆腔。因此，牵张系膜上动脉而压迫十二指肠，造成幽门远端的梗阻。唾液、胃十二指肠液和胰液、肠液的分泌亢进，均可使大量液体积聚于胃内，加重胃扩张。扩张的胃还可以机械地压迫门静脉，使血液淤滞于腹腔内脏，亦可压迫下腔静脉，使回心血量减少，最后可导致周围循环衰竭。由于大量呕吐、禁食和胃肠减压引流，可引起水和电解质紊乱。

四、临床表现

大多起病缓慢，迷走神经切断术者常于术后第 2 周开始进流质饮食后发病。主要症状有腹胀、上腹或脐周隐痛，恶心和持续性呕吐。呕吐物为浑浊的棕绿色或咖啡色液体，呕吐后症状并不减轻。随着病情的加重，全身情况进行性恶化，严重者可出现脱水、碱中毒，并表现为烦躁不安、呼吸急促、手足抽搐、血压下降和休克。突出的体征为上腹膨胀，可见毫无蠕动的胃轮廓，局部有压痛，叩诊过度回响，有振水音。脐右偏上出现局限性包块，外观隆起，触之光滑而有弹性、轻压痛，其有下边界较清，此为极度扩张的胃窦，称"巨胃窦症"，乃是急性胃扩张特有的重要体征，可为临床诊断的有力佐证。本病可因胃壁坏死发生急性胃穿孔和急性腹膜炎。

五、诊断

根据病史、体征，结合实验室检查和腹部 X 线征象，诊断一般不难。手术后发生的胃扩张常因症状不典型而与术后一般胃肠症状相混淆造成误诊。此外，应和肠梗阻、肠麻痹鉴别，肠梗阻和肠麻痹主要累及小肠，腹胀以腹中部明显，胃内不会有大量积液和积气，抽空胃内容物后患者也不会有多大好处，X 线平片可见多个阶梯状液平。

实验室检查可发现血液浓缩、低血钾、低血氯和碱中毒。立位腹部 X 线片可见左上腹巨大液平面和充满腹腔的特大胃影及左膈肌抬高。

六、治疗

暂时禁食，放置胃管持续胃肠减压，纠正脱水、电解质紊乱和酸碱代谢平衡失调。低血钾常因血浓缩而被掩盖，应予注意。病情好转 24h 后，可于胃管内注入少量液体，如无潴留，即可开始少量进食。如无好转则应手术。过度饱餐所致者，胃管难以吸出胃内容物残渣或有十二指肠梗阻及已产生并发症者亦应手术治疗。手术方式一般以简单有效为原则，如单纯胃切开减压、胃修补及胃造口术等。胃壁坏死常发生于贲门下及胃底近贲门处,由于坏死区周围炎症水肿及组织菲薄,局部组织移动性较差,对较大片坏死的病例,修补或造口是徒劳无益的,宜采用近侧胃部分切除加胃食管吻合术为妥。

七、并发症

急性胃扩张可因胃壁坏死发生急性胃穿孔和急性腹膜炎。

当胃扩张到一定程度时,胃壁肌肉张力减弱,使食管与贲门、胃与十二指肠交界处形成锐角,阻碍胃内容物的排出,膨大的胃可压迫十二指肠,并将系膜及小肠挤向盆腔。因此,牵张系膜上动脉而压迫十二指肠,造成幽门远端的梗阻,唾液、胃十二指肠液和胰液、肠液的分泌亢进,均可使大量液体积聚于胃内,加重胃扩张。扩张的胃还可以机械地压迫门静脉,使血液淤滞于腹腔内脏,亦可压迫下腔静脉,使回心血量减少,最后可导致周围循环衰竭。由于大量呕吐、禁食和胃肠减压引流,可引起水和电解质紊乱。

八、预后

近代外科在腹部大手术后多放置胃管,术后多变换体位,注意水、电解质及酸碱平衡,急性胃扩张发生率及病死率已大为降低。

微信扫码
◆ 临床科研
◆ 医学前沿
◆ 临床资讯
◆ 临床笔记

第五章
肝脏疾病

第一节　肝损伤

在腹部创伤中，肝损伤较为常见，占腹部外伤的 25%。肝脏是腹腔最大的实质性器官，质地脆而缺乏弹性，周围韧带的固定限制了它的退让余地，尽管位于右侧膈下和季肋深面，受到胸廓和膈肌保护，仍可在肋骨无损伤的情况下发生肝创伤。人自高处坠落，暴力虽未直接伤及肝脏，但仍可因惯性的反冲及应力作用，使肝脏发生严重的撕裂伤。在肝脏因病变而肿大或变性时，受外力作用更易受损伤。

肝损伤后常伴有严重的出血性休克，因胆汁漏入腹腔引起胆汁性腹膜炎和继发感染，如处理不及时或不当，后果严重。据报道其总死亡率为 10%，严重肝外伤死亡率高达 50%。因此，严重肝外伤的处理仍是一个重要课题。

一、肝外伤分类

1. 根据致伤的原因不同可将肝损伤分两大类。①开放性损伤：因锐性外力如利刃、枪弹或弹片贯穿胸腹壁而损伤肝脏。②闭合性损伤：多因钝性外力如打击、挤压、车祸、爆震或高处跌伤等原因使肝脏受到间接冲力作用而损伤。

2. 根据肝脏损伤的情况判断、治疗方法、预后及疗效的评定进行分类，目前尚无统一公认的标准。按临床所见我们将肝外伤分为下列五度：Ⅰ度为肝包膜撕裂和实质破裂深度不足 1cm；Ⅱ度为肝实质破裂深度在 1～3cm，包膜下血肿不超过 10cm 或肝周围型穿通伤；Ⅲ度为肝实质破裂深度 3cm 以上，包膜下血肿达 10cm 或更大，或为中央型穿通性伤；Ⅳ度为肝-叶损坏，或较大的中央型血肿；Ⅴ度为肝后腔静脉破裂，广泛的肝双叶损伤。

3. 根据临床需要，将下列情况定为严重肝损伤：①肝破裂有重大肝实质破坏长 10cm，深 3cm 以上。②多发性中等度破裂，有或无血肿。③星状破裂。④肝静脉和肝后腔静脉损伤。

二、病理

肝外伤的主要病理改变是肝组织破裂出血、胆汁外溢和肝组织坏死。大量出血导致循环量减少，出现不同程度的休克。呼吸动作可以加重创伤组织撕裂出血。胆汁外渗引起腹膜刺激症状和继发性胆汁性腹膜炎。大量血液和胆汁积聚于第三间隙，引起脉速、电解质紊乱，可能有代谢性酸中毒，肾功能衰竭和休克肺等。肝中央型破裂系中央的实质破裂，肝表层组织损伤不明显，因此可以形成巨大的肝内血肿，造成较广泛的肝组织坏死和创伤性胆道出血。肝包膜下血肿大小不等，有时可容纳 2 000～3 000mL 血液。

一般而言，肝右叶遭受创伤的机会较左叶高出 5～6 倍。因右肝膈面向前上方呈穹隆状，且右肝的表面积和体积均较左肝叶大，下胸及上腹部受挤压伤时，右肝呈向上的折力，下胸部肋骨骨折或前腹壁创伤时，肝右叶首当其冲。在所有的肝损伤中，右膈顶部占 38%～42%。

三、临床表现

肝损伤之临床表现取决于肝损伤的病理类型及范围。损伤程度及病理类型不同,肝外伤的临床表现也不尽一致,主要病象是腹腔内出血和腹膜刺激症状。

肝表浅裂伤出血和胆汁外渗不多,甚至无胆汁明显外渗,在短期内多能自行停止,临床上一般仅有上腹部疼痛,可随时间推移症状减轻或消失。

中心型肝挫裂伤或贯通伤,多有广泛的肝组织碎裂和肝内较大的胆管及血管断裂. 腹腔内较多的出血和胆汁,病人可有不同程度的休克、腹部剧痛、腹肌紧张、腹部压痛,同时常伴有恶心、呕吐、脉速、面色苍白等。这些症状如不处理,可随出血量的增多、胆汁外溢增加而加重。严重肝脏裂伤或合并有大血管损伤时,由于大出血,伤员往往在伤后短期内即出现严重休克及意识不清,腹壁逐渐膨隆、脉细速、呼吸困难等,如处理不及时常因失血过多而死亡。肝包膜下血肿和中心型破裂因血液和胆汁局限在肝包膜下或肝实质内,无腹肌紧张,有时可触及到右上腹局限性压痛包块,肝肿大变形。叩诊肝浊音界扩大,伤员呈进行性贫血。如血肿与胆道相通,可表现为胆道出血。如因肝包膜张力过大而突然破裂,可出现急性腹痛和内出血等症状。如血肿出现继发性感染则出现肝脓肿的临床表现。肝外伤的同时可伴有右下胸皮肤擦伤和皮下瘀血,也可能因肋骨骨折产生皮下气肿。

体格检查时,除有失血性休克外,腹部有不同程度的肌紧张、压痛和反跳痛、肝区叩击痛,以及肠鸣音减弱或消失等腹膜刺激症候群。如腹腔内有大量出血和胆汁,可有明显的移动性浊音。血液、胆汁刺激膈肌可引起呃逆和右肩牵涉痛。腹腔内大量积血时,直肠指检直肠膀胱陷窝饱满和触痛。

在注意肝外伤的同时,要注意检查其他合并伤,否则因漏诊而延误治疗,导致严重后果。

四、诊断

开放性肝损伤的诊断多无大困难。闭合性肝损伤伴有严重的腹腔内出血及腹膜刺激征,只要想到有肝损伤的可能,诊断一般也不难。程度较轻的包膜下出血有时与腹壁挫伤较难鉴别。特别当闭合性肝损伤合并有胸、腹部严重复合伤时,由于伤势重,病情复杂,往往不易确定有否肝损伤的存在。因此应结合受伤的情况、临床表现和各种必要的诊断辅助方法迅速做出判断,以便制定紧急治疗方案,避免延误病情。

1. 腹腔穿刺 腹腔穿刺是目前临床上最常采用的一种安全、有效和操作简易的诊断方法,诊断阳性率可达 90% 左右。如为闭合性损伤包膜下出血或腹腔内出血量少时,腹腔穿刺诊断可能有困难。

2. 腹腔穿刺灌洗术 Elering 和 Fischer 积极主张采用腹腔穿刺灌洗术,尤其是对少量腹腔内出血者在诊断上很有帮助。其方法是用 18 号粗针在腹直肌外侧,腹部四个象限内穿刺。如能抽出不凝固血液,即为阳性。如抽不出血液,则用细导管经穿刺针插入腹腔内,进行抽吸。如仍抽吸不出,则用无菌等渗盐水经导管注入腹腔内(每次用量按 20mL/kg 体重计算),适当摇动伤员腹部,使溶液均匀散布腹腔,2 ~ 3min 后,再将液体吸出,进行检查。若液体完全澄清为阴性。若红细胞 $>0.1 \times 10^{12}$/L,胆红素 $>2.73 \mu$ mol/L,白细胞 $>0.5 \times 10^9$/L 者为阳性,说明腹腔内出血可能。诚然,灌注法阳性,少量的腹腔内出血,仅为一种判断方法,并不是手术适应证,是否有手术适应证还需结合外伤、临床表现和其他检查的综合分析而定。

3. B 型超声波检查 对于肝包膜下血肿、中央型肝挫伤和腹腔内积血积液的诊断有较确定的价值。

4. 实验室检查 定时检查红细胞计数、血红蛋白和红细胞压积容积等。在肝损伤早期,红细胞计数、血红蛋白和红细胞压积容积可能接近正常,但随着病情的发展,腹腔内出血量增多会逐渐下降。白细胞早期即可升高,损伤后 10h 内,可升高 150% ~ 300%。血清 GPT、GOT 值在损伤后几小时即可升高,因 GPT 选择性地在肝内浓缩,损伤后大量释放出来,所以 GPT 较 GOT 更具有特殊诊断意义。

5. X 线检查 对肝损伤的诊断不如腹腔穿刺迅速、简单、直接、可靠,但有些疑难病例,如发现右下胸肋骨骨折、右侧膈肌抬高,肝脏阴影增大弯形,升结肠阴影向内侧移位,均提示肝损伤内出血的可能。

还有一些特殊的检查方法,如选择性肝动脉造影、放射性核素肝扫素、CT、MRI 等,对危重伤员不能采用,但对休克不明显、全身状况较好或损伤后有并发症者有一定帮助。如肝内血肿、膈下感染、肝组织缺血坏死、胆道出血、肝脓肿等，常需要借助这些方法做进一步的检查及病灶定位。

对某些病情复杂的伤员，高度怀疑有肝破裂时，应采取积极态度，及时施行剖腹探查。肝外伤伴合并伤者，可增加诊断上的困难，死亡率亦高。Madding报告肝钝性伤伴有合并伤者占65%，而穿通性伤者仅有5%，因钝性伤暴力较大，损伤广泛，虽然其他器官损伤的表现可掩盖肝外伤，而事实上常因其他器官损伤行剖腹探查手术时，可发现肝外伤。反之，有肝外伤者亦不能忽略其他器官的合并伤。

五、治疗

（一）复苏

肝外伤休克的发生率为15%～16%，因此严重肝外伤治疗的首要步骤是积极复苏。

1. 补液 是治疗严重肝外伤的重要措施之一，给林格乳酸盐溶液，经中心静脉或大的肢体静脉输入，因肝外伤可合并下腔静脉损伤，故输液通道以选择上肢静脉为好，由于低温不利于凝血，手术室准备温篮，使液体经升温至40℃，然后输入，待血型确定后再输入全血。

2. 输血 无疑是治疗肝外伤出血休克的重要措施，由于紧急补血量大，一般常用库血；可以引起输血有关凝血病，大量输库血是凝血机制缺陷的主要原因，成分输血或间断地给予新鲜冰血浆，监测凝血酶原时间和凝血激酶时间，使之维持在正常范围。

3. 急诊剖胸阻断降主动脉术 早在10多年前已被大力推广应用，开始用于胸部穿通伤的临危病例，逐渐扩大应用于出血性腹部外伤，严重肝外伤大量失血。此种术式对于抢救因大血管出血处于垂危状态的病例是合理的。①使有限的血容量再分配至上半身，改善心脏和脑的灌注；②减少进行性失血；③提供无血的手术野，易于显露腹部出血的血管。

尽管由于这类病例抢救的成功率低，不少人对采用这种手术持批评态度，但大多数作者经实验和临床研究，证实急诊剖胸阻断降主动脉对出血抢救手术的肯定价值和长期效果。但必须严格掌握手术适应证。

急诊剖胸阻断降主动脉的操作方法与注意事项：Elerding认为急诊室初步复苏失败，应经左侧第五肋间剖胸，于膈上暂时阻断降主动脉，直至补足血容量。必要时可分两组进行手术，一组有经验的外科医师负责腹部显露，另一组剖胸阻断降主动脉。止血后放松主动脉钳是一项临危的操作，放钳前应恢复充足的血容量，以免促发心跳骤停。但是主动脉阻断补给过多液体，将使左心室或右心室过度扩张，影响协调收缩，同时要认识到防治低温、酸中毒和凝血病，与血管修补止血同样重要。

遇外伤性血腹病例，如未行剖胸，收缩压在10.67kPa以下，可于横膈主动脉裂孔处，先触摸并压迫腹主动脉，直至血容量得到改善。

（二）手术治疗

严重的肝外伤必须施行手术治疗，抢救肝外伤的基本原则是：加强复苏；立即手术止血；清除失去活力的组织；积液、积血和胆汁的通畅引流；术后的支持处理。其核心是手术。Pachter把手术归纳为7个处理步骤：①暂时压迫外伤处以迅速止血，直至酸中毒和低血容量得到纠正。②阻断肝门三联。③指捏法显露肝损伤深部。④直视下结扎和修补损伤的血管和胆管。⑤清除失活的肝组织。⑥必要时用有活力的带蒂大网膜堵塞肝损伤死腔。⑦广泛而通畅引流。

1. 切口选择 手术切口最好能避开开放伤口，另作切口进入腹腔，以保证伤口一期愈合。一般多采用右上腹旁正中或上腹部正中切口，以便于处理右肝损伤，可作经右侧第七或第八肋间的胸腹联合切口。上腹正中切口的优点，可以直接向盆腔延长，亦可向上延长，必要时沿胸骨中线劈开胸骨，以更好地显露膈上及肝后腔静脉等。

2. 手术处理

（1）探查：开腹后首先吸尽腹腔内积血和胆汁，搜索出血来源，必要时剪开镰状韧带、三角韧带，甚至冠状韧带。在未判明肝伤口前，切忌牵拉或翻动肝脏，否则可使填压在下腔静脉或肝静脉撕裂口上的凝血块脱落或因翻动暴力撕大裂口，导致难以控制的大出血。手术时若肝创面已无出血，仍应探查裂口，因在这些裂口中可能有肝组织碎块、血凝块、深部有活动性出血或胆管的损伤，若不处理，就可能发生一些严重的术后并发症。另外裂口周围有些肝组织是否已失血供，也需将裂口敞开才能查清。发现有活动性出血，可以在吸引器帮助下寻找出血血管，钳夹或缝合止血。如视野不清，可用纱布垫压迫暂时止血或暂时迅速阻断肝门，使手术野清晰以利探查。如阻断肝门后出血仍不能停止，要考虑有肝静脉或腔静脉的损伤，且病人濒危于休克状态，应急速地阻断上腹腹主动脉（腹腔动脉平面以上）。如见有大量静脉出血应阻断下腔静脉，准备进行全肝血流阻断后血管修补或肝切除术。

（2）伤缘整齐的浅刺伤、切伤或浅裂伤：已不出血者仅放置引流即可。如有活动性出血，用单纯间断缝合或间断褥式缝合将伤口闭合止血，一般较浅的肝损伤，均能达到止血目的。

（3）深裂伤：伤口深度在3cm以上者称为深裂伤，此深度常累及Glisson氏系统管道的三级分支。单纯缝合常不能奏效，缝合后看来表面出血停止，但深部常遗有死腔，极易继发性聚积血液、胆汁，形成人为的中心型爆炸伤，术后可能并发感染和胆质血症。如果腔内有较大的血管和胆管断裂而未处理，血液经死腔进入胆道，便可在临床上发生常见的周期性胆源性消化道出血，给术后的治疗造成极大的困难。深裂伤应在暂时阻断肝门控制出血的情况下，清除失活的肝组织及凝血块，敞开伤口，在直视下将较大血管、胆管一一结扎止血，然后再将伤口对口缝合。为了消灭死腔和压迫小血管的出血，伤口内可用带蒂的大网膜松松填塞固定。我们更多推荐的是边缘缝合可用褥式或间断方式缝合，伤口敞开，不必对合，腔内放置橡皮管引流，可防止死腔的形成和减少感染发生。如直接止血困难，尤其在较大的星芒状裂伤病例，可试行阻断肝动脉，如能控制出血，则可结扎相应的肝固有动脉或其分支（左、右肝动脉），达到止血目的，再以带蒂大网膜松松填塞或将肝伤口分边缝合。

关于肝动脉结扎术，Aaron结扎肝动脉治疗肝外伤60例取得较好效果，随后Flint在540例肝外伤治疗中，采用肝动脉结扎术94例（17%），失败15例，死亡率达47%。肝动脉结扎对低血压的病例，可引起肝灌注减少，导致肝缺血，产生肝坏死或脓毒症。因此不少人并不支持肝动脉结扎术，近年来热衷此手术者已减少。但是对中心型肝破裂和深部穿通性伤，一般止血方法效果不好时，仍可考虑选用选择性肝动脉结扎术。

暂时阻断肝门（Pringle法）即阻断肝门三联来控制肝实质的大出血，在肝损伤手术处理中有很大的实用价值。阻断肝门可以作为一种寻找出血来源的方法，又可作为在控制肝实质出血下进行无血手术操作的有效措施，目前也广泛用于一般性肝切除手术。阻断肝门最简单的方法是以示指、拇指压迫，也可用导尿管、止血带或腔静脉钳。常温下，阻断肝门时间15～30min是安全的。究竟能阻断多长时间是公认安全的，目前还不清楚。有的认为其安全期可达1h以上。Feliciano治疗肝外伤30例，平均阻断肝门三联30min，其中超过1h的3例，术后肝功能提示异常，但均于几天内恢复正常，未发生肝衰竭。但值得一提的是，有不同程度肝硬化病变者，则需据情而定。

（4）隧道状贯通伤：这种损伤的处理，构成外科的特殊问题，入口或出口常位于肝脏的后面、上面或裸区。首先要显露出口、入口。小口径的枪弹损害较小，手术时出血多已停止或有少量血液、胆汁渗出。除出口处明显的失活肝组织应切除止血外，弹道内勿需清创，用吸引器吸去陈旧血块及胆汁后，如无大出血或溢胆汁即证明未伤及大血管及胆道，只需在弹道两端（出、入口）各放入引流管，充分引流，在肝周再加引流即可。如出血不止，且血管较多，应打开死腔或隧道进行直视下止血或结扎相应的血管，或行肝叶切除术。总之，隧道状贯通伤以引流为原则，不得填塞或表浅缝合，以免遗留死腔，增加术后并发症的机会。

（5）肝断裂伤或粉碎性肝挫裂伤：这种肝损伤在临床上并不少见，肝损伤后常因巨大裂口，所剩肝连接部并不多，易于作肝切除，但必须明确切除的目的是为了止血或去除失活的肝组织，切面不需经过正常的肝组织。因而常采取非典型肝叶切除术，严格地说应该称为清创切除术，即切除失活组织，止血，通畅引流。

此类肝损伤伤员，常在外伤、失血、休克的沉重打击下，机体状态差，难以承受较大手术负担，因此手术尽量避免再次大的创伤，采取克制性手术，只要能达到清创切除术的目的即可。事实上，有些肝叶切除术完全可以肝动脉结扎来代替，然后进行清创处理，包括肝桥切断去除，充分引流肝周区。

（6）肝包膜下血肿：肝包膜下小的血肿虽然可以吸收，但也有扩大或破裂出血的危险，而且如不切开，难以估计肝实质的损伤程度和范围，所以，肝包膜下血肿不论大小，均应切开。表浅者用温盐水纱布垫压迫后，渗血可止，难以压迫止血的创面，可用电凝止血，表浅出血一般效果较好；深部裂伤，可按肝深裂伤处理，首先清除失活组织，在直视下结扎止血，缝合创面或创面直接引流。

（7）中心型破裂：剖腹后可见肝脏局部凸起或一叶、一段肿大变形，常合并有包膜下血肿或无，借穿刺造影或术中 B 超证实诊断。如有死腔存在或肿大变形仍在发展、消化道出血等，应切开探查，在直视下止血，缝合血管和胆管后，以带蒂大网膜充填或敞开后置橡皮管引流。如止血困难，可行肝动脉结扎，仍不能止血时，有必要作肝切除术。

（8）肝门损伤：肝门的肝动脉、门静脉撕裂伤常发生威胁生命的大出血，切开腹膜后即有大量血液及凝血块涌出，往往在尚未弄清情况前，伤员情况已迅速恶化。在此情况下应停止一切程序性腹内操作，迅速用左手经肝下小网膜孔控制肝十二指肠韧带阻断血流，吸尽腹腔内积血后可用静脉钳、导尿管或止血带阻断，阻断时间不超过 20min，间歇 2 ~ 3min，重复阻断，加速输血，待伤员情况好转后判明损伤部位进行处理。如为肝动脉出血，可直接结扎；如为门静脉出血，尽可能予以修补，血管移植或肠系膜上静脉 – 门静脉吻合。近年来已有报道急性结扎门静脉成功的病例，成活率约 80%。一般情况下我们并不推荐此种方法。肝外胆道损伤，一般性裂伤可置"T"管引流，缝合后经"T"管注水检查其他损伤遗漏的胆管。断裂伤时可作胆肠吻合术，重建胆汁的正常排泄出路。

（9）肝静脉和肝后腔静脉撕裂伤：肝静脉和肝后腔静脉损伤可引起致命的出血，这些大静脉壁薄，且被肝组织包绕，止血和修补均很困难，肝外伤伴下腔静脉损伤的死亡率高达 60% ~ 100%。

这些大血管损伤的诊断并不困难，当阻断肝门时，若大出血仍持续不止，应考虑到腔静脉或肝静脉的创伤。为显露肝静脉和肝后腔静脉，有人在直视下钳夹肝上、下腔静脉，此法对于已处休克状态的病员不利于静脉回流，心脏充盈，可引起心律失常和停搏。也有人采用单纯腔内分流维持心脏静脉回流，但难以控制出血。近年来人们采用肝后腔静脉气囊分流术，即先用纱布填塞压迫出血处，阻断肝门，迅速游离右半结肠、十二指肠及胰头，向内侧牵拉，暴露并游离出肾静脉以上的下腔静脉，在该处置止血带，在两条止血带间纵向切开下腔静脉，将预备好的顶端有 30mL 气囊的硅化分流塑料导管沿切口向上插入下腔静脉，顶端置于膈上水平，气囊内充气或注入生理盐水 30mL 以阻断下腔静脉近心端和压迫附近破裂肝静脉，另一端置入下腔静脉内远心端，收紧止血带，至此，即阻断了全部肝血流，身体下半部的静脉血经腔静脉内的分流管回入右心。也可以经大隐——股静脉插气囊导管至肝后腔静脉，导管（24Fr）内径为 4.8mm，外径为 7.9mm，经动物实验证明，此种方法右心房排出量仅减少 30%，气囊导管法是有效的。但此类操作复杂，费时久，出血多，患者难以忍受。有人仍主张采用清创后填塞法，待患者情况稳定后，再改用腔静脉钳钳夹出血处，然后修补损伤血管。

（10）填塞止血法：采用填塞方法用于肝创面止血已有 60 多年的历史，因纱布填塞止血违反外科清创引流原则，虽可达到暂时止血目的，但因纱布容易与创面肉芽组织交织，取出时易出血，取出后遗留下来的空腔又是积液储脓的死腔。在填塞过程中及凝血变硬后可导致周围组织压迫坏死，造成胆瘘、感染及再出血等，故受到许多学者的反对。但临床上至今仍因有些难以止住的出血用纱布填塞治疗取得较满意的效果。我们提出下列情况适用填塞疗法：①肝切开或选择性肝动脉结扎后有渗血。②肝叶切除后有渗血。③广泛性肝包膜下血肿。④广泛性双叶肝损伤。⑤医生的肝手术技能水平及医院的设备条件差。

（11）肝外胆道减压引流术：严重肝损伤破裂时采用肝外胆管减压术，如胆总管"T"管引流或胆囊造瘘术，作为手术处理中的一项原则，以防止胆瘘、胆汁性腹膜炎和继发性的延迟性出血。其理由是肝组织清创时只能将主要的胆管结扎，损伤本身，术后咳嗽、呕吐或使用止痛剂如吗啡等均能引起奥狄括约肌痉挛，使胆道内压力增高，可使未结扎小胆管胆汁溢出，形成胆汁性腹膜炎、胆瘘等。同时还可以通过"T"管注水（用肠钳阻断胆管远端）检查肝创面有无遗漏未结扎的胆管，可以防止术后胆瘘或胆道出血等严重并发症。而"T"管也可作为日后了解肝胆内部情况的一个造影检查途径。特别要提及的是，肝外伤对口缝合后，最严重并发症是术后胆道出血。主要是创面较大的胆管未结扎，对口缝合后又形成死腔，血块堵塞的血管因血块液化再次出血流入死腔经过漏扎的胆管进入消化道，形成周期性出血。因此，经"T"管加压注水检查创面胆管是一种有效的方法。

（12）引流问题：肝外伤的引流问题已争论 80 多年。反对者认为凡引流者其肝周感染发生率高，肝外伤常规放置引流管是不适当的。但是在大量的临床病例中，我们发现除表浅的轻度肝外伤缝合后无明显渗血者不需放置引流外，一般重度肝破裂均需闭式引流。肝损伤放置腹腔引流是肝损伤手术处理死亡率明显降低的重要因素之一，可以减少渗出血液、胆汁在腹腔内聚积所致的感染，可以减少死腔的形成。引流管以橡皮胶管为宜。烟卷引流只能维持24h有效容易堵塞。双腔管负压过大，管壁塌陷，腹腔内组织堵塞内孔，常常效果不佳。引流管在术后3～4天无渗出物时拔出。

3. 肝损伤的术后处理　除周围性肝浅表裂伤外，肝深部裂伤、断裂伤、广泛肝挫伤而行广泛的清创切除术、肝动脉结扎术、肝叶切除术或纱布、大网膜填塞术后，都有不同程度的代谢紊乱和肝功能损伤，凝血机制也会出现不同程度的障碍。这些与创伤程度，肝切除范围，失血量多少，休克时间长短和术后并发症有直接关系。

代谢紊乱在术后5～7天内最严重，一般在3周后才基本恢复。因而术后5～7天内应积极进行护肝治疗，防止出血、休克、感染、肠麻痹和肝功能衰竭。每天给予200～250g葡萄糖，即由静脉输入10%葡萄糖液2 000mL和5%葡萄糖盐水500mL，每1 000mL液体中加入维生素C 1g，每日肌注维生素K 10～15mg和维生素 B_1 100mg。给予广谱抗生素防止感染，持续胃肠减压，减轻腹胀，密切观察引流液中有无血液、胆汁。必要时补充血浆白蛋白、血浆或鲜血，有利于肝功能恢复，注意水、电解质平衡，尤其要防止缺钾症。术后尽量避免给予有损害肝脏的药物。对有出血倾向或渗血严重伤员，除术中创面仔细止血和及时输血外，术后要给大量维生素K和止血药物，必要时可输新鲜血和纤维蛋白原，以增加凝血作用。对有肝昏迷早期症状的伤员，应给予谷氨酸钠、谷氨酸钾或精氨酸并控制蛋白的入量。肝动脉结扎及肝叶切除伤员术后要持续给氧。

第二节　肝血管瘤

肝血管瘤是肝最常见的良性肿瘤，正常人群的发病率为0.5%～0.7%，特别是近年来随着影像学技术的迅速发展，其检出率明显增加。目前对肝血管瘤确切的病理发生机制尚未明了，可能与先天性血管发育异常及后天性内分泌影响有关。肝血管瘤多见于成年人，其临床表现及治疗方法因肿瘤的部位、大小、增长速度及肝实质受累程度不同而异。

一、流行病学及组织学分型

肝血管瘤正常人群发病率0.5%～0.7%，可发生于任何年龄，30～70岁多见，平均47岁，男女比例1：3。组织学上分为硬化型血管瘤、血管内皮细胞瘤、毛细血管瘤和海绵状血管瘤（HCHs）4型，其中以海绵状血管瘤最多见。

二、诊断

（一）临床表现

小血管瘤可无临床症状，常因其他原因进行腹部影像学检查时发现。临床上肝血管瘤多见于青年妇女，有报道妊娠期或口服避孕药者血管瘤可迅速增大而出现症状，机制不明确。当瘤体直径>4cm时可牵拉肝包膜或压迫胃肠道等邻近组织器官而出现上腹隐痛、餐后饱胀、恶心呕吐等症状。因肝血管瘤多在肝外包膜下自发生长，并有自发或创伤性破裂出血的可能，一旦破裂，病死率达70%以上，因此文献中一般将直径>4cm的血管瘤称为巨大血管瘤。肝血管瘤可合并血小板减少症或低纤维蛋白原血症，即Kasabach-Merritt综合征。这与巨大血管瘤内近期血栓形成消耗了大量的凝血因子有关，为肝血管瘤的罕见并发症，多见于儿童。婴儿肝血管瘤可出现腹部包块，较大瘤体在肝内形成动静脉瘘时，可致心回心血量增加，发生充血性心力衰竭，某些病例特别是儿童还可同时有皮肤或其他内脏器官血管瘤的存在。部分肿瘤较大的病例，可出现内分泌激素水平变化，如睾酮、肾上腺皮质激素水平升高等。

（二）辅助检查

1. X线　由于肝血管瘤缺乏特异性的临床表现，诊断主要有赖于各种影像学检查的结果。

X 线平片检查在巨大肝血管瘤时显示右膈肌抬高，消化道气体受压改变，且无特异性，当肿瘤出现钙化时应考虑肝血管瘤的可能。

2. 超声检查 超声检查简单易行并且无创，是首选的影像学方法。超声可检出直径 >2cm 甚至 1cm 以下的小血管瘤。肿瘤的图像常见有高回声型、低回声型和两者混合型。高回声型血管瘤的超声诊断符合率可高达 90%，但低回声型易误诊为原发性肝癌，总的来说超声诊断符合率可达到 54.5% ~ 91.9%。血管瘤的典型超声表现为均质、强回声、边缘清楚及后壁声影增强的肝内占位，中心可出现小的低回声区。65% ~ 75% 的血管瘤呈现上述典型表现，其余病灶呈低回声、等回声、混合回声。高回声也非血管瘤的特异征象，同样见于少数血管丰富的肝细胞癌转移灶、腺瘤、灶性结节性增生等病灶。较大的血管瘤（直径 >5cm）者表现为内部高低混杂回声，边界不整，形状不一，此为瘤内有纤维性变、血栓形成或坏死所致。有时肝癌也可有类似图像，需做其他影像学检查加以鉴别。

3. CT 检查 平扫肝血管瘤表现为圆形或卵圆形低密度灶，可多发或单发。绝大多数密度均匀，边界清楚，脂肪肝内血管瘤密度较高。瘤内机化较多时呈星状或裂隙状低密度，有时瘤内可显示不定形钙化。瘤体直径 >5cm 时，肝叶有明显的变形，表现膨胀性局限性突出，边缘光滑整齐。CT 增强扫描对肝血管瘤的定性有很大的帮助，尤其在与肝癌的鉴别上。肝血管瘤的 CT 增强表现为：早期病灶边缘呈高密度强化与同层之腹主动脉一致；增强区域呈进行性向心性扩展；延迟（>5min）扫描病灶呈等密度充填，再延迟 1h 后病灶又恢复到平扫的低密度，简称为造影剂为"快进慢出"表现；肝癌 CT 增强造影为"快进快出"征象。肝转移瘤 CT 增强早期，边缘或整个病灶出现明显强化，在门静脉期造影剂基本排出，有的可有"牛眼"征，延迟扫描病灶呈低密度，很少出现等密度充填，可与肝血管瘤相鉴别。

4. MRI 检查 MRI 对肝血管瘤具有特殊的诊断意义，且不会遗漏较小的病灶。T_1 弱信号，T_2 高强度信号，是鉴别肝癌的重要指征。T_2 WI 表现为特征性的"灯泡征"样高信号，增强扫描可查及直径 >1.5cm 的血管瘤，并能提高其诊断正确率。T_2 时间的延长是成年人肝血管瘤的特征，对儿童则提示血管瘤内无血栓形成。应引起注意的是源于胃癌、肉瘤、类癌的肝内转移灶亦可呈现均匀高信号，即所谓"灯泡征"，需结合临床病史、肝血池显像、肝动脉造影和肝细针穿刺活检等加以确诊。

5. 动脉造影 肝血管瘤动脉造影是肝血管瘤最可靠的诊断方法之一。造影剂进入肝血窦后密度呈很高的染色，形似大小不等的"小棉球"或"爆米花"，瘤体巨大的则出现"树上挂果"征。动脉期很早出现，持续时间长，可达 20s 甚至更长，即"早出晚归"征。巨大血管瘤同时还显示被推移的肝动脉。

6. 放射性核素显像 核素标记红细胞肝扫描对诊断血管瘤具有高度特异性，单光子发射计算机体层扫描（SPECT）肝血流 – 血池显像方法对肝血管瘤的诊断有高度的特异性和敏感性，是诊断肝血管瘤的最佳方法。肝血管瘤胶体显像表现为放射性缺损区；静脉注入 ^{99m}Tc– RBC 显示放射性明显高于周围肝组织的血管瘤影像，这种过度填充的特点，即为肝血管瘤的特异指征，其他任何占位性病变均无此特点。

（三）分级

国内外学者根据肝血管瘤瘤体大小将其进行分级。Adam 将直径 >4cm 的血管瘤称为巨大的血管瘤，并称由于该类病人 80% 将出现并发症，因而将其列为手术指征。亦有学者指出，三级分类法较适合临床实际情况，并可作为选择处理对策的参考标准之一，即直径 <5cm 者称小血管瘤（small HCHs），直径 ≥ 5cm 者称大血管瘤（larger HCHs），直径 10cm 以上者称巨大血管瘤（giant HCHs）。

三、治疗

肝血管瘤是否需要治疗取决于患者的临床症状和严重程度以及肿瘤的生长速度和有无恶变。一般认为肝血管瘤发展缓慢，预后良好，对于无症状者大都不需要治疗。当患者存在严重的心理压力时应考虑治疗。对有明显症状、生长迅速、肿瘤 >4cm 或不能排除肝癌者，应进行治疗。肝血管瘤常用的治疗方法有手术治疗（手术切除、血管瘤捆扎术、肝动脉结扎术）、介入治疗（肝动脉栓塞或肝栓塞 + 瘤体硬化术）、激素治疗、放射治疗、射频治疗以及微波、电化学、冷冻、注射疗法等，甚或包括肝移植，治疗方法的选择应根据肿瘤的大小、部位、患者的肝功能及全身情况而定。

基于循证医学的文献及统计结果表明，手术治疗被认为是治疗肝血管瘤的首选，无论是瘤体剥除术还是肝段肝叶切除术均具有相当的疗效，但手术治疗的术中风险和肝功能损伤较大以及住院时间较长仍是其不足之处。肝动脉栓塞相对射频消融术更加安全、微创、简单易行，使其易于推广。但疗效与不良反应需更多的随机对照试验来提供更多的证据支持。

（一）适应证

1. 明确诊断的血管瘤，一旦肿瘤 ≥ 5cm、增大趋势明显、位置不好（位于肝门区、胆囊旁、尾状及近肝表面等部位）、出现症状、多发以及与肝恶性肿瘤难以鉴别等任何一种情况下，均应予以积极处理。

2. 鉴于现代治疗技术的发展及疗效的进一步确定，相对于一种良性病变来说，应当积极探索发展简易有效的微创疗法。

（二）常用治疗方法

1. 手术　有开腹与腹腔镜两种方法。有学者报道血管瘤外科治疗 20 年的经验认为手术方法可沿肿瘤分界施行血管瘤补剜除术或规则性的肝叶、半肝切除术。

（1）开腹巨大肝血管瘤切除术：手术切口根据瘤体部位和大小采取个体化切口，多采用长的右侧肋缘下切口或"人"字形切口，对于生长肝右后叶的瘤体可采用右侧第 8 肋间的胸腹联合切口。

血管瘤瘤体与正常肝组织间有明确的界线，一般可沿此界线分离，可将肿瘤剜除；分离时注意勿切破瘤体包膜，避免难以控制的出血发生。如病程较长或曾施行过经导管肝动脉化疗栓塞（TACE），分界线不清或伴有纤维增生、炎症、水肿，肝实质脆而易出血者，可行包含瘤体在内的规则性肝切除；可采用分侧肝门控制或分侧再加上全肝门控制，减少或避免出血。切除时一般可采用前径路，肝右叶巨大肿瘤特别是右后叶的巨大血管瘤有将肝后下腔静脉向前推移的倾向，甚至肿瘤一部分伸至下腔静脉后方将下腔静脉部分包绕，采用前径路可经过最短途径达到下腔静脉的前壁，便于对肝短静脉和肝右静脉的分离和处理。保持肝流出道通畅非常重要，对有损伤的主要肝静脉须妥善修复。创面处理要仔细妥善地止血，并放置腹腔引流管。

（2）腹腔镜肝血管瘤切除术：根据病变部位采用不同的体位，肝前叶和左中病变采用仰卧位，右后叶采用左侧卧位。脐部置入 30° 腹腔镜，其他操作孔位置选择以最有利于肝的游离和手术操作为原则，通常选择剑突下和右肋缘下做操作孔。

手术步骤包括肝的游离、血管的控制阻断、肝实质切开、肝断面的处理和标本取出等。具体步骤如下：①显露第一肝门，以备术中出血量大而需阻断入肝血流，预计肝切除简单时可不需此操作；②充分游离肝，用超声刀离断肝圆韧带、镰状韧带、左三角韧带、左冠状韧带，按"左规右不规"原则切除病变；③离断肝实质，切除范围距肿瘤边缘 2cm 以上，电凝钩置预切线，吸引器协助吸引及显露术野，超声刀沿预切除线逐步离断肝组织，根据显露管道用可吸收夹或钛夹闭合，最后用直线切割闭合器（Endo-GIA）切断肝左静脉；④冲洗创面，用电刀或氩气刀止血，对裸露较粗脉管可吸收夹夹闭，创面覆盖止血纱布，喷洒生物蛋白胶，于肝断面放置引流管引出体外；⑤切除标本置入标本袋内，卵圆钳钳夹取出。也可如开腹肝血管瘤切除术一样腹腔镜下沿瘤体边缘用 LigaSure 或超声刀逐渐切除瘤体。

（3）风险防范：①出血的控制。可采用第一肝门暂时阻断减少或避免出血，每次阻断时间控制在 15min 以内。②术中减少对血管的损伤，出血时及时有效地止血，术中采用超声刀或 LigaSure 解剖分离可减少术中失血量；沿瘤体与正常肝组织的界线分离，避免破坏包膜进入瘤体导致难以控制的大出血发生；也可采用 Lapdisc 辅助下肝切除术，结合手指触摸、钝性分离明确大的管道结构，先引线结扎，于结扎线间切断，减少出血。③气体栓塞，采用超声刀止血、控制好气腹压，分离血管防止损伤等。术前行 CT 血管造影明确瘤体与周围血管的关系，增加术中操作的目的性，减少意外发生，进而减少出血和气体进入血管的机会。④严格掌握手术指征，充分考虑手术的安全性、有效性和最终疗效，结合瘤体的部位、大小、患者临床表现和术中探查情况以及技术条件等综合考虑手术方式。

2. 介入治疗

（1）方法：采用 Seldinger 技术行肝动脉插管造影，先了解血管瘤的数目、大小、位置、染色特征及血供情况，再超选插管至血管瘤的供血支，将栓塞剂与血管硬化剂经肝动脉注入瘤体血窦后填充并滞留其中，达到破坏血窦内皮细胞和闭塞瘤体血窦的作用。

常用的栓塞剂有碘化油、鱼肝油酸钠、无水乙醇、平阳霉素、尿素、TH 胶、明胶微粒、真丝微粒等以及多种组合应用。

此外，栓塞治疗对于需要进行外科手术的患者，术前一定范围的肿瘤栓塞对于减少术中出血也有一定的意义。

（2）风险防范：栓塞的严重并发症如肝坏死、纤维化、胆管坏死、胆管狭窄、肝内胆汁瘤、肝脓肿、死亡，以及严重疼痛、发热等栓塞后并发症，都与肝内胆管血供特点相关——如不适当地从肝动脉注入硬化剂后将使肝内胆管毁损、同时引起左右肝管的硬化与闭塞；此外与采用强烈的血管硬化剂作为栓塞剂、肝巨大血管瘤等也密切相关。选择适当病例、采用温和缓慢的平阳霉素碘油乳剂作为栓塞剂等可避免栓塞后严重并发症的发生。目前，经肝动脉栓塞治疗在血管瘤治疗中的应用价值尚未达成共识，应慎重实施；对于巨大肝血管瘤应视为禁忌证。

3. 其他治疗方法　如射频消融术（可经皮、经腹腔镜或经开腹等），经皮注射疗法（采用无水乙醇、鱼肝油酸钠、平阳霉素、放射性核素等），经皮冷冻消融及放射治疗。这些治疗中的风险防范是避免出血、远离大血管与胆管、超声监测硬化剂避免周围组织及管道内渗漏与蔓延、注入硬化剂每次剂量不宜过大等。

第三节　肝脏感染

各种原因所致肝脏感染后，因处理不及时或处理不当而形成脓肿，称为肝脓肿。肝脓肿都是继发的，临床上有细菌性肝脓肿和阿米巴性肝脓肿。

一、细菌性肝脓肿

细菌性肝脓肿常指由化脓性细菌引起的感染，故亦称为化脓性肝脓肿。肝脏由于接受来自肝动脉和门静脉的双重供血，并通过胆道与肠道相通，故发生感染的机会很多。但由于肝脏有丰富的血液供应和网状内皮系统强大的吞噬作用，因而化脓性肝脓肿并不经常发生。

（一）病因

引起化脓性、肝脓肿的最常见菌种是大肠杆菌和葡萄球菌，混合感染次之，链球菌、产碱杆菌少见，偶有厌气菌感染。胆管源性者以及经门静脉播散者以大肠杆菌最多见，其次为厌气性链球菌。经肝动脉播散，以葡萄球菌尤其是金黄色葡萄球菌为常见。

化脓性肝脓肿是一种继发性病变。病原菌可由下列途径进入肝脏。

1. 胆道系统　这是目前最主要入侵途径，也是化脓性肝脓肿最常见的原因。胆囊炎、胆管炎、胆管结石、胆管狭窄、扩张或肿瘤阻塞、蛔虫、华支睾吸虫等所致的梗阻，化脓性炎症均可引起上行感染，形成肝脓肿。

2. 门静脉系统　坏疽性阑尾炎、痔核感染、胰腺脓肿、肠炎、脐部感染及化脓性盆腔炎等可引起门静脉炎、脱落的脓毒性栓子进入肝脏，形成肝脓肿，但由于外科诊疗技术的发展和抗生素的临床应用，这种途径的感染已大大减少。

3. 肝动脉　机体内任何部位的化脓性疾病，如急性上呼吸道感染、亚急性细菌性心内膜炎、骨髓炎和痈等，病原菌均可由肝动脉进入肝脏，因机体的抵抗力下降，细菌在肝内繁殖成多发性肝脓肿。

4. 腹内脏器感染的直接蔓延　如化脓性胆囊炎、急性胃十二指肠穿孔、膈下脓肿、肾周围脓肿等，病原菌可经淋巴系统侵袭肝脏。

5. 外伤后继发感染　尤其是开放性肝损伤时，细菌直接进入肝脏发生脓肿，闭合性损伤，肝内血肿容易导致内源性细菌感染，若有胆管断裂则感染的机会更多。

此外，如肝动脉结扎术，介入性肝动脉栓塞，肝动脉及门静脉插管进行化疗药物灌注，均可促成医源性肝组织的坏死感染。

（二）临床表现

细菌性肝脓肿表现为急性炎症过程，但临床表现常被原发疾病的症状所掩盖。由于肝脏的血运丰富，一旦发生化脓性感染后，大量毒素进入血液循环，引起全身脓毒症反应。主要表现为寒战、高热，体温在 38 ~ 40℃之间，脉率快，伴有大量出汗，肝区疼痛是因为肝被膜呈急性膨胀和炎症刺激的结果。同时由于脓毒症反应，病人有乏力，食欲不振，恶心和呕吐等症状。检查时常有肝脏肿大，肝区压痛。并发于胆道梗阻的病人，常见有黄疸。其他原因的化脓性肝脓肿，一旦出现黄疸，表示病情严重，预后不良。

（三）诊断

在急性肠道或胆道感染的病例中，突然发生寒战、高热、肝区疼痛以及肝区压痛和叩击痛，应想到有肝脓肿的可能，需进一步检查。

实验室检查，白细胞明显升高，有左移现象或毒性颗粒出现。谷丙转氨酶、碱性磷酸酶升高。肝功能也可出现异常。

X 线检查可见肝脏阴影增大，右侧膈肌升高，活动受限，肋膈角模糊或胸腔有少量积液。B 超检查在临床上有重要的诊断价值，常可明确肝脓肿的大小、部位，单发还是多发，结合临床表现常是诊断肝脓肿的重要依据。当然还有 CT、磁共振等，但均不及 B 超简单、方便、安全和非介入性，并不给病人带来痛苦。细菌性肝脓肿应与阿米巴肝脓肿、肝癌、右膈下脓肿等相鉴别。结合病史、体征、临床表现和各种检查，鉴别一般并不困难。

（四）治疗

细菌性肝脓肿为一继发性疾病，如能早期确诊，早期治疗原发病灶和加强术后处理，这种疾病是可以预防的。早期肝脏感染，能及时给予大量抗生素，加强支持疗法，及时治疗原发病灶，常可防止肝脓肿形成。

1. 一般治疗　对于急性期肝脏感染，脓肿尚未形成或多发性小脓肿，宜采取非手术疗法，即积极治疗原发病灶，同时使用大量抗生素和全身支持疗法，控制感染，积极补液，纠正水、电解质紊乱，给予多量维生素，多次小量输血、血浆纠正低蛋白血症，改善肝功能，增强机体抵抗力。

2. 手术治疗　脓肿切开引流是治疗脓肿的基本原则，如果脓肿形成，在一般治疗的同时，应积极进行脓肿切开引流术，常用的手术途径有以下几种。

（1）经腹腔切开引流：此种方法最常用，引流充分而有效，同时还可以探查原发的病灶进行处理。对化脓性胆管炎病人，同时可做胆总管引流。

（2）腹膜外脓肿切开引流。位于肝右叶的前侧和左外叶肝脓肿，与前腹膜发生紧密粘连，可采取前侧腹膜外进路引流脓液，可减少对腹腔的污染。

（3）后侧脓肿切开引流：位于肝右叶膈顶部或后侧的脓肿，可采用后侧腹膜外脓肿切开引流。病人取左侧卧位，左侧腰部垫一沙袋。沿右侧第十二肋骨稍偏外侧做一切口，切除一段肋骨，在第一腰椎棘突水平的肋骨床区作一横切口，显露膈肌，用手指沿肾后脂肪囊向上分离，显示肾上极与肝下面的腹膜后间隙直达脓肿。用穿刺针沿手指方向刺入脓腔，抽得脓液后，用血管钳顺穿刺方向插入脓腔，排尽脓液，再用手指扩大引流，冲洗后，置入双腔负压引流管，再缝合伤口。

对于慢性壁厚的肝脓肿，引流后脓壁不塌陷，长期留有死腔者；肝内一叶一段胆管结石反复感染，肝组织已严重毁损无功能者，可考虑作肝叶切除术。

二、阿米巴性肝脓肿

阿米巴性肝脓肿是肠阿米巴病最多见的并发症。其主要并发症为不规则长期发热，肝脏肿大，肝区疼痛，全身逐渐消耗和消瘦等。

（一）病因

阿米巴性肝脓肿是由溶组织阿米巴所引起的。有的在阿米巴痢疾期形成，有的发生于痢疾之后数周或数月，也有长达二三十年之久。当人们吞食阿米巴包囊污染的食物或饮水等经胃液消化，在肠内释放原虫并大量繁殖，侵犯结肠黏膜形成溃疡，常见于盲肠、升结肠等处，少数侵犯乙状结肠和直肠。

寄生于结肠黏膜的阿米巴原虫，分泌溶组织酶，消化溶解肠壁上的小静脉后，原虫侵入静脉，随门静脉血流进入肝脏。原虫也可以穿过肠壁直接侵犯肝脏，或经淋巴管到达肝内。一小部分存活原虫在肝内繁殖，引起肝组织充血炎症，继而原虫阻塞门静脉末梢，造成肝组织局部缺血坏死，又因原虫产生溶组织酶，破坏静脉壁，溶解肝组织而形成脓肿。

（二）病理变化

阿米巴性肝脓肿多为单发，脓腔多较大。脓肿分三层，外层早期为炎性肝细胞，随后有纤维组织增生形成纤维膜；中间层为间质；内层中央为脓液。脓液内充满溶解和坏死的肝细胞碎片和血细胞，典型的阿米巴肝脓肿呈果酱色，较黏稠，无臭，一般是无菌的。阿米巴滋养体在脓液中很难找到，但在脓肿壁上常能找到阿米巴滋养体。

（三）临床表现

本病的发展过程一般比较缓慢，急性阿米巴肝炎期较短暂，继之为较长时期的慢性期。主要为发热、肝区疼痛及肝肿大。体温多持续在 38 ~ 39℃，常为弛张热或间歇热，在肝脓肿后期，体温可正常或仅低热。如继发细菌感染，体温可达 40℃ 以上，伴有畏寒、多汗、食欲不振、腹胀、恶心、呕吐，甚至腹泻、痢疾等症状。病人伴体重减轻，衰弱乏力，消瘦，贫血等亦常见。约 10% ~ 15% 出现轻度黄疸。

肝区有明显叩击痛，较大的右肝脓肿可出现右下胸部膨隆，肋间饱满，局部皮肤水肿与压痛，肋间隙增宽，肝下脓肿时可见右上腹膨隆，有压痛，右上腹肌紧张或扪及包块。少数病人可出现胸腔积液。

（四）诊断

对有长期不规则发热，出汗，食欲不振，体质虚弱，贫血，肝区疼痛，肝脏肿大有压痛或叩击痛，特别是伴有痢疾病史时，应疑为阿米巴性肝脓肿。当然缺乏痢疾病史，也不能排除本病的可能性。下列几点对确诊具有重要意义。

1. 新鲜大便反复检查，寻找阿米巴包囊或滋养体。

2. 乙状结肠镜检查，发现结肠黏膜有特征性凸凹不平的坏死性溃疡，或愈合后的瘢痕，白溃疡面取材，可能找到阿米巴滋养体。

3. B超检查，在肝脏发现不均质的液性暗区，与周围肝组织分界清楚。

4. 超声定位肝穿吸得典型的果酱色无臭脓液，有重要诊断价值。

5. 血液检查，白细胞增高，肝功能可正常，偶见谷丙转氨酶、碱性磷酸酶轻度升高，少数病人胆红素可增高。

6. 血清学检查，间接血凝法较灵敏，阳性率可达 90% 以上，故对阿米巴性肝脓肿的诊断有一定价值。

7. 诊断性治疗，经上述检查，高度怀疑本病者，可试用抗阿米巴药物治疗，如治疗后临床症状，体征迅速改善，则可确诊。

阿米巴肝脓肿与细菌性肝脓肿的鉴别要点，参见表 5-1。

表 5-1 阿米巴肝脓肿与细菌性肝脓肿的鉴别要点

鉴别项目	阿米巴肝脓肿	细菌性肝脓肿
病史	有阿米巴病史	常继发于败血症、腹部化脓性疾病，如化脓性胆管炎等
症状	起病缓，病程长，体温多在 38~39℃，畏寒	起病急，全身脓毒血症明显，体温在 40℃ 以上，伴寒战
肝脏	肝大、压痛明显，有局部隆起	肝大不显著，一般无局限性隆起
脓肿	脓肿大，多位于右侧肝	脓肿小，多发性
脓液	脓液量多，呈巧克力色，无臭味，可找到阿米巴滋养体，细菌培养阴性	脓液量少，黄色，细菌培养大多阳性，肝组织为化脓性病变
血象	白细胞总数增多，不明显，以嗜酸性者为多	白细胞总数及中性粒细胞明显增多
血培养	细菌培养阴性	细胞培养可阳性
粪便检查	可查到阿米巴滋养体或包囊	无
诊断性治疗	抗阿米巴治疗有效	无效

（五）治疗

阿米巴性肝脓肿病程长，消耗大，病人全身情况差，常有贫血和营养不良，在治疗上应给高碳水化合物、高蛋白、高维生素和低脂肪饮食，纠正贫血，同时给予抗生素治疗。最重要的是用抗阿米巴药物治疗，并结合穿刺抽脓，必要时采用外科治疗。

1. 药物治疗　灭滴灵对肠道阿米巴病和肠外阿米巴原虫有较强的杀灭作用。对阿米巴性肝脓肿和肝炎均有效。毒性小、疗效高，成人每次 400～800mg，一日 3 次，连服 5～7 日为一疗程。儿童每日每千克体重 50mg，分 3 次服，连服 7 日。疗效可达 96%。服药期间应禁忌饮酒，偶有恶心、腹痛、皮炎、头昏及心慌，不需特殊处理。

盐酸吐根碱（依米丁）对阿米巴肝脓肿有良好效果。吐根碱对阿米巴滋养体有较强的杀灭作用。成人每日 0.06g，肌肉注射，连续 6～10 日为一疗程，总剂量不超过 0.6g。必要时可重复应用，但需隔 30 日。本品毒性大，可引起心肌损害，血压下降，心率失常等。此外还有胃肠道反应，肌无力，神经闪痛及吞咽、呼吸肌麻痹。由于该药毒性大，目前多用灭滴灵或氯喹啉。氯喹啉对阿米巴滋养体有杀灭作用。口眼后肝内浓度较高，排泄也慢，毒性小，疗效高。

成人每次口服 0.5g，一日 2 次；2 日后改为 0.25g，一日 2 次，14～20 天为一疗程。偶有胃肠道反应，头昏，皮肤瘙痒。

2. 穿刺抽脓　对脓腔较大，积脓较多，或病情较重者，应在抗阿米巴药物治疗下进行穿刺排脓。穿刺次数视脓量而定，一般在脓液转为稀薄，且不易抽得，超声检查脓腔很小，体温降至正常时可停止穿刺。

3. 手术治疗　下列情况可考虑手术切开引流。

（1）经抗阿米巴药物治疗及穿刺排脓后高热不退者。

（2）脓肿伴有继发细菌感染，经综合治疗不能控制感染者。

（3）脓肿穿破入胸腔或腹腔并发脓胸或腹膜炎者。

（4）左外叶肝脓肿，抗阿米巴药物治疗不见效，穿刺易损伤腹腔脏器或污染腹腔者。

三、肝结核

肝结核是一种继发性疾病，常继发于体内其他脏器的结核。肝结核因缺乏较典型的临床症状和特异性的检查技术，常常在手术中或尸检时发现和证实。术前常诊断为肝占位性病变，影像诊断难以与其他肝实质性占位性病变相鉴别。常误诊为肝癌。

粟粒性肺结核病人，肝结核的并发率为 50%～80%。有人统计还高于此数字。有人说近年来由于抗结核药物的发展，结核病已有了很大的控制，肝结核在临床上少见。然而同济医科大学附属同济医院 1992 年一年中因肝占位病变剖腹探查中，经病理切片证实有 6 例为肝结核，看来并不少见。

（一）病因

本病主要继发于肺、肠道或其他部位结核经肝动脉、门静脉等播散到肝脏。有时原发病灶深在、较小或已痊愈，往往不易发现。此外，还可通过淋巴系统或从肝邻近器官结核病灶侵入肝脏。

（二）病理

肝结核按发病部位可分两类：

1. 肝浆膜结核　又称结核性浆膜炎，即肝脏包膜被结核病浸润，呈广泛肥厚性改变，形成所谓"糖皮肝"；或在肝包膜上发生粟粒性病灶，有人也把这归属于结核性腹膜炎的一部分。

2. 肝实质结核

（1）肝脏粟粒性结核：此型最多见，为全身血行播散性粟粒性结核的一部分，病变为小而孤立呈灰色结节散布于全肝。其病理特点是含有明显的多核巨细胞，外周有淋巴细胞浸润。

（2）肝结核瘤：当粟粒性结核融合成单个或多个结节时，称肝结核瘤，临床上少见。肝结核瘤中心为干酪样坏死，色黄，类脂质增多，状如奶酪。镜下组织细胞先呈混浊肿胀，继而细胞浆发生脂肪变性，细胞核溶解碎裂，直到组织完全坏死。病灶周围逐渐出现肉芽组织，形成纤维包围。在一定条件下可发生软化或液化，形成结核性肝脓肿。

（3）肝内胆管结核：是肝结核病中最少见的一种，主要患者是儿童，其来源可能是结核性肝脓肿破入胆道所致。病变为局限性，也可沿胆管播散。

（三）临床表现

肝结核临床表现仍为一般结核感染的常见表现，如畏寒．发热，夜间盗汗，乏力，纳差等，肝脏肿大同时伴肝区疼痛，在肿大的肝上可触及结节性肿块，有压痛，少数病人可出现黄疸。此外，还有原发灶的结核病症状和体征。

（四）诊断

肝结核常无特殊症状和体征，临床上诊断比较困难。因此本病只有通过详细了解病史，反复分析症状和体征，结合寻找身体其他部位的结核病灶，再结合实验室检查和一些特殊检查的资料，加以综合分析，才能作出判断。最终诊断常依赖于病理切片检查的结果。

（五）治疗

肝结核的治疗一般以内科治疗为主，供给高蛋白、高碳水化合物、高维生素、低脂肪饮食，在提高机体抵抗力的支持疗法的基础上给予抗结核药物。常用的抗结核药物有链霉素、异烟肼（雷米封）、乙胺丁醇、利福平等。

结核瘤引起的肝占位性病变，如病变局限于肝的一叶或一段，而无全身其他器官活动性结核病（如肺结核），肝功能良好，可考虑剖腹探查，作肝叶或段切除术，同时进行抗结核治疗，防止结核菌扩散和恢复。

第四节 转移性肝肿瘤

一、结、直肠癌肝转移

近年来，结、直肠癌的发病率逐年升高，已位居我国常见恶性肿瘤的第4位。肝是结、直肠癌血行转移最主要的靶器官。有15%～25%结、直肠癌患者在确诊时即合并有肝转移。而另15%～25%的患者将在结、直肠癌原发灶根治术后发生肝转移；其中绝大多数（80%～90%）的肝转移灶无法获得根治性切除。而且，结、直肠癌肝转移（CRLM）也是结、直肠癌患者最主要的死亡原因。肝转移灶无法切除患者的中位生存期仅6.9个月，5年生存率接近0；因此如何提高结、直肠癌肝转移的诊断和综合治疗水平，改善患者预后，延长患者生存期，是当今我们研究的重点和热点。不少国家将CRLM作为一个单独疾病来对待。如欧洲成立了结、直肠转移治疗组（ECMTG）并制定了关于CRLM的共识；英国、加拿大、西班牙均对此有专家共识，而我国的临床工作者们也总结国内外先进经验和最新进展，于2010年编写了《结直肠癌肝转移诊断和综合治疗指南（V2010）》，用以指导我国CRLM的诊断和治疗。

（一）定义

按照国际通用分类，CRLM可以分为两类。①同时性肝转移：结、直肠癌确诊时发现的或结、直肠癌原发灶根治性切除术后6个月内发生的肝转移；②异时性肝转移：结、直肠癌根治术6个月后发生的肝转移。考虑到结、直肠癌确诊时合并肝转移与结、直肠癌原发灶根治术后的肝转移在诊断和治疗上有较大差异，因此，本节按"结、直肠癌确诊时合并肝转移"和"结、直肠癌根治术后发生肝转移"两方面进行阐述。

（二）发病机制

结、直肠癌肝转移是一个多环节、多步骤复杂的动态过程。近年来人们在结、直肠癌肝转移的机制方面已经做了很多研究工作，证实了一些可能控制此过程中的关键分子，为治疗和预测结、直肠癌肝转移的新靶点提供诸多新的思路，比如蛋白水解酶、黏附分子、β-干扰素、胰岛素样生长因子、细胞外信号调节激酶等；但其具体的发生机制，有待于进一步明确。

（三）临床表现

结、直肠癌肝转移患者的临床表现除了原发灶的症状之外，其余的和原发性肝癌患者相似，但较后者发展慢，症状也轻；早期可能没有症状，随着瘤体的生长，可出现肝区或者上腹部的不适、甚至出现腹部包块；晚期病人可出现贫血、腹水等，当转移瘤压迫总胆管时，可出现皮肤、巩膜黄染；当腔静脉受压时会出现下肢肿胀及腹壁静脉曲张；大多数患者肝功能基本正常，但有部分患者可出现肝功能指标和肿瘤标记物的异常，同时，影像学检查（B超、CT、MRI等）能发现肝占位。

（四）诊断

1. 结、直肠癌确诊时肝转移的诊断

（1）实验室检查　患者可先出现血清谷氨酰转肽酶（γ-GT）升高，不到10%的患者血清丙氨酸转氨酶（ALT）和胆红素升高，对诊断有价值；研究表明碱性磷酸酶（AKP）、乳酸脱氢酶（LDH）、γ-GT、天门冬氨酸转氨酶（AST）和癌胚抗原（CEA）对诊断和检测肝转移更有价值。

（2）影像学检查　对已确诊结、直肠癌的患者，常规应进行肝超声和（或）增强CT检查，必要时加行MRI检查；PET-CT检查不作为常规推荐. 可在病情需要时酌情应用。

①超声检查：是目前应用最为广泛，首选的肝转移的筛查方法。其可表现为多种影像特征：无回声、低回声、强回声、强回声伴声影、混合性回声等；此外，还可以在超声引导下行肝穿刺活检。

②CT检查：是目前诊断肝转移最精确的影像学方法。平扫表现为肝实质内多发散在结节状低密度灶，边界清晰或模糊，有时可见钙化。常规增强扫描时，部分病灶出现边缘性环形强化，部分病灶也可无强化。病灶中央无强化区为圆形或不规则坏死，对于转移灶，即使<1cm的病灶，也可存在中心圆形或者不规则坏死，此为肝转移灶特征性表现。坏死性转移灶根据灶内坏死形态和程度不同可表现出：瞳孔征、厚环征、薄环征、液–液平征、壁上结节征等征象。动态增强扫描时，动脉期结节出现环形强化，而门脉期强化范围无扩大为转移灶的重要特点。部分病灶可出现"牛眼征"，即病灶中央低密度坏死区周围伴环状强化，环外另见一圈低密度带，病理上，环形强化区位肿瘤组织，外带为受压的肝细胞和肝窦。

③MRI检查：平扫时，T_1WI多数转移灶呈低信号，中心见更低信号坏死区，T_2WI多呈高信号，中心坏死区信号更高；增强时多数病灶呈不均匀或环形强化，中心坏死区无强化，部分富血供转移瘤可表现为均匀强化，延迟后呈低或等信号。

④PET-CT检查：PET-CT已逐步成为检测CRLM及其术前分期的重要诊断工具。尽管它有着很高的灵敏度，但其特异性较低，易产生假阳性结果。同时该检查也存在着费用较高、病灶定位较差等缺点，因此PET-CT检查不作为常规推荐。

（3）肝转移灶的经皮针刺活检仅限于病情需要时应用。

（4）结、直肠癌手术中必须常规探查肝以进一步排除肝转移的可能，对可疑的肝结节必要时可考虑术中活检。

2. 结、直肠癌原发灶根治术后肝转移的诊断结、直肠癌根治术后的患者，应根据术前肿瘤标记物的升高情况，定期检测CEA等肿瘤标记物；同时，应定期随访肝超声和（或）增强CT扫描，怀疑肝转移的患者应加行肝MRI检查，PET-CT扫描不作为常规推荐。

（五）治疗

1. 手术治疗

手术完全切除肝转移灶仍是目前能治愈结、直肠癌肝转移的最佳方法，故符合条件的患者均应在适当的时候接受手术治疗。对部分最初肝转移灶无法切除的患者应经多学科讨论慎重决定转化性化疗，创造一切机会使之转化为可切除病灶，适时接受手术治疗。

（1）适应证　随着技术的进步，肝转移灶的大小、数目、部位、分布等已不再是影响判断结、直肠癌肝转移患者是否适宜手术的单一决定因素。目前主要应从以下3个方面来判断。①结、直肠癌原发灶能够或已经根治性切除；②根据肝解剖学基础和病灶范围肝转移灶可完全（R0）切除，且要求保留足够的肝功能，肝残留容积30%～50%；③患者全身状况允许，没有不可切除的肝外转移病变。

（2）禁忌证　包括①结、直肠癌原发灶不能取得根治性切除；②出现不能切除的肝外转移；③预计术后残余肝容积不够；④患者全身状况不能耐受手术。

（3）结、直肠癌确诊时合并肝转移的手术治疗

①结、直肠癌原发灶和肝转移灶一期同步切除：如下情况,建议结、直肠癌原发灶和肝转移灶同步切除。

①肝转移灶小、且多位于周边或局限于半肝；②肝切除量低于50%；③肝门部淋巴结、腹腔或其他远处转移均可手术切除。

②结、直肠癌原发灶和肝转移灶二期分阶段切除：如下情况，建议结、直肠癌原发灶和肝转移灶二期分阶段切除。a. 术前评估不能满足一期同步切除条件的患者，建议先手术切除结、直肠癌原发病灶，二期分阶段切除肝转移灶，时机选择在结、直肠癌根治术后4～6周；b. 若在肝转移灶手术前进行治疗，肝转移灶的切除可延至原发灶切除后3个月内进行；c. 急诊手术不推荐原发结、直肠癌和肝转移灶一期同步切除；d. 可根治的复发性结、直肠癌伴有可切除肝转移灶倾向于进行二期分阶段切除肝转移灶。

（4）结、直肠癌根治术后肝转移的手术治疗　既往结、直肠原发灶为根治性切除且不伴有原发灶复发，肝转移灶能完全切除且肝切除量低于70%（无肝硬化者），应予以手术切除肝转移灶，通常可先行新辅助化疗。

（5）肝转移灶手术方式的选择　①肝转移灶切除后至少保留3根肝静脉中的1根且残肝容积≥50%（同时性肝转移）或≥30%（异时性肝转移）；②转移灶的手术切缘一般应有1cm正常肝组织，若转移灶位置特殊（如紧邻大血管）时则不必苛求，但仍应符合R0原则；③如是局限于左半或右半肝的较大肝转移灶且无肝硬化者，可行规则的半肝切除；④建议肝转移手术时采用术中超声检查，有助于发现术前影像学检查未能诊断的肝转移病灶。

（6）肝转移灶切除术后复发　在全身状况和肝条件允许的情况下，对于可切除的肝转移灶术后的复发病灶，可进行2次、3次甚至多次的肝转移灶切除。

2. 可切除结、直肠癌肝转移的新辅助及辅助治疗

（1）结、直肠癌确诊时合并肝转移的新辅助治疗　在原发灶无出血、梗阻或穿孔时可考虑应用新辅助治疗，方案可选FOLFOX、FOLFIRI或CapeOX，也可联合分子靶向药物治疗；如贝伐珠单抗可能会带来肝手术中更多的出血和手术后更多的伤口问题，故建议手术时机应选择在最后一次使用贝伐珠单抗后的6～8周；而西妥昔单抗的治疗只在基因野生型的患者中应用；为减少化疗对肝手术的不利影响，新辅助化疗原则上不超过6个周期，一般建议2～3个月完成并进行手术。

（2）结、直肠癌根治术后发生肝转移的新辅助治疗　①原发灶切除术后未接受过化疗的患者，或者发现肝转移12个月前已完成化疗的患者，可采用新辅助治疗（方法同上），时间2～3个月；②肝转移发现前12个月内接受过化疗的患者，新辅助化疗作用有限，可考虑直接切除肝转移灶，继而术后辅助治疗；也可考虑术前联合肝动脉灌注化疗。

（3）肝转移灶切除术后的辅助治疗　肝转移灶完全切除的患者均应接受术后辅助化疗；特别是没有进行过术前化疗及辅助化疗的患者，建议时间为6个月；也可考虑同时联合肝动脉灌注化疗和分子靶向药物治疗。

3. 不可切除的结、直肠癌肝转移的综合治疗

结、直肠癌肝转移的综合治疗包括全身和介入化疗、分子靶向治疗以及针对肝病灶的局部治疗如射频消融、无水乙醇注射、放射治疗等。部分初诊无法切除的肝转移灶，经过系统的综合治疗后可转为适宜手术切除，其术后5年生存率与初始肝转移灶手术切除的患者相似；综合治疗也可明显延长无法手术的结、直肠癌肝转移患者的中位生存期，明显改善生存质量。

（1）治疗策略

①结、直肠癌确诊时合并无法手术切除的肝转移：a. 结、直肠癌原发灶存在出血、梗阻或穿孔时，应先行切除结、直肠癌原发病灶，继而全身化疗（或加用肝动脉灌注化疗），可联合应用分子靶向治疗；每2～3个周期治疗后，进行肝超声检查、增强CT和（或）MRI，予以评估，如果肝转移灶转变成可切除时，即予以手术治疗；如果肝转移灶仍不能切除，则继续进行综合治疗。b. 结、直肠癌原发灶无出血、梗阻或穿孔时也可选择先行切除结、直肠癌的原发病灶，继而进一步治疗，具体方案同上；或者先行全身化疗（或加用肝动脉灌注化疗），时间为2～3个月，并可联用分子靶向治疗；如果转移灶转化成可切除时，即手术治疗（一期同步切除或分阶段切除原发病灶和肝转移灶）；如果肝转移灶仍不能切除，则视具体情况手术切除结、直肠癌原发病灶，术后继续对肝转移灶进行综合治疗。

②结、直肠癌术后发生的无法手术切除的肝转移：① FOLFOX 和 FOLFIRI 化疗方案是目前结、直肠癌肝转移的一线化疗方案，并可互为二线；在肝转移发生前 12 个月内使用过 FOLFOX 作为辅助化疗的患者，应采用 FOLFIRI 方案，并可加用分子靶向治疗，或联用肝动脉灌注化疗。②既往采用氟尿嘧啶 / LV 或单用卡培他滨治疗者、或既往未化疗者、或 FOLFOX 辅助化疗距今 >12 个月者，可采用 FOLFOX 或 FOLFIRI 化疗方案或既往有效的化疗方案，并可加用分子靶向药物治疗，或联用肝动脉灌注化疗；化疗有效，肝转移灶转为可切除的患者，即应接受肝转移灶切除手术，术后再予以辅助化疗；如果肝转移灶仍不能切除，则应继续进行综合治疗。③应用肝门静脉选择性地栓塞或结扎可以使肝转移灶切除术后预期剩余肝代偿性增大，增加手术切除的可能。此方法被用于预计手术切除后剩余肝体积不足 30% 的肝转移患者。

（2）治疗方法

①全身化疗和肝动脉灌注化疗：a. FOLFOX、FOLFIRI、CapeOX 方案或联合分子靶向治疗，如果病情进展可以考虑互为二线，如果病情第二次进展，则可以改用分子靶向治疗（未用过此类药者）或进行最佳支持治疗。b. FU/LV 联合分子靶向治疗可用于不能耐受伊立替康、奥沙利铂的患者。其不良反应低。但生存期也比上述方案短。如果病情进展，应改用 FOL-FOX、FOLFIRI 或 CapeOX（均可联合分子靶向治疗），病情再次进展时进行最佳支持治疗。c. 对于最初联合化疗难以耐受的患者，推荐卡培他滨单药或氟尿嘧啶（LV）治疗，均可联合分子靶向治疗。d. 上述治疗期间可在适当时机联合应用肝动脉灌注化疗，可能有助于延长总体生存，单纯肝动脉灌注化疗并不比全身化疗更具优势。

②分子靶向治疗：在结、直肠癌肝转移的治疗中加入分子靶向药物，其有效性已得到广泛的证实。目前认为，化疗联合应用靶向分子药物治疗是提高肝转移灶切除率的最有前景的治疗方法。如西妥昔单抗、贝伐珠单抗，尽管分子靶向药物的治疗效果可喜，但目前的研究资料不建议多种靶向药物联合应用。

③射频消融：现有资料表明，单独使用射频消融治疗肝转移的生存率仅略微高于其他非手术治疗者，目前仅作为化疗无效后的治疗选择或肝转移灶术后复发的治疗，建议应用时选择肝转移灶最大直径 <3cm 且一次消融最多 3 枚者。以下情况也可考虑射频消融。a. 一般情况不适宜、或不愿意接受手术治疗的可切除结、直肠癌肝转移患者推荐使用射频消融，射频消融的肝转移灶的最大直径 <3cm 且一次消融最多 3 枚；b. 预期术后残余肝体积过小时，建议先切除部分较大的肝转移灶，对剩余直径 <3cm 的转移病灶进行射频消融。

④放射治疗：无法手术切除的肝转移灶，若全身化疗、肝动脉灌注化疗或射频消融无效，建议放射治疗，但不作常规推荐。

⑤其他治疗方法：包括无水乙醇瘤内注射、冷冻治疗和中医中药治疗等，但其疗效并不优于上述各项治疗仅作为综合治疗的一部分应用。

（六）诊疗风险的防范

结、直肠癌肝转移的临床诊治已越来越受到我们的重视，许多临床试验表明，多学科综合治疗优于单一治疗，在综合治疗迅速发展的今天，多学科共同会诊和反复评价对于结、直肠肝转移者是必要的，这样才能制订出更好的适合患者病情的治疗方案，获得更佳的治疗效果；在 CRLM 的临床诊治过程中，我们需注意以下几个方面。

1. 明确外科手术切除是目前治愈结、直肠癌肝转移的最好疗法，应该千方百计争取施行；能切除的应积极切除，不能切除的争取化疗后切除，潜在可切除者争取采用最积极的新辅助化疗方案，并努力通过综合治疗，提高切除率，从而让患者得到更佳的治疗效果。

2. 术前活检 临床上为了明确肝转移诊断，常应用细针穿刺细胞学检查（FNA）。长期以来，我们认为沿针道种植非常罕见，发生率仅为 0.003% ~ 0.007%，而有研究证实，种植转移发生率高达 10% ~ 19%，术前行 FNA 的结、直肠癌肝转移患者，肝切除术后远期生存率比未行 FNA 者低，因此，根据目前的相关资料，有学者强烈推荐能切除的结、直肠癌肝转移不用 FNA 诊断；在我国的 CRLM 诊疗指南中也仅限于病情需要时应用。

3. 新辅助化疗应注意化疗相关的肝损害 越来越多的证据表明，术前化疗与肝间质的病理改变有关。两种更为主要的肝损害为化疗相关性脂肪性肝炎和肝窦阻塞综合征，这两种肝损害，使肝切除术的并发症和手术死亡率增加。警惕靶向治疗药物的不良反应，比如贝伐单抗可能增加器官穿孔和出血的风险，也会延迟伤口愈合，所以肝切除前 6 ~ 8 周应停用此药。

4. 合理把握手术时机，避免过度新辅助化疗 辅助化疗有正面效应，可以提高肝切除率，但也有负面效应，产生不良反应。治疗过程中应该权衡用药类型和疗程长短，定期检测，一旦肝转移灶能切除即应马上切除，而不应等待化疗达到影像学最大效应（转移灶消失），而事实上，超过 80% 影像学上消失的肝转移灶仍存在癌细胞。

5. 建立多学科专家组（MDT）的综合治疗模式（MDT 综合治疗模式），它是由来自两个以上相关学科、相对固定的专家组成工作组，针对某一器官或系统疾病，通过定期、定时、定址的会议，提出适合患者病情的、最恰当的诊疗方案，并由相关学科单独执行或多学科联合执行经 MDT 讨论的诊疗方案的一种医疗模式。CRLM 的现代治疗策略应该由包括外科学、肿瘤内科学、放射学和病理学专家组成的多学科小组来决定；以患者为中心，以专家组为依托，多学科治疗措施有机结合。MDT 综合治疗模式的建立，有助予我们发挥更大的优势，给予患者更为全面的治疗，更好的避免诊疗风险，从而有效地提高患者的治疗效果，延长生存期。

二、神经内分泌肿瘤肝转移

神经内分泌肿瘤（NET）为起源于弥散性神经内分泌系统的一类肿瘤，是少见的临床疾病，近年来发病率有所增加，每年约 5.25/100000。此类肿瘤种类繁多，表现多样，早期症状不典型且缺乏特异性，而且可发生于全身各个部位，位置隐蔽，生长缓慢。常见于胃肠道（67.5%），其次为呼吸系统（25.3%），少数发生于甲状腺、肾、卵巢、前列腺、乳房及皮肤等。最近研究表明，不同部位的 NET 发病率与种族、性别有关，欧美地区以空回肠、肺、直肠多见，亚太地区以直肠、肺、胰腺、胃多见；男性好发部位依次是小肠、直肠、胰腺，女性好发部位是肺、阑尾、胃。与其他恶性肿瘤相比，神经内分泌肿瘤进展缓慢，通常在诊断时已经发生转移，最常见的转移部位是肝。多项研究表明，转移是影响 NET 患者预后和生存期的重要因素，但即使发生转移，仍能存活较长时间；对于已经发生肿瘤转移者，如能手术切除原发灶及转移灶，则可降低肿瘤负荷，减轻肿瘤相关物质过量分泌引起的相应症状，从而提高患者的生存质量。

（一）发病机制

关于 NET 及其肝转移的发生、发展机制仍不明确。多数学者认为，家族遗传性的 NET，如 I 型多发性神经内分泌肿瘤、VHL 综合征、神经纤维瘤病、结节性硬化症，它们的发病机制基本明确与染色体突变有关；散发型 NET 的发病及转移机制可能与染色体异常有关；且转移的发生与原发肿瘤的部位、肿瘤大小、分化程度均相关。当前，对于与 NET 发生、侵袭相关的癌基因、抑癌基因及信号转导途径已受到关注，并且系列研究成果已逐渐用于临床。

（二）分类

1. 世界卫生组织将神经内分泌肿瘤分为 5 种类型。①高分化内分泌瘤；②高分化内分泌癌；③低分化内分泌癌；④外分泌及内分泌混合型癌；⑤瘤样病变；根据肿瘤分泌的物质是否引起典型的临床症状可将其分为功能性肿瘤和无功能性肿瘤。

2. 神经内分泌肿瘤转移的判定。至少存在下列 3 种情况之一即为发生转移：①局部浸润至周围器官或组织；②存在淋巴结转移；③存在远处转移。

（三）临床表现

不同类型及不同部位的 NET，其临床表现不尽相同；比如功能性的胰腺 NET（胰岛素瘤）表现为 whipple 三联征；无功能性的胰腺 NET 表现为上腹疼痛、上腹部不适、黄疸、消瘦等；食管 NET 主要表现为吞咽困难、胸骨后不适等；直肠 NET 表现为排便习惯改变、便血、腹痛、肛门不适等；胃 NET 表现为上腹不适、疼痛，呕血、黑粪等；肺 NET 表现为咯血、咳嗽、发热、胸痛、呼吸困难等。很大一部分患者在初诊时，就发现有肝转移，有文献报道称：肝转移见于 50% ~ 75% 的小肠类癌、80% ~ 85% 的胰腺 NET；其临床表现无特异性，部分患者可出现右上腹隐痛，乏力等表现，CT 检查可发现肝单发或多发占位；部分患者可发生"类癌综合征"，包括腹痛、面色潮红、腹泻、哮喘、消瘦、周围性水肿、心脏病和糙皮病等，这些症状通常在类癌肿块较大或出现肝转移时出现，可能是因为类癌（分化较好的神经内分泌肿瘤）分泌活性物质（如：5-HT）的量超过自身降解及肝的代谢能力进入血流所致。

（四）诊断

1. 实验室检查

（1）肝功能检查　部分患者可出现肝功能的损害，表现为转氨酶（ALT、AST）、胆红素（TBIL）、碱性磷酸酶（AKP）等升高，当肝弥漫性病变、肝功能严重受损时，还可出现清蛋白及凝血功能的下降。

（2）激素水平　对于功能性的 NET，都会出现特定的激素水平升高，而导致相应的临床症状；如：胰岛素瘤时，血清胰岛素浓度 >36pmol/L，血清胰岛素水平和血糖比值 >0.3；胃泌素瘤时，血清胃泌素浓度 >1 000ng/L。

（3）肿瘤标记物检查　常见的肿瘤标记物如 CEA、CA19-9 等，大多为正常；目前 NET 常用的诊断标记物包括：嗜铬蛋白 A（CgA）、人白细胞介素 -6（IL-6）、可卡因 - 安非他明调节的转录蛋白免疫反应（CART-LI）等。研究表明，血浆中 CgA>5000μg/ml 时，提示 NET 预后较差，同时 CgA 也可作为生长抑素类制剂治疗 NET 的疗效评估指标；血清 IL-6 对于早期诊断无功能性胰腺 NET 有一一定意义，并可作为预后标记物；CART-LI 联合 CgA，可使 NET 的诊断敏感性提高至 85% ~ 91%，尤其对胰腺恶性 NET 诊断，可提高至 95%。

2. 影像学检查

（1）超声检查　是目前首选的肝转移筛查方法，其影像学表现跟其他类型的肝转移癌类似，表现为无回声、低回声、强回声、混合性回声等；此外，还可以在超声引导下行肝穿刺活检。

（2）CT 检查　神经内分泌肿瘤肝转移时，一般而言，大多为多发性或者弥漫性病变，肝的 CT 表现多样；平扫可表现为完全囊性、低或高密度。经治疗后，转移灶可发生钙化，实质部分发生坏死其至形成囊肿，部分可引起肝包膜回缩；增强后动脉期病灶实质部分明显强化，静脉期可退至与肝实质等密度。

（3）MRI 检查　其影像学表现跟其他类型的肝转移癌类似，多数形态呈不规则、多发、大小不等的结块影，表现为长 T_1 低信号和长 T_2 高信号；增强时多数病灶呈不均匀或环形强化，中心坏死区无强化，部分富血供转移瘤可表现为均匀强化，延迟后呈低或等信号。

3. 病理检查

病理检查是 NET 诊断的金标准，同时也可依据病理诊断标准. 判断分化程度，区分良、恶性肿瘤；有研究表明，分化好的 NET 患者转移率要明显低于分化差者；此外，通过肿瘤大体标本测量发现，肿瘤大小是 NET 转移的重要预测因子之一，将 2cm 作为转移判断值，具有最佳的敏感度和特异度，肿瘤直径 >2cm 的 NET 转移率明显高于直径 <2cm 的 NET。

（五）治疗

1. 手术治疗

目前，对于神经内分泌肿瘤肝转移的治疗而育，在排除远处多发转移和病人身体状况佳的情况下，同时满足肝转移灶小、且多位于周边或局限于半肝，肝切除量低于 50%；首选同时切除原发灶、转移淋巴结和肝转移灶，术后进行综合治疗。如病人情况无法耐受同期切除，可考虑先切除原发灶，二期切除转移灶。目前肝部分切除逐渐成为主要的手术方式。

大量的回顾性分析发现，对局部晚期或转移性胰腺神经内分泌肿瘤联合多脏器切除，不增加围术期并发症发生率和死亡率，行手术切除病人，可显著延长生存期；Sarmiento 等报道 23 例胰腺神经内分泌肿瘤肝转移病人，其中 9 例接受 R0/R1 切除，14 例接受肝转移灶减瘤切除（残留肿瘤体积 <10%），无围术期死亡，5 年存活率 71%，中位生存期 76 个月，症状控制率 24%；Norton 等统计了 16 例神经内分泌肿瘤肝转移的患者，施行手术治疗；均切除原发病灶，肝转移灶手术有肝叶切除或肝三段切除 6 例、楔形切除 10 例，加用射频治疗 2 例，切缘均阴性；中位随访期 32 个月，5 年生存率为 82%；Sarmiento 等报道行内分泌肿瘤肝转移灶切除 170 例，其中 R0 切除率 44%，5 年复发率 84%，经切除后（R1、R0）症状控制率达 96%，5 年存活率 61%；即使再次出现症状复发，相对未切除的病人，减瘤后的病人症状轻且较容易用生长抑素（SST）类制剂控制。

2. 经超声定位肝转移灶局部治疗

包括射频消融、乙醇注射等，既可经皮穿刺亦可经腹腔镜实施。适用于肝多发转移，无法手术切除；或肝转移灶切除后再发转移；或经介入治疗后病灶明显缩小的病例。一般要求单个病灶直径 ≤ 4cm 且病灶不紧贴肝大血管。

3. 介入治疗

如肝多发转移，无法手术切除，也不适合射频治疗，可以选择行经肝动脉介入治疗；包括肝动脉栓塞化疗（TACE）、单纯肝动脉栓塞（TAE）和单纯化疗药物灌注（TAI 或 TACP）等方式；大多数肝转移灶的血供比较丰富，且主要来源于肝动脉，而正常肝组织的供血主要来源于肝门静脉，这成为肝动脉化疗或栓塞治疗神经内分泌肿瘤肝转移的理论基础。文献报道的栓塞剂种类繁多，包括碘油、300 ~ 500μm PVA 微粒或 Embosphere 栓塞微球、明胶海绵颗粒、甚至 NBCA，ONYX 胶等，一般栓塞 2 ~ 3 个疗程达到最佳治疗效果，目前尚无不同栓塞剂治疗效果的比较研究。常用的细胞毒药物包括多柔比星、链佐星（链脲霉素）、丝裂霉素、氟尿嘧啶等，均已应用达 15 年之久。介入治疗的绝对禁忌证包括肝门静脉主干完全闭塞，肝衰竭，肝脓肿、既往胆肠吻合手术史；相对禁忌证包括肿瘤体积大于肝体积的 75%；肾减退。其主要不良反应为栓塞后综合征，发生于 90% 的患者，主要表现为疼痛、发热、肝酶增高，10% 的患者可出现严重不良反应：包括急性肝衰竭、急性肾衰竭、类癌危象、消化性溃疡出血、胆囊炎等。研究表明，有 80% 接受栓塞化疗的患者可获得完全缓解或部分缓解，中位进展时间为 15 个月，5 年生存率为 50%；亦有文献表明，介入治疗在大部分病人中可改善症状，在 35% ~ 40% 的病人中可观察到影像学的客观反应，经治疗后，病人的中位生存期为 23 ~ 36 个月。有学者研究发现，TACE 对肝内肿瘤负荷 >75% 的肝转移癌的治疗效果，结果表明对于胰腺神经内分泌肿瘤肝转移，影像学有效率为 82%，临床有效率 65%，无进展生存期和总生存期分别达 9.2 个月和 17.9 个月，均显著高于黑色素瘤或胃肠道间质瘤肝转移。当然，对于肝内广泛转移的患者，应行分次栓塞，以避免发生急性肝衰竭和严重并发症。近年来，有中心使用含有 90Y 的放射性微球（如：TheraSphere 和 SIR-Sphere）进行放疗栓塞治疗肝转移癌取得了较好的效果。King 等使用 SIR-Sphere 配合肝动脉灌注氟尿嘧啶治疗 34 例不可切除的胰腺神经内分泌肿瘤肝转移患者，3 个月时临床有效率为 55%，6 个月时为 50%，影像改善率为 50%，总生存期达（29.4 ± 3.4）个月；但放射性微球价格昂贵、不易获得，目前应用十分有限。

对于神经内分泌肿瘤肝转移，上述 3 种介入治疗方式，何种方式效果更好目前尚无明确结论。有研究比较了 TACE 和 TAE 对胰腺神经内分泌肿瘤肝转移的治疗效果，结论是两者无显著差异，TACE 既不增加治疗效果，也不导致额外风险；而 Gupta 等研究了 123 例胰腺神经内分泌肿瘤肝转移患者，包括 69 例类癌和 54 例胰岛细胞瘤，结果对类癌肝转移，TAE 的治疗效果优于 TACE，而对于胰岛细胞瘤，TACE 的有效率和患者生存期均优于 TAE。

4. 全身化疗

化疗被认为是目前分化差、快速进展的神经内分泌肿瘤的治疗方法，对于分化好、生长较慢的肿瘤，如肿瘤年生长 <25%，化疗益处十分有限。有文献报道，多药联合较单药治疗效果好。首选化疗药物为链佐星，单独应用的有效率为 26%，链佐星联合氟尿嘧啶的有效率为 68%，链佐星联合多柔比星有效率为 69%；可见，应采用联合方案化疗，以取得更好疗效。研究显示，以链佐星为基础的联合化疗能提高神经内分泌肿瘤治疗的有效率，联合方案包括链佐星 + 氟尿嘧啶、链佐星 + 多柔比星、链佐星 + 环磷酰胺、脲霉素 + 氟尿嘧啶 + 多柔比星等；联用干扰素（IFN）和生长抑素（SST）类制剂，可使单药治疗无效的肿瘤缩小率达 30%；但目前多数关于化疗的疗效评价相关临床研究均为回顾性的，且由于评估的肿瘤为异源性，无统一完善的标准。

5. 生物治疗

主要包括 IFN 和 SST 类制剂的治疗。IFN 被认为是低增殖肿瘤的首选治疗药物，也可与 SST 类似物联合治疗。其作用机制尚未明确，可能与抑制细胞增殖、免疫细胞介导的细胞毒作用、抑制血管生成及阻断细胞周期来减慢肿瘤生长有关。干扰素在症状和生物学反应方面可获得较高的有效率（80%），但也会带来相应的不良反应，如发热、白细胞减少等。目前常用的是 IFN-α，IFN 治疗类癌的有效率为

40% ~ 60%，肿瘤缩小率为 10% ~ 15%。最近有研究显示，IFN-β 对消化道神经内分泌肿瘤有更强的抑制作用。

SST 类似物通过与 SST 受体（SSTR）结合抑制多肽释放改善临床症状，改善病人的生活质量，同时阻断细胞周期的 G1 期，抑制肿瘤生长；另外还通过非 SSTR 依赖途径调节免疫、抑制血管形成、促进凋亡等阻止肿瘤细胞生长。有学者用长效 SST 类制剂治疗晚期无功能胰腺神经内分泌肿瘤，21 例病人中有 8 例病情稳定平均 >49 个月，13 例病人在 18 个月后病情进展；同一研究组的另一研究发现，转移性胰腺神经内分泌肿瘤病人，经 6 个月长效 SST 类制剂治疗反应良好的，3 年存活率 100%，而无反应的病人仅 52%。

6. 肝移植

在目前肝移植供体缺乏的情况下，为神经内分泌肿瘤肝转移患者实施肝移植，有很大争议，必须要考虑到这类疾病进展缓慢的特点及权衡肝移植术和其他治疗方法的利弊而选择适当的治疗方案。然而近年来一些单中心和多中心的回顾性分析研究证明，虽然肝移植有很大的风险，但相比较其他类型的继发性恶性肿瘤而言，神经内分泌肿瘤肝转移患者肝移植术后可长期缓解症状，一部分患者甚至可得到治愈。

由于肝移植治疗效果的不确定性和较高的复发率，术前选择合适的患者及手术时机非常重要。对原发病灶局限伴广泛肝转移且全身情况良好的病例，经严格挑选可考虑行原发病灶切除加同种异体肝移植术。国外有学者建议神经内分泌肿瘤肝转移患者存在以下 3 种情况可行肝移植术：①肿瘤不能行治愈性切除或大部分切除；②肿瘤对药物或介入治疗无反应；③有引起生命危险的激素相关物质释放。他们还排除了低分化的神经内分泌肿瘤及分化良好但细胞增殖指数高（Ki-67>10%）的肿瘤；依此标准，1997 ~ 2001 年共实施 9 例肝移植，随访时间为 4 ~ 45 个月；结果发现这组病例肝移植术后激素相关物质释放引起的相应症状完全消失，患者得到了一个相对较长的疾病缓解期，甚至有些患者可能治愈。

中华医学会外科学分会胰腺外科学组也于近年提出了胰腺内分泌肿瘤伴肝转移患者的肝移植指征：确定为内分泌肿瘤肝转移，胰腺原发病灶可完整切除，肝双侧叶不可切除的多发转移灶，肿瘤 Ki-67<10%（如 Ki-67<5%，预后更好），无肝外转移和区域淋巴结转移，存在无法用药物控制的、明显影响病人生活质量的症状，无其他肝移植禁忌证。

（六）诊疗风险的防范

神经内分泌肿瘤肝转移是一种特殊类型的肝转移瘤，有别于其他恶性肿瘤肝转移，如总体恶性程度偏低，但即使发生转移，仍能存活较长时间；功能性 NET 患者在临床表现上可出现相关物质分泌过多引起的症状；NET 肝转移并不是肝移植的绝对禁忌证，能取得一定的效果等；在 NET 肝转移的临床诊治过程中，我们需注意以下几个方面。

1. 对于功能性 NET 肝转移，要特别注意相关肽类和神经胺类物质分泌过多所引起的临床症状，比如胰岛素分泌过多造成的低血糖症状（胰岛素瘤）；胃酸分泌过多造成的消化道溃疡、腹泻症状（胃泌素瘤）；5-HT 分泌过多造成腹痛、腹泻、面色潮红、哮喘、周围性水肿等类癌综合征（类癌）；当临床上出现典型症状时，一方面要积极对症处理，另一方面也是提示我们是否要考虑 NET 的存在；因此在临床上，我们要时刻警惕，出现症状，及时的分析原因，给予患者相应的治疗，避免诊疗风险。

2. NET 的诊断需要结合临床表现、借助影像学检查、最终仍需病理明确；目前尚缺乏敏感性、特异性较高的 NET 诊断标记物；而判断是否存在肝转移，也主要是通过 B 超、CT、MRI 等检查；长期以来诊断恶性神经内分泌肿瘤的标准是出现转移或广泛浸润周围器官组织，到目前为止还没有找到敏感和特异的能够区分良恶性或预测恶性潜能的指标；因此，对于 NET 患者，不管良性还是恶性，我们都要定期随访，注意有无肝或其他部位转移，早发现，早诊治。

3. 在 NET 肝转移患者的治疗过程中，要时刻注意不良反应的发生，比如介入治疗的栓塞后综合征，大部分患者均可能发生，主要表现为疼痛、发热、肝酶增高，小部分患者甚至出现急性肝衰竭、急性肾衰竭、类癌危象、消化性溃疡出血等；SST 类制剂治疗的不良反应，如脂肪及维生素 A、维生素 D 吸收障碍以及腹泻、胆囊结石、高血糖等；一旦出现治疗不良反应，应积极对症治疗，避免进一步加重。

4. 对于肝移植治疗神经内分泌肿瘤肝转移患者，目前虽有不同的意见，但当内科治疗及介入治疗无效且不能施行肝转移瘤切除术时，肝移植仍是最好的选择；而且由于肝移植术后能够有效地缓解症状及可能得到治愈，故而即使在目前供肝短缺的情况下，选择合适的患者实施肝移植术还是值得的；但是在临床工作中一定要严格把握此类患者的肝移植适应证，否则既浪费了肝源，又不能有效缓解症状。

三、其他来源的转移性肝癌

转移性肝癌，又称继发性肝癌。由于肝血供的特点以及肝窦上皮细胞间隙使得肿瘤更易于进入肝实质，有近50%的恶性肿瘤发生肝转移，高于肺转移的发生率。尸检表明，我国转移性肝癌为原发性肝癌的1.2倍，西方国家则为20～64.5倍；许多脏器的癌肿均可转移到肝，尤以胃肠道的癌肿最多，约60%的胃肠道恶性肿瘤可发生肝转移，其次为乳腺癌，约为35%；其他如胰腺癌、子宫癌、卵巢癌、肺癌、肾癌、鼻咽癌等亦可转移到肝，形成转移性肝癌。

（一）病因

人体各部位的癌肿转移到肝有4种途径。①经肝门静脉转移：为主要转移途径，消化道及盆腔部位的恶性肿瘤多经此道转移入肝，占肝转移瘤的35%～50%；②经肝动脉转移：肺癌、乳腺癌、肾癌、恶性黑色素瘤、鼻咽癌等可经此转移入肝；③经淋巴道转移：此种途径较为少见，胆囊癌可沿胆囊窝淋巴管扩展至肝内，也可以经肝门淋巴结循淋巴管逆行转移到肝；④直接蔓延：胃癌、胆囊癌等可直接蔓延侵犯肝。

（二）临床表现

转移性肝癌的临床表现与原发性肝癌很相似，但较后者发展慢，症状也轻；如肝转移灶与原发器官的癌肿同时存在，则主要表现为肝外原发癌所引起的症状，而肝的症状轻微或者不明显，只能在体检或剖腹探查时发现癌肿已转移到肝；也有部分病人出现了转移性肝癌的症状，而其原发灶十分隐匿，不易被查出；如原发灶切除后又出现肝转移灶时，则病人多主诉上腹或肝区闷胀不适或隐痛，随着病情发展，病人又出现乏力、食欲缺乏、消瘦或发热等症状，查体时在上腹部可触到增大的肝，或质地坚硬有触痛的癌结节；晚期病人可出现贫血、黄疸和腹水等，肝糖原储备功能丧失，甚至出现暴发性肝衰竭，发生低血糖性昏迷；有腔静脉受压时会出现下肢肿胀及腹壁静脉曲张。

（三）诊断

转移性肝癌的诊断，关键在于查出原发癌灶，如发现肝区疼痛等症状的同时查到其他脏器有原发癌灶存在，则诊断多可确立。

1. 实验室检查

（1）肝功能检查　以胆红素、碱性磷酸酶、转氨酶最具有诊断价值；但也有学者认为，肝功能检查对肝转移的诊断并没有帮助；清蛋白及凝血功能亦有一定价值，正常则表示肝合成功能好；若肝细胞无损伤，有凝血异常和清蛋白降低．则提示有广泛转移病变。

（2）肿瘤标志物检查　AFP和CEA分别用于监测肝细胞癌和结、直肠癌，检查CEA倍增时间长，肿瘤生长慢，预后好，发生肝转移的可能性小；2/3的胃癌、胰腺癌和胆管癌病例中血CA19-9浓度增高；CA50和CA19-9相比，胰腺癌、肺癌、前列腺癌等有升高；有50%的胰腺癌和卵巢癌CA72升高；有80%以上卵巢腺癌CA125升高；胃癌肝转移其增殖相关抗原P105升高；CEA伴免疫抑制酸性蛋白（IPA）升高可示胃癌肝转移。

2. 影像学检查

（1）超声检查　首选用于筛选和诊断肝疾病，无创、方便但有漏诊；转移性肝癌的回声类型可表现为无回声、低回声、强回声、和"靶型征"等，边界清晰，但不同组织来源的肝转移瘤可表现出不同的声像图特征；比如低回声型见于各种癌灶肝转移；高回声型多见于胃肠道和泌尿系肿瘤的肝转移；无回声囊型常见于有分泌性的转移瘤；钙化型常见于胃肠道和卵巢肿瘤肝转移；此外，还可以在超声引导下行肝穿刺活检。

（2）CT检查　是目前诊断转移性肝癌最精确的影像学方法。平扫时可见肝内多个形态不一的低密度灶，少部分病人可出现钙化征象，极少数可见囊性转移灶；增强扫描时可见病灶中心为低密度、边缘为高密度环形强化，最外层又组织的密度又低于肝实质，此称"牛眼征"，病理上，环形强化区位肿瘤组织，外带为受压的肝细胞和肝窦，对诊断转移性肝癌有一定的帮助，但应与肝脓肿的"双环征"相区别。

（3）MRI 检查　转移性肝癌多数形态呈不规则、边缘清楚、多发、大小不等的结块影，表现为长 T_1 低信号和长 T_2 高信号；由于肿块内发生坏死、囊变、出血、脂肪浸润、纤维化、钙化等改变；因此，在 T_1 加权像上多呈不均匀信号；转移癌的典型征象：在 T_2 加权像上中央呈现小圆形、片状均匀或不均匀高信号，其周围有宽度不等的低信号环绕，其信号强度要比周围正常肝实质低，有的病例在低信号内晕环的周围还有一个比周围同正常肝实质信号要高的外晕环，此称"靶征"或"牛眼征"。

（4）PET-CT 检查　是近年来发展较快的一项影像学诊断工具，有着很高的灵敏度，但其特异性较低，而且易产生假阳性结果，同时该检查也存在着费用较高、病灶定位较差等缺点，因此 PET-CT 扫描不作为常规推荐。

（5）血管造影　血管造影具有"交通图"的功用以利于外科手术及评估肝占位；富血管病灶见于恶性类癌、平滑肌肉瘤和肾细胞癌等的肝转移；少血管病灶见于恶性黑色素瘤、胰腺癌、胆囊癌、胆管癌、肺癌、食管鳞状细胞癌等的肝转移。

3. 组织学检查

可在 B 超、CT、腹腔镜引导下行肝组织活检或细针针吸活检对可疑病灶做组织学检查，病理检查为金标准，若无影像引导穿刺活检，有 25% 的漏诊率；但组织学诊断仅能判断恶性程度或细胞类型，难于确定原发部位，且有出血、胆瘘、肿瘤沿针道播散的危险；因此目前组织学检查仅在病情需要时进行，不作为常规推荐。

（四）治疗

1. 手术治疗

（1）适应证　手术切除是转移性肝癌最有效并可能使患者长期存活的治疗手段，其手术适应证包括：①全身情况好，心、肺、肝和肾功能基本正常；②转移灶为单发或虽为多发但范围局限于半肝；③原发灶能够切除或已经切除；④无肝外转移灶或肝外转移灶能够得到有效治疗；⑤转移性肝癌术后复发，但病灶较局限，符合手术条件者也可考虑再次手术切除。

（2）手术时机　关于转移性肝癌切除的时机，目前意见尚不统一。在同时性肝转移的情况下，一般主张在原发灶和肝转移灶能同期切除时应力争同期切除，以减轻肿瘤的负荷，理由是因为肝转移灶以后有可能发生二次转移，多发肝转移灶经过 3 ~ 6 个月后可能失去手术切除机会；但是也有学者主张先将原发灶切除，3 ~ 6 个月后再进行肝转移灶切除；理由是同期手术死亡率和并发症的发生率高，微小肝转移灶可能会被漏掉；国外有学者也认为，对可以切除的同期发现的转移性肝癌，在原发灶行根治性切除术后 4 ~ 6 个月，能明确排除肝外转移后再行二期手术，这样既可达到根治的目的，又可避免短期内出现多病灶施行不必要的手术。我们认为，同期发现有肝转移者，若情况允许还是应努力争取一并切除原发灶和转移灶。但在手术治疗原发病灶时，若术前未能发现肝转移灶而术中证实有肝转移，决定是否一并切除原发灶和转移灶是困难的。实际上，越来越多的研究表明，同期手术与分期手术安全性及预后均相当。因此手术时机的选择取决于患者的具体情况及外科医师的经验；如患者的手术耐受力，原发肿瘤与肝转移性灶的部位、大小，切口的位置是否有利于肝切除的术野暴露、术中超声检查情况等因素。

（3）手术方式　转移性肝癌的切除术式，包括扩大肝切除、规则性肝叶切除、肝段切除和肝部分切除；目前肝部分切除逐渐成为主要的手术方式。术前需要明确转移灶与肝门静脉、肝静脉及下腔静脉的关系。

（4）手术疗效及预后　随着对转移性肝癌生物学特性认识的加深以及影像学的进步和肝外科技术的提高，对转移性肝癌切除的成功率已大大提高，生存率明显改善。目前，国内一些较大的肝胆外科中心肝癌的总切除率可达 30% ~ 60%，而手术死亡率在 5% 以内；欧美报道，转移性肝癌切除后 5 年生存率为 25% ~ 49%；国内黄韬等通过回顾性研究发现，转移性肝癌总切除率达 55.8%，切除性手术组的 1 年、3 年、5 年生存率分别为 74.1%、39.7% 和 23.3%，明显高于非切除性手术组相应的 33.7%、2.2% 和 0；Minagawa 等收集了 187 例同期行转移性肝癌根治性切除的病例进行研究，结果发现所有病例均未发生手术死亡，其 3 年、5 年和 10 年的生存率分别为 49%、35% 和 25%；尽管手术切除在所有治疗方法中效果较好，但仍有 70% ~ 80% 的患者术后会复发与转移，对于符合手术条件的再次复发病例仍可考虑手术切除。

有报道对残肝复发癌积极地进行手术切除，也能得到与初次肝切除相近的治疗效果，但与初次肝切除相比，再次肝切除可能手术时间长、出血量多，但并发症及院内死亡的发生率与初次肝切除相比无显著差异，切除率在 10% ~ 15%；值得注意的是，第 2 次转移性肝癌切除后，仍有一定的再次复发率，故术后应辅以积极的全身或局部治疗，防止再次复发。

2. 肝血管介入治疗包括肝动脉栓塞化疗（TACE）、单纯肝动脉栓塞（TAE）和肝动脉插管灌注化疗（TAI）、肝门静脉栓塞治疗（PVE）及肝动脉和肝门静脉双路径治疗等方式。严格地说，除了碘过敏外，各期转移性肝癌均是肝血管介入治疗的适应证，无绝对的禁忌证。但一般认为严重的肝肾功能不全，重度腹水，重度门静脉高压，肿瘤巨大占肝体积的 80% 以上；或者肝门静脉被广泛浸润，癌栓造成肝门静脉主干完全闭塞；全身广泛转移或临终期不适合血管的介入治疗。

（1）TAE 和 TACE　由于大多数转移性肝癌的血供主要来源于肝动脉，这为肝动脉栓塞治疗提供了理论依据。因此 TAE 及 TACE 是目前治疗不能手术切除的转移性肝癌的首选方法。TAE 能栓塞肿瘤血管，使肿瘤内及周围的血流中断或减少，达到治疗肿瘤的目的；TACE 可提高肿瘤局部的化疗药物浓度，对肿瘤细胞的杀伤选择性较全身化疗强，全身毒性反应小，患者耐受性好。常用的栓塞剂包括碘油、300 ~ 500μm PVA 微粒或 Embosphere 栓塞微球、明胶海绵颗粒、甚至 NBCA，ONYX 胶等；常用的细胞毒药物包括多柔比星、链佐星、丝裂霉素、氟尿嘧啶等，均已应用达 15 年之久。

（2）TAI　应用 Seldinger 插管技术，将导管置于肝动脉，通过灌注大剂量化学抗癌药，使到达肝癌组织内的药物浓度比一般周围静脉给药或口服给药要高出 10 ~ 30 倍，全身不良反应明显减少，因此对肝癌治疗更为有效。

（3）PVE　尽管 TACE 是目前公认的对不能切除的转移性肝癌首选的治疗方法之一，但仍有相当一部分患者疗效不佳，原因之一是未能解决肿瘤细胞完全坏死，而肝门静脉参与肿瘤血供是重要因素。有学者通过经皮肝穿刺肝门静脉造影，能使直径在 6 ~ 7cm 以上的原发性与继发性肝癌、直径 <6cm 的原发性小肝癌及直径为 1 ~ 2cm 的转移性肝癌显影，提示肝门静脉灌注药物可到达肿瘤组织，由此可见通过肝门静脉给药或同时加上肝动脉插管进行双途径给药对治疗肝肿瘤有重要意义。

3. 局部治疗

（1）射频消融（RFA）　大量的临床实践证实，RFA 是局部治疗肝肿瘤的有效技术，被认为是对不宜手术或不能手术的原发性肝癌和转移性肝癌病人实施治疗的一种有效手段。RFA 对于直径 ≤ 3cm 的小肝癌的疗效已经得到肯定。随着设备的改进以及治疗技术的进步，RFA 已开始用于对各种类型的较大肝肿瘤的治疗，并取得了较好的疗效。

（2）经皮无水乙醇瘤内注射（PEI）　PEI 属于经皮化学消融介入治疗，具有安全、经济、创伤小、适用范围广、可重复治疗等优点。适用于无肝穿刺禁忌证及无乙醇过敏史的所有转移性肝癌病人，对肿瘤直径 <5cm、肿瘤数目 <3 个的病例可以获得良好的治疗效果。大量的临床实践已证实 PEI 是治疗小肝癌的有效方法，非对比的研究显示，PEI 治疗小肝癌 3 年存活率为 47% ~ 77%，与手术切除后病人的存活率非常接近。

（3）氩氦刀冷冻治疗　氩氦刀冷冻治疗是通过高压氩气，使肿瘤组织细胞的温度迅速降低至 –40℃以下，冰晶迅速在肿瘤细胞内外形成．细胞内外电解质和渗透压失衡，最终导致肿瘤细胞组织不可逆变性和坏死。陈焕伟等对 26 例原发性肝癌、15 例复发性肝癌和 13 例转移性肝癌总共 105 个瘤灶经皮冷冻治疗，结果发现其术后 1 年累积存活率分别为 81.82%、46.22% 和 80.21%，无出血、胆漏等严重并发症发生；认为氩氦刀冷冻治疗肝癌是一种安全、有效的经皮局部消融治疗新方法；亦有文献报道称经氩氦刀冷冻治疗后，局部肿瘤控制率可达 85%，转移性肝癌患者平均生存时间为 23 个月，2 年和 3 年生存率分别为 47% 和 29%。

（4）微波凝固疗法　微波凝固疗法主要利用微波热效应和肿瘤不耐热的特点，使肿瘤组织凝固、坏死，达到原位灭活和局部根治的目的。该法对直径较大的肿瘤效果较差，需多次治疗；合并肝硬化的患者对微波消融的耐受性好。Adam 等研究表明，经皮微波凝固疗法可增强机体局部和全身的细胞免疫功能，以彻底消灭肿瘤及残存癌细胞，预防肿瘤复发；亦有研究表明，对直径约 3cm 的转移性肝癌进行微波治疗，患者平均 3 年和 5 年的生存率分别为 46% ~ 62% 和 18% ~ 29%，疗效与外科手术相似。

（5）其他　局部治疗策略中还包括高能聚焦超声，激光治疗、X 刀等。客观而言，这些方法均有一定疗效。当然对于肿瘤治疗，我们应该根据患者具体情况全面分析、权衡利弊，进而综合运用现有的各种治疗手段以达到最佳的治疗效果。

4. 肝移植

目前肝移植技术已经较为成熟，尤其对于原发性的早期小肝癌、"意外癌"以及某些恶性程度不高的肝癌，肝移植术能取得较满意的疗效；但对转移性肝癌患者进行肝移植治疗，现阶段的经验还不多，且作用很有限，如对于来自非神经内分泌的转移性肝癌行肝移植术后，1 年生存率仅为 5% 左右；而对于神经内分泌系统来源的转移性肝癌因浸润性相对较弱，故是肝移植的一个较好适应证，如原发灶已切除，肝移植后可使病情得到长期缓解甚至治愈。

5. 全身化疗

化疗在不同来源转移性肝癌治疗体系中起着重要作用，经治疗后患者均能得到不同程度的缓解，提高生存率。临床上根据肿瘤来源的不同，治疗方案有所变化，治疗效果也有很大差异。例如：①结、直肠癌肝转移的全身化疗方案应用，使得越来越多的患者病情有所缓解，获得手术切除机会，许多医疗单位已将新辅助化疗作为可切除的结、直肠癌肝转移的术前常规治疗。②在胃癌肝转移的治疗中，化疗占有重要地位，许多新药，如第三代铂类衍生物草酸铂、紫杉醇类、拓扑异构酶 I 抑制药喜树碱类以及吉西他滨、培美曲塞的出现，为晚期胃癌的治疗提供了更有效且更安全的方案。③而胰腺癌的肝转移预示着预后严重不良，且肝转移常常为多发散在的转移灶，化疗效果不佳，与不治疗相比生存期仅延长数月而已。④化疗常作为乳腺癌脏器转移的一线治疗，但肝转移疗效较其他转移灶疗效差，且生存期相对短，有研究发现乳腺癌肝转移接受全身化疗中位生存期仅 8.5 个月；但新的化疗药物和新的化疗方案的研究成功提高了缓解率，延长了生存期。⑤ 50% 的非小细胞肺癌初诊有胸外多处转移，此类患者以化疗为主要方案，目的是延长生命和提高生活质量，对同期发生的孤立性转移，当原发病变为 $T_{1-2}N_0$ 且能完全性切除的，其肺原发病变和可切除的孤立性转移病变建议手术治疗 + 全身治疗。

6. 生物治疗

作为转移性肝癌治疗的辅助疗法，基因治疗为近年来出现的一种肿瘤治疗的新策略，其机制主要为诱导肿瘤细胞自身生长的停滞或凋亡、增强肿瘤细胞的免疫原性，提高机体对肿瘤细胞的特异杀伤活性等，目前研究的基因有：自杀基因、免疫基因、抗血管生成基因、抑癌基因和癌基因等. 部分已进入临床研究阶段，取得了一定的疗效。

7. 预后

转移性肝癌的预后取决于原发肿瘤的部位、恶性程度、肝受累范围、有无肝外部位转移灶和患者的全身情况。一般而言，患者在诊断为肝转移后 1 年内死亡，结、直肠肿瘤肝转移预后相对较好，多发性肝转移多死于 2 ~ 3 年，但有 16% 的单发性肝转移者存活 5 年以上。对已有肝转移的晚期肿瘤，只有在尽可能切除原发灶的情况下，采取以手术为主，辅以全身和局部治疗的综合疗法，才有可能最大限度地使病情缓解，提高患者生活质量，延长生存时间。

（五）诊疗风险的防范

转移性肝癌属于恶性肿瘤的晚期表现，未经治疗的转移性肝癌预后很差，中位生存时间少于 2 年，少有超过 5 年者。目前对于转移性肝癌的治疗仍是一个比较棘手的问题，治疗方法虽有手术切除、介入治疗、局部治疗、全身化疗、甚至肝，移植等多种方法，但其总体疗效及预后尚不甚满意。在转移性肝癌的临床诊治过程中，我们需注意以下几个方面。

1. 转移性肝癌的诊断相比治疗而言，相对容易，但应注意：①需要明确肝占位是原发灶还是转移灶；一般而言，都可以通过临床表现和影像学检查来明确；②若考虑为转移灶，应设法查出原发灶；有的原发灶确实比较隐秘，这就要求我们在考虑诊断时，应联合多种检查手段，力争找到原发癌灶，这对患者的治疗起着决定性的作用。

2. 外科手术切除是目前转移性肝癌的最佳治疗方式，只有在尽可能切除原发灶的情况下，采取以手术为主的综合治疗方法，才有可能最大限度地缓解病情，提高患者生活质量，延长生存时间。但现阶段手术切除率仍偏低，且术后复发率较高；如何通过综合治疗的方法，提高转移性肝癌的手术切除率，降低复发率，使得患者获得最佳的治疗效果．是目前研究的重点。

3. 应当建立 MDT 综合治疗模式,根据患者病情,给予更恰当、更全面的诊疗方案,更好地避免诊疗风险,从而有效地提高患者的治疗效果，延长生存期。当然我们在强调 MDT 综合治疗模式的时候，应当充分注重个体化治疗，因为不同来源的转移性肝癌，性质不同，恶性程度不同，预后也有很大差异；因此我们在临床工作中，治疗方案也要有相应的变化，更富有针对性，更好的避免诊疗风险。

微信扫码
◆临床科研
◆医学前沿
◆临床资讯
◆临床笔记

第六章 内分泌系统及代谢性疾病

第一节 甲状腺功能亢进症

甲状腺功能亢进症（Hyperthyroidism，简称甲状腺功能亢进），是指由于甲状腺本身或甲状腺以外的多种原因引起的甲状腺激素增多，进入循环血中，作用于全身的组织和器官，造成机体的神经、循环、消化等各系统的兴奋性增高和代谢亢进为主要表现的疾病的总称。甲状腺功能亢进是内分泌系统的常见病和多发病。本病可发生于任何年龄，从新生儿到老年人均可能患甲状腺功能亢进，但最多见于中青年女性。

甲状腺功能亢进的病因较复杂，其中以 Graves 病（GD）最多见，又称毒性弥散性甲状腺肿，是一种伴甲状腺激素分泌增多的器官特异性自身免疫病，约占所有甲状腺功能亢进患者的 85%；其次为亚急性甲状腺炎伴甲状腺功能亢进和结节性甲状腺肿伴甲状腺功能亢进；其他少见的病因有垂体性甲状腺功能亢进、碘甲状腺功能亢进等。本节主要讨论 Graves 病。

一、病因及发病机制

GD 的发病机制和病因未明，一般认为它是以遗传易患性为背景，在精神创伤、感染等应激因素作用下，诱发体内的免疫系统功能紊乱，"禁忌株"细胞失控，Ts 细胞减弱了对 Th 细胞的抑制，特异 B 淋巴细胞在特异 Th 细胞辅助下产生异质性免疫球蛋白（自身抗体）而致病。可作为这些自身抗体的组织抗原或抗原成分很多，主要有 TSH、TSH 受体、Tg、甲状腺 TPO 等。

二、病理

（一）甲状腺

多呈不同程度的弥散性、对称性肿大，或伴峡部肿大。质软至韧，包膜表面光滑、透亮，也可不平或呈分叶状。甲状腺内血管增生、充血，使其外观呈鲜牛肉色或猪肝色。滤泡增生明显，呈立方形或高柱状，并可形成乳头状皱褶突入滤泡腔内，腔内胶质常减少或消失。细胞核位于底部，可有分裂象。高尔基器肥大，内质网发育良好，有较多核糖体，线粒体常增多。凡此均提示滤泡上皮功能活跃，处于 TH 合成和分泌功能亢进状态。

（二）眼

浸润性突眼者的球后组织中常有脂肪浸润，纤维组织增生，黏多糖和糖胺聚糖沉积，透明质酸增多，淋巴细胞及浆细胞浸润。眼肌纤维增粗、纹理模糊，肌纤维透明变性、断裂及破坏，肌细胞内黏多糖亦增多。

（三）双下肢对称性胫前黏液性水肿

少见。病变皮肤切片在光镜下可见黏蛋白样透明质酸沉积，伴多数带颗粒的肥大细胞、吞噬细胞和内质网粗大的成纤维细胞浸润；电镜下可见大量微纤维伴糖蛋白及酸性糖胺聚糖沉积。

（四）其他

骨骼肌、心肌有类似上述眼肌的改变，但较轻。久病者或重度甲状腺功能亢进患者肝内可有脂肪浸润、灶状或弥散性坏死、萎缩，门静脉周围纤维化乃至肝硬化。颈部、支气管及纵隔淋巴结增大较常见，脾亦可增大。少数病例可有骨质疏松。

三、临床表现

女性多见，男女之比为 1：4 ~ 1：6，各年龄组均可发病，以 20 ~ 40 岁为多。临床表现不一，老年和儿童患者的临床表现常不典型，典型病例表现三联症。

（一）甲状腺激素分泌过多综合征

1. 高代谢综合征

由于 T_3、T_4 分泌过多和交感神经兴奋性增高，促进物质代谢，氧化加速使产热、散热明显增多，患者常有疲乏无力、怕热多汗，皮肤温暖潮湿、体重锐减、低热（危象时可有高热）等。

2. 心血管系统

可有心悸、胸闷、气短、心动过速，严重者可导致甲状腺功能亢进性心脏病。查体时可见：①心动过速，常为窦性，休息及熟睡时心率仍快。②心尖区第一心音亢进，常有收缩期杂音，偶在心尖部可听到舒张期杂音。③心律失常以期前收缩、房颤多见，房扑及房室传导阻滞少见。④可有心脏肥大、扩大及心力衰竭。⑤由于收缩压上升、舒张压下降，脉压差增大，有时出现水冲脉、毛细血管搏动等周围血管征。

3. 精神、神经系统

易激动、烦躁、失眠、多言多动、记忆力减退。有时出现幻觉，甚而表现为亚躁狂症或精神分裂症。偶尔表现为寡言、抑郁者，以老年人多见。可有双手及舌平伸细震颤，腱反射亢进。

4. 消化系统

常有食欲亢进、多食消瘦、大便频繁。老年患者可有食欲减退、厌食。重者可有肝大及肝功能异常，偶有黄疸。

5. 肌肉骨骼系统

部分患者可有甲状腺功能亢进性肌病、肌无力及肌萎缩，多见于肩胛与骨盆带肌群。周期性瘫痪多见于青年男性患者，原因不明。

6. 内分泌系统

早期血 ACTH、皮质醇及 24 h 尿 17- 羟皮质类固醇（17- 羟）升高，继而受过多 T_3、T_4 抑制而下降，皮质醇半衰期缩短。

7. 生殖系统

女性常有月经减少或闭经，男性有阳痿，偶有乳腺发育。

8. 血液和造血系统

周围血液中，淋巴细胞绝对值和百分比及单核细胞增多，但白细胞总数偏低。血小板寿命缩短。有时可出现皮肤紫癜或贫血。

（二）甲状腺肿

绝大多数患者有程度不等的弥散性、对称性甲状腺肿大，随吞咽动作上下运动；质软、无压痛、久病者较韧；肿大程度与甲状腺功能亢进轻重无明显关系；左、右叶上下极可扪及细震颤，可闻及收缩期吹风样或连续性收缩期增强的血管杂音，为诊断本病的重要体征。极少数无甲状腺肿大或甲状腺位于胸骨后纵隔内。甲状腺肿大压迫气管、食管及喉返神经时，出现气短、进食哽噎及声音嘶哑。

（三）眼征

GD 患者中，有 25% ~ 50% 伴有眼征，其中突眼为重要而较特异的体征之一。突眼多与甲状腺功能亢进同时发生，但亦可在甲状腺功能亢进症状出现前或甲状腺功能亢进经药物治疗后出现，少数仅有突眼而缺少其他临床表现。按病变程度可分为单纯性（干性、良性、非浸润性）和浸润性（水肿性、恶性）突眼两类。

1. 非浸润性突眼

占大多数，无症状，主要因交感神经兴奋和 TH 的 β 肾上腺素能样作用致眼外肌群和提上睑肌张力增高有关，球后及眶内软组织改变不大，突眼度 <18 mm，经治疗常可恢复，预后良好。眼征有以下几种。①Dalrymple 征：眼裂增大。②Stellwag 征：瞬目减少。③Mobius 征：双眼聚合能力欠佳。④Von Graefe 征：眼向下看时巩膜外露。⑤Joffroy 征：眼向上看时前额皮肤不能皱起。

2. 浸润性突眼

较少见，症状明显，多发生于成年患者，由于眼球后软组织水肿和浸润所致，预后较差。除上述眼征更明显外，往往伴有眼睑肿胀肥厚，结膜充血水肿。患者畏光、复视、视力减退、阅读时易疲劳、异物感、眼胀痛或刺痛、流泪，眼球肌麻痹而视野缩小、斜视、眼球活动度减少甚至固定。突眼度一般 >19 mm，左右突眼度常不等。由于突眼明显，不能闭合，结膜及角膜经常暴露，尤其睡眠时易受外界刺激而引起充血、水肿，继而感染。

四、实验室检查

（一）血清甲状腺激素测定

1. 血清总三碘甲状腺原氨酸（TT_3）

TT_3 浓度常与 TT_4 的改变平行，但在甲状腺功能亢进初期与复发早期，TT_3 上升往往很快，约 4 倍于正常；而 TT_4 上升较缓，仅为正常的 2.5 倍，故测定 TT_3 为早期 GD、治疗中疗效观察及停药后复发的敏感指标，亦是诊断 T_3 型甲状腺功能亢进的特异指标。但应注意老年淡漠型甲状腺功能亢进或久病者 TT_3 可不高。

2. 血总甲状腺素（TT_4）

TT_4 是判定甲状腺功能最基本的筛选指标，在估计患者甲状腺激素结合球蛋白 TBG 正常情况下，TT_4 的增高提示甲状腺功能亢进。甲状腺功能亢进患者 TT_4 升高受 TBG 影响，而 TBG 又受雌激素、妊娠、病毒性肝炎等影响而升高，受雄激素、低蛋白血症（严重肝病、肾病综合征）、泼尼松等的影响而下降，分析时必须注意。

3. 血清游离甲状腺素（FT_4）及游离 T_3（FT_3）

不受血 TBG 影响，能直接反映甲状腺功能。其敏感性和特异性均明显高于 TT_4 和 TT_3，含量极微，正常值因检查机构而有不同。

4. 血清反 T_3（rT_3）

rT_3 无生物活性，是 T_4 在外周组织的降解产物，其血浓度的变化与 T_3、T_4 维持一定比例，尤其与 T4 的变化一致，可作为了解甲状腺功能的指标。

（二）促甲状腺激素（TSH）

甲状腺功能改变时，TSH 的波动较 T_3、T_4 更迅速而显著，故血中 TSH 是反映下丘脑 – 垂体 – 甲状腺轴功能的敏感指标。尤其对亚临床型甲状腺功能亢进和亚临床型甲减的诊断有重要意义。垂体性甲状腺功能亢进升高，甲状腺性甲状腺功能亢进正常或降低。

（三）甲状腺摄 ^{131}I 率

本法诊断甲状腺功能亢进的符合率达 90%。正常值为：3 h，5% ~ 25%；24 h，20% ~ 45%，高峰出现在 24 h。甲状腺功能亢进患者摄 ^{131}I 率增强，3 h>25%，24 h>45%，且高峰前移。缺碘性甲状腺肿摄 ^{131}I 率也可增高，但一般无高峰前移，可做 T_3 抑制试验鉴别。影响摄 ^{131}I 率的因素如下：①使摄 ^{131}I 率升高的因素：长期服用女性避孕药。②使摄 ^{131}I 率降低的因素：多种食物及含碘药物（包括中药）、抗甲状腺药物、溴剂、利舍平（利血平）、保泰松、对氨基水杨酸、甲苯磺丁脲等。做本测定前应停用上述药物、食物 1 ~ 2 个月以上。孕妇和哺乳期妇女禁用。

（四）促甲状腺激素释放激素（TRH）兴奋试验

GD 时血 T_3、T_4 增高，反馈抑制 TSH，故 TSH 细胞不被 TRH 兴奋。如静脉注射 TRH 200 μg 后 TSH 有升高反应，可排除甲状腺功能亢进；如 TSH 不增高（无反应）则支持甲状腺功能亢进的诊断。本试验因在体外进行测定 TSH，无须将核素引入人体，故不良反应少，对年老有冠心病或甲状腺功能亢进性心脏病者较 T_3 抑制试验安全。

（五）T_3 抑制试验

主要用于鉴别甲状腺肿伴摄 ^{131}I 率增高系由甲状腺功能亢进或是单纯性甲状腺肿所致；也曾用于长期抗甲状腺药物治疗后，预测停药后复发可能性的参考。方法：先测定基础摄 ^{131}I 率后，口服 T_3 20 μg，每日 3 次，连续 6d（或干甲状腺 60 mg，每日 3 次，连服 8d），然后再测摄 ^{131}I 率。对比两次结果，正常人及单纯性甲状腺肿患者摄 ^{131}I 率下降 50% 以上；甲状腺功能亢进患者不被抑制，故摄 ^{131}I 的下降 <50%。伴有冠心病、甲状腺功能亢进性心脏病或严重甲状腺功能亢进者禁用本项试验，以免诱发心律失常、心绞痛或甲状腺危象。

（六）甲状腺自身抗体测定

未经治疗的 GD 患者血 TSAb 阳性检出率可达 80% ～ 100%，有早期诊断意义，对判断病情活动、是否复发也有价值；还可以作为治疗后停药的重要指标。50% ～ 90% 的 GD 患者血中可检出 TGAb 和（或）TPOAb，但滴度较低。如长期持续阳性且滴度较高，提示患者有进展为自身免疫性甲减的可能。

（七）影像学检查

超声、放射性核素扫描、CT、MRI 等可根据需要选用。

五、诊断及鉴别诊断

（一）诊断

根据临床表现三联症及实验室检查，诊断并不困难。但早期轻型、老年人、小儿表现不典型，尤其淡漠型甲状腺功能亢进应特别注意。

（二）鉴别诊断

1. 单纯性甲状腺肿

无甲状腺功能亢进症状。摄 ^{131}I 率虽也增高但高峰不前移。T_3 抑制试验可被抑制。T_3 正常或偏高，T_4 正常或偏低，TSH 正常或偏高。TRH 兴奋试验正常。血 TSAb、TGAb 和 TPOAb 阴性。

2. 神经官能症

神经、精神症状相似，但无高代谢症状群、突眼及甲状腺肿，甲状腺功能正常。

3. 其他疾病

以消瘦、低热为主要表现者，应与结核、恶性肿瘤鉴别；腹泻者应与慢性结肠炎鉴别；心律失常应与冠心病、风湿性心脏病鉴别；淡漠型甲状腺功能亢进应与恶性肿瘤、消耗病鉴别；突眼应与眶内肿瘤、慢性肺心病等相鉴别。

六、治疗

一般治疗：解除精神紧张和负担、避免情绪波动。确诊后应适当卧床休息并给予对症、支持疗法。忌碘饮食，补充足够热量和营养如蛋白、糖类及各种维生素。有交感神经兴奋、心动过速者可用普萘洛尔（心得安）、利舍平等；如失眠可给地西泮（安定）、氯氮䓬（利眠宁）。

甲状腺功能亢进的治疗，常用方法如下。

（一）控制甲状腺功能亢进的基本方法

（1）抗甲状腺药物治疗。

（2）放射性碘治疗。

（3）手术治疗。

（二）抗甲状腺药物治疗

疗效较肯定；一般不引起永久性甲减；方便、安全、应用最广。

1. 常用药物

（1）硫脲类：甲硫氧嘧啶和丙硫氧嘧啶（PTU）。

（2）咪唑类：甲巯咪唑（他巴唑，MMI）和卡比马唑（甲亢平）。

2. 作用机制

通过抑制过氧化物酶活性，使无机碘氧化为活性碘而作用于碘化酪氨酸减少，阻止甲状腺激素合成，丙硫氧嘧啶还可以抑制 T_4 在周围组织中转化为 T_3，故首选用于严重病例或甲状腺危象。

3. 适应证

病情轻、甲状腺呈轻至中度肿大者；年龄在 20 岁以下，或孕妇、年迈体弱或合并严重心、肝、肾疾病等而不宜手术者；术前准备；作为放射性 ^{131}I 治疗前后的辅助治疗；甲状腺次全切除后复发而不宜用 ^{131}I 治疗者。

4. 剂量用法与疗程

长程治疗分为初治期、减量期及维持期，按病情轻重决定剂量。

（1）初治期：丙硫氧嘧啶或甲硫氧嘧啶：300 ~ 450 mg/d，甲巯咪唑或卡比马唑：30 ~ 40 mg/d，分 2 ~ 3 次口服。至症状缓解或 T_3、T_4 恢复正常时即可减量。

（2）减量期：每 2 ~ 4 周减量 1 次，丙硫氧嘧啶或甲硫氧嘧啶每次减 50 ~ 100 mg/d，甲巯咪唑或卡比马唑每次减 5 ~ 10 mg/d，待症状完全消除，体征明显好转后再减至最小维持量。

（3）维持期：丙硫氧嘧啶或甲硫氧嘧啶 50 ~ 100 mg/d，甲巯咪唑或卡比马唑 5 ~ 10 mg/d，维持 1.5 ~ 2 年，必要时还可以在停药前将维持量减半。疗程中除非有较严重的反应，一般不宜中断，并定期随访疗效。

5. 治疗中注意事项

（1）如经治疗症状缓解但甲状腺肿大及突眼却加重时，抗甲状腺药物应酌情减量，并加用甲状腺片，每日 30 ~ 60 mg。可能由于抗甲状腺药物过量，T_3、T_4 减少后对 TSH 反馈抑制减弱，故 TSH 分泌增多促使甲状腺增生、肥大。

（2）注意抗甲状腺药物不良反应：粒细胞减少与药疹甲巯咪唑较丙硫氧嘧啶常见，初治时每周化验白细胞总数、白细胞分类，以后每 2 ~ 4 周 1 次。常见于开始服药 2 ~ 3 个月。当白细胞低于 4×10^9/L 时应注意观察，试用升白细胞药物如维生素 B_4、利血生、鲨肝醇、脱氧核糖核酸，必要时可采用泼尼松。如出现突发的粒细胞缺乏症（对药物的变态反应），常表现咽痛、发热、乏力、关节酸痛等时，应紧急处理并停药。有些患者用抗甲状腺药物后单有药疹，一般不必停药，可给抗组胺药物，必要时可更换抗甲状腺药物种类，目前临床用药中丙硫氧嘧啶出现药疹者较少，但应该特别警惕出现剥脱性皮炎、中毒性肝炎等，一旦出现应停药抢救。

（3）停药问题：近年认为完成疗程后尚须观察，TRAb 或 TSI 免疫抗体明显下降者方可停药以免复发。

（三）放射性碘治疗

1. 放射性碘治疗甲状腺功能亢进作用机制

利用甲状腺高度摄取和浓集碘的能力及 ^{131}I 释放出 β 射线对甲状腺的毁损效应（β 射线在组织内的射程约 2 mm，电离辐射仅限于甲状腺局部而不累及毗邻组织），破坏滤泡上皮而减少 TH 分泌。另外，也抑制甲状腺内淋巴细胞的抗体生成，加强了治疗效果。

2. 适应证

（1）中度甲状腺功能亢进、年龄在 25 岁以上者。

（2）对抗甲状腺药有过敏等反应而不能继用，或长期治疗无效，或治疗后复发者。

（3）合并心、肝、肾等疾病不宜手术，或术后复发，或不愿手术者。

（4）非自身免疫性家族性毒性甲状腺肿者。

（5）某些高功能结节者。

3. 禁忌证

（1）妊娠、哺乳期妇女（^{131}I 可透过胎盘和进入乳汁）。

（2）年龄在 25 岁以下者。

（3）严重心、肝、肾衰竭或活动性肺结核者。

（4）外周血白细胞在 3×10^9/L 以下或中性粒细胞低于 1.5×10^9/L 者。

（5）重症浸润性突眼症。

（6）甲状腺不能摄碘者。

（7）甲状腺危象。

4. 方法与剂量

根据甲状腺估计重量和最高摄 ^{131}I 率推算剂量。一般主张每克甲状腺组织一次给予 ^{131}I 70 ～ 100 μCi（1 Ci = 3.7×10^{10} Bq）放射量。甲状腺重量的估计有三种方法：①触诊法。②X 射线检查。③甲状腺显像。

5. 治疗前注意事项

不能机械采用公式计算剂量，应根据病情轻重、过去治疗情况、年龄、甲状腺有无结节、^{131}I 在甲状腺的有效半衰期长短等全面考虑；服 ^{131}I 前 2 ～ 4 周应避免用碘剂及其他含碘食物或药物；服 ^{131}I 前如病情严重，心率超过 120/min，血清 T$_3$、T$_4$ 明显升高者宜先用抗甲状腺药物及普萘洛尔治疗，待症状减轻方可用放射性 ^{131}I 治疗。最好服抗甲状腺药物直到服 ^{131}I 前 2 ～ 3d 再停，然后做摄 ^{131}I 率测定，接着采用 ^{131}I 治疗。

6. 疗效

一般治疗后 2 ～ 4 周症状减轻，甲状腺缩小，体重增加，3 ～ 4 个月 60% 以上的患者可治愈。如半年后仍未缓解，可进行第二次治疗，且于治前先用抗甲状腺药物控制甲状腺功能亢进症状。

7. 并发症

（1）甲状腺功能减退。分暂时性和永久性甲减两种。早期由于腺体破坏，后期由于自身免疫反应所致。一旦发生均需用 TH 替代治疗。

（2）突眼的变化不一。多数患者的突眼有改善，部分患者无明显变化，极少数患者的突眼恶化。

（3）放射性甲状腺炎。见于治疗后 7 ～ 10d，个别可诱发危象。故必须在 ^{131}I 治疗前先用抗甲状腺药物治疗。

（4）致癌问题。^{131}I 治疗后癌发生率并不高于一般居民的自然发生率。但由于年轻患者对电离辐射敏感，有报道婴儿和儿童时期颈都接受过 X 线治疗者甲状腺癌的发生率高，故年龄在 25 岁以下者应选择其他治疗方法。

（5）遗传效应。经 ^{131}I 治疗后有报道可引起染色体变异，但仍在探讨中，并须长期随访观察方能得出结论。为保证下一代及隔代子女的健康，将妊娠期列为 ^{131}I 治疗的禁忌证是合理的。

（四）手术治疗

甲状腺次全切除术的治愈率可达 70% 以上，但可引起多种并发症，有的病例于术后多年仍可复发，或出现甲状腺功能减退症。

1. 适应证

（1）中、重度甲状腺功能亢进，长期服药无效，停药后复发，或不愿长期服药者。

（2）甲状腺巨大，有压迫症状者。

（3）胸骨后甲状腺肿伴甲状腺功能亢进者

（4）结节性甲状腺肿伴甲状腺功能亢进者。

2. 禁忌证

（1）较重或发展较快的浸润性突眼者。

（2）合并较重的心、肝、肾、肺疾病，不能耐受手术者。

（3）妊娠早期（第 3 个月前）及晚期（第 6 个月后）。

（4）轻症可用药物治疗者。

3. 术前准备

先抗甲状腺药物治疗达下列指标者方可进行术前服药：①症状减轻或消失。②心率恢复到 80 ～ 90 次/分以下。③T$_3$、T$_4$ 恢复正常。④BMR<＋20%。达到上述指标者开始进行术前服用复方碘溶液。服法：3 ～ 5 滴/次，每日服 3 次，逐日增加 1 滴直至 10 滴/次，维持 2 周。作用：减轻甲状腺充血、水肿，使甲状腺质地变韧，方便手术并减少出血。近年来使用普萘洛尔或普萘洛尔与碘化物联合使用作术前准备，疗效迅速，一般于术前及术后各服 1 周。

4. 手术并发症

（1）出血。须警惕引起窒息，严重时须气管切开。

（2）局部伤口感染。

（3）喉上与喉返神经损伤，引起声音嘶哑。

（4）甲状旁腺损伤或切除，引起暂时性或永久性手足抽搐。

（5）突眼加重。

（6）甲状腺功能减退症。

（7）甲状腺危象。

（五）高压氧治疗

1. 治疗机制

（1）高压氧治疗可以迅速增加各组织供氧，甲状腺功能亢进患者因甲状腺素增多，机体各组织代谢旺盛、耗氧量增加，要求心脏收缩力增强、心率加快，增加心排血量为组织运送更多氧气和营养物质。心率加快、血压升高结果增加心肌的耗氧量。患者进行高压氧治疗可以迅速增加各组织的氧气供应，减轻心脏负担；高压氧治疗可以减慢心率，降低心肌耗氧量。

（2）高压氧治疗可以减低机体的免疫能力，减少抗体的产生、减少淋巴细胞的数量。

（3）高压氧治疗可以改善大脑皮质的神经活动，改善自主神经功能，稳定患者情绪，调整机体免疫功能。

（4）有实验证明，高压氧治疗可以调整甲状腺素水平，不论甲状腺素水平高或低，经高压氧治疗均有恢复正常水平的趋势。

2. 治疗方法

（1）治疗压力不宜过高 1.8 ~ 2 ATA、每次吸氧 60min、每日 1 次、连续 1 ~ 2 个疗程。

（2）配合药物治疗。

（3）甲状腺危象患者可在舱内进行高压氧治疗同时配合药物治疗。

（4）甲状腺手术前准备，行高压氧治疗可减少甲状腺血流量。

七、护理措施

（1）卧床休息，持续吸氧，保持呼吸道通畅，以改善组织缺氧。

（2）鼓励患者进食高蛋白、高维生素、易消化软食或半流食，禁食过硬、粗糙的食物，保持大便通畅，大便时不可过于用力，必要时用开塞露等协助排便。对呼吸困难张口呼吸者，补充足够水分并做好口腔护理。

（3）预防和避免加重出血的护理。

（4）监测生命体征，监测 DIC 常规，密切观察病情变化，有无各器官栓塞的症状和体征：突然胸痛、呼吸困难、发绀、咯血、头痛、抽搐、昏迷、腰痛、血尿、少尿或无尿等。

（5）保持静脉输液液路通畅，以维持血压和酸碱平衡，纠正电解质紊乱。①各种药液如血制品、抗生素、凝血因子、升压药、碱性药应按时按量准确无误输入患者体内，并注意观察患者用药反应、输血反应。②应用肝素抗凝治疗时，要使用输液泵输液，严格掌握滴速，以保证用药量准确无误地进入患者体内，防止过量或用量不足。同时要密切观察患者的出血减轻和加重情况，监测 CT，如用药过程中出血加重 CT>30 min，应考虑肝素过量，立即停用肝素，并按医嘱给予硫酸鱼精蛋白中和。③准确记录 24 h 液体出入量，尤其是尿量变化。

（6）密切观察皮肤黏膜出血点、淤点、瘀斑的消长情况。做静脉抽血时，要注意观察针头有无被血块堵塞的情况发生，拔出针头后按压数分钟有无继续渗血的可能。

（7）加强心理护理，了解患者的心理状况，关心和尊重患者，与患者进行交流，给予精神鼓励，帮助其树立信心。发现患者有出血情况时，护士应保持镇静，迅速通知医生采取各种止血措施，尽量清除一切血迹。

八、应急措施

（1）当患者出现明显呼吸困难、发绀、抽搐、昏迷、血压下降、心律失常等情况时，提示有急性呼吸衰竭的可能，立即建立人工气道，行气管插管或气管切开，保持呼吸道通畅，加压给氧，监测生命体征的变化，同时保持静脉液路通畅。

（2）一旦呼吸停止应立即行人工呼吸、气管插管，调用呼吸机进行合理的机械通气。

九、健康教育

（1）给患者讲述疾病的有关知识，如药物、输血治疗的目的、氧气吸入的重要性，使患者主动配合治疗。

（2）保持良好的情绪，保证充足的休息和睡眠，以促进身体恢复。

（3）康复期注意营养，适当户外活动，提高机体抵抗力。

（4）对恶性肿瘤坚持化疗者和病理产科患者再次怀孕者，应特别注意监测 DIC 常规，血小板计数，注意出血倾向，及时就诊。

第二节　腺垂体功能减退症

腺垂体功能减退症（hypopituitarism）是一种或数种腺垂体激素分泌不足或缺失所导致的综合征。垂体分为 2 个部分：前叶和后叶。后叶为神经垂体，本身不合成激素，但是分泌由下丘脑合成的 2 种激素——血管升压素和缩宫素。前叶即腺垂体，分泌促甲状腺激素（TSH）、卵泡刺激素（FSH）、黄体生成素（LH）、生长激素（GH）、促肾上腺皮质激素（ACTH）、泌乳素（PRL），作为沟通下丘脑和靶腺的桥梁，受下丘脑调控并影响全身内分泌腺体功能。

典型的腺垂体功能减退症不难诊断，症状和体征在轻症时不明显或没有特征，很容易被忽略，多以疲乏无力或异常的精神状态就医。垂体功能减退也可能是无法解释的异常检验数据和生命体征危险的原因。

一、病因

腺垂体功能减退的病因主要是下丘脑病变和垂体本身病变。由下丘脑损伤所致，则为继发性腺垂体功能减退；如病变发生在垂体，则属原发性腺垂体功能减退。此外，若垂体柄损伤，切断了两者间的联系，也导致该症发生。

（一）肿瘤

垂体肿瘤是造成该症最常见的原因，约占该病的 50%。体积较大的腺瘤压迫周围正常垂体组织，垂体前叶分泌激素的细胞遭到破坏，发生功能失调。破坏可殃及部分或全部垂体激素。若肿瘤向上生长，下丘脑因受压迫或损伤可造成继发性功能减退。此时，下丘脑的调节激素不足或缺失，干扰了垂体前叶激素的正常分泌。此外，若压迫到垂体柄，也可造成腺垂体功能减退。虽然尸检和磁共振检查表明垂体腺瘤的患病率高达 10% ~ 20%，但是表现出临床症状者极为罕见。

下丘脑及其邻近区域的肿瘤如颅咽管瘤等，可压迫下丘脑，引起腺垂体激素释放激素分泌减少，导致腺垂体功能减退。

（二）腺垂体缺血坏死

缺血性损伤很早即被认为是腺垂体功能减退症的原因之一。最典型的例子即为希恩综合征。怀孕期间，由于泌乳素细胞增生和肥大，使得垂体体积增加。当血容量减少时，向垂体供血的血管收缩，继而发生痉挛，导致垂体坏死。坏死的程度取决于出血的多少。30% 经历过产后出血的女性会患上不同程度的垂体功能减退。这些患者还可能患有肾上腺功能不足、甲状腺功能减退、闭经、尿崩症和哺乳障碍（缺少乳汁）。

（三）外伤

严重头颅外伤可导致垂体前叶功能不足和尿崩症。有闭合性头部外伤史者应给予重视。脑外伤患者在损伤后 3 个月乃至 12 个月内会伴有一定程度的垂体功能减退。几乎所有由此造成的垂体功能不足患者都曾在创伤后出现过意识丧失，且大约半数患者伴随颅骨骨折。

其他原因还包括自身免疫性疾病、浸润性疾病、放射治疗损伤、感染等。此外，生理或心理状态会扰乱调节激素的合成和分泌，从而影响下丘脑－垂体轴。

二、临床表现

临床表现与垂体激素原发性缺乏或靶腺体功能不足密切相关。症状出现与否及严重程度取决于激素缺乏的程度和速度。垂体功能减退通常会合并数种激素缺乏，但很少累及全部垂体激素。而终末腺体激素分泌不足可认为是靶器官继发性功能缺乏。临床表现依激素缺乏的种类，表现为下丘脑－垂体－肾上腺轴、下丘脑－垂体－甲状腺轴、下丘脑－垂体－性腺轴功能减退，并涉及生长发育及乳汁分泌。不仅如此，原发病灶，如垂体肿瘤，会引起头痛、视神经受压、眼球运动障碍等，进一步侵犯下丘脑可出现类似下丘脑综合征反应。

（一）促性腺激素缺乏

由促性腺激素缺乏引起的性功能异常远较其他激素缺乏常见。绝经前女性促性腺激素缺乏可表现为月经紊乱，可从规律的无排卵月经直到绝经。此外，可见潮热、乳房萎缩、性欲减退、阴道干燥和性交困难、阴毛和腋毛脱落、外阴及子宫萎缩，尤以希恩综合征表现明显。绝经后女性通常表现为头痛或视觉异常，原因在于激素缺乏或肿瘤损伤。男性患者常表现为性欲减退、不同程度的勃起障碍、精液减少、肌肉无力和疲乏倦怠。长期性腺功能减退的男性患者出现头发稀疏、睾丸变软、乳房女性化。青春期前发病的患者依激素缺乏的程度可表现为青春期发育延迟或发育不全。此外，低 FSH、LH 和雌激素水平致骨密度降低，增加了罹患骨质疏松的风险，应引起注意。

（二）ACTH 不足

ACTH 不足的特征在于皮质醇的分泌下降。醛固酮分泌不受影响，因其分泌不受 ACTH 调节，而取决于肾素－血管紧张素系统。ACTH 缺乏的症状和体征严重时很可能是致命的，具体包括肌痛、关节痛、疲劳、头痛、体重下降、食欲减退、恶心、呕吐、腹痛、精神或意识状态改变、皮肤皱缩、腋毛和阴毛稀疏、慢性贫血、稀释性低钠血症、低血糖、低血压乃至休克。该症的症状和原发性肾上腺功能不全几乎相似，但该症无色素沉着且多无低血钠、高血钾发生。

（三）TSH 缺乏

由 TSH 分泌减少所致的继发性甲状腺激素缺乏，表现出与原发性甲状腺功能减退相似的症状，仅病情较轻微。TSH 缺乏的症状和体征包括疲劳、虚弱、体重增加、皮下组织增厚、便秘、怕冷、精神状态改变、记忆力衰退及贫血等，偶可有幻觉、躁狂等精神症状。体格检查可能会发现心动过缓、深肌腱反射延缓及眶周水肿。先天性患者类似克汀病，身材矮小、智力低下，发育不全。

（四）GH 缺乏

单纯性生长激素缺乏，以儿童期最为常见，可引发侏儒症，但体型比例均匀；在成人，则不会造成明显改变，多不易觉察。表现为虚弱、伤口不愈、运动耐力下降和不愿交际。此外，GH 缺乏亦导致肌肉减少和脂肪增加，由于发展缓慢，也不易发觉。由于缺乏 GH 的糖异生作用，拮抗胰岛素的效应下降，患者可能会出现空腹低血糖。

（五）PRL 缺乏

PRL 缺乏非常罕见。肿瘤生长致使 PRL 合成下降，继而影响乳汁分泌。这些肿瘤仅在产后才表现得明显。任何影响下丘脑、垂体柄的病变都会减弱由下丘脑分泌的多巴胺对垂体 PRL 的正常抑制作用，导致 PRL 反跳性增高，出现高泌乳素血症，表现为溢乳、月经紊乱、性功能减退。

值得警惕的是垂体功能减退危象。各种应激如感染、腹泻、寒冷、急性心肌梗死、脑血管意外、手术、外伤等，均可在全垂体功能减退的基础上诱发垂体危象。临床表现多样，可出现高热、循环衰竭、休克、呕吐、头痛、抽搐、昏迷等严重急危症状。

三、辅助检查

（一）实验室检查

为确认诊断和评价病情，实验室检查是必需的。许多检验可以采用，但何种方法最理想，仍存在较大争议。急诊时由于许多特异的内分泌检查无法立即得到结果，垂体功能减退可能无法快速证实。通过病史采集和临床检查获取初步诊断，可能是揭示病因、指导随后诊治的唯一手段。但是，此时尽早评估TSH和ACTH缺乏程度还是非常必要，因为这两种疾病有可能威胁生命。

1. 下丘脑 – 垂体 – 肾上腺轴功能评估

ACTH缺乏患者通常检测发现24 h尿游离皮质醇下降，同时血ACTH缺乏。多次测定血皮质醇水平有一定的帮助作用。由垂体功能不足造成的继发性患者表现为面色较苍白，对醛固酮反应正常，ACTH水平低下。原发性肾上腺功能不全表现与之相反。该症中，由于ACTH产生过多，同时伴有和ACTH共享同一前体的黑色素细胞刺激素产生过多，导致色素沉着过度。

用于评估下丘脑 – 垂体 – 肾上腺轴功能的ACTH兴奋试验可作为区分垂体功能减退和原发性肾上腺功能不全的良好手段。该动力试验需测定注射ACTH前后的血清皮质醇。在肾上腺功能正常时，注射ACTH后30 ~ 60 min，皮质醇水平应至少升高2倍。注射ACTH后，未能升高的低皮质醇水平提示对皮质的反应异常低下，见于原发性肾上腺功能不全。然而，由于垂体功能减退患者的肾上腺发生萎缩，对ACTH反应常略微下降，即皮质醇水平可增加。

在评价ACTH缺乏程度时，对甲状腺功能的评估很重要。在甲状腺功能减退状态下，皮质醇清除率下降，导致血清皮质醇升高。如此时开始甲状腺素替代治疗，皮质醇水平急剧下降，导致肾上腺皮质功能减退危象。

2. 下丘脑 – 垂体 – 甲状腺轴功能测定

应测定TSH和FT_3、FT_4、T_3和T_4。正常FT_4水平可以排除甲状腺功能减退，相反这些激素均处在低水平。可通过TRH兴奋试验明确病变在下丘脑还是垂体。

3. 下丘脑 – 垂体 – 性腺轴功能测定

LH、FSH、女性雌二醇、男性睾酮均处于低值，提示可能为继发性性腺功能减退。测定LH、FSH是可能的，但一日内其数值波动较大，故不可靠。确诊性腺激素缺乏前应测量多个标本并计算其均值。对于男性，测定血清睾酮水平是有帮助的。如垂体功能正常，睾酮减少应与FSH、LH水平升高相关。低下或正常的FSH、LH水平伴睾酮低下，提示垂体功能减退。精液分析也需进行。正常的精液可以排除原发性或继发性性腺功能减退。升高的FSH、LH水平可以区分原发性性腺功能减退和继发性性腺功能减退。

4. GH轴功能测定

GH缺乏可通过直接测定其血清浓度来确诊。考虑到GH的分泌呈脉冲样，单次测得的低GH水平必须再次重复以求确认。然而单次测得升高或正常的GH可排除GH缺乏。测定血清IGF-1水平也可反映机体GH分泌状态，其半衰期长，血清浓度稳定，可能较直接测定GH更加确切。

5. PRL测定

PRL缺乏也可以通过直接测定其血清水平来证实。相比其他大部分垂体激素，PRL的分泌呈节段性，故为诊断必须多次采血以减小误差。

（二）影像学检查

腺垂体功能减退多由颅内占位病变所致，因此影像学检查在定位诊断中必不可少。尤其是病史和体格检查提示颅内损伤的患者，可进行头部检查（如MRI、CT扫描）。MRI和CT都应该加做静脉增强对比以增加检查的敏感性。MRI在定位和显示颅内损伤时占优，可作为首选的检查手段，而CT扫描更加快捷，用于不适合做MRI的患者。两者都可提供病灶定位、周围组织关系等信息，为治疗提供方案。

四、诊断

腺垂体功能减退症的诊断应包括评价内分泌状态的功能诊断和病因诊断。重视病史的采集，可以获得关键线索：产后大出血、产后泌乳减少、产后闭经、阴毛和腋毛脱落，多提示希恩综合征；头部外伤史、颅内感染、手术等提示腺垂体组织可能遭到破坏。完整的体格检查也是必需的，应包括甲状腺触诊、生殖器视诊，在神经和眼的检查中尤其应关注视力、眼球运动及双颞侧偏盲等。

五、鉴别诊断

垂体功能减退必须与其他疾病鉴别，包括神经性厌食症、慢性肝病、肌强直性营养不良、多内分泌腺体自身免疫病等。

六、治疗

诊断明确后，针对腺垂体功能减退的原因，采取适当的治疗。垂体腺瘤导致的垂体功能减退可以通过肿瘤切除而完全逆转，或采取药物、放射治疗的方式缩小肿瘤。垂体手术的取舍有赖于肿瘤的大小、邻近组织的破坏程度、神经外科医生的能力（确保切除肿瘤而不伤及正常垂体组织）。垂体放射治疗可作为肿瘤未完全切除的辅助治疗。若患者不适合手术，放射治疗可为初始选择。对于去除病因后内分泌仍然无法恢复正常的患者，以及下丘脑或垂体组织曾遭到放射线、手术（垂体全切）或出血而损伤，垂体功能几乎不可能恢复到基础水平的患者，激素替代治疗是缓解症状最简便的方法。在仔细地评估全部垂体激素后，有针对性地选择药物，避免使激素治疗复杂化。必须替代的激素包括糖皮质激素和甲状腺激素，从小剂量开始，逐步增加，直到合适的维持剂量。

甲状腺激素缺乏可通过每日服一次药轻松解决，但需要结合患者的年龄、伴发疾病、代谢水平等综合考量。通常可首次给予左甲状腺素初始剂量 $25\mu g$，之后按需要递增到维持剂量。加量宜缓慢，以每两周增加 $25\ \mu g$ 为宜。需要注意的是，甲状腺功能减退可掩盖肾上腺皮质功能减退。开始甲状腺激素替代后，患者的皮质醇水平急剧下降，导致肾上腺皮质危象。在甲状腺激素替代前，如果可能存在肾上腺功能减退，应该凭经验给予糖皮质激素预防。

肾上腺功能不全的维持治疗为每日 $10\sim20mg$ 氢化可的松。通常，每日清晨服 10mg，傍晚服 5mg。相近的治疗可采取泼尼松（龙），每日清晨给予 5mg 泼尼松，傍晚给予 2.5mg。为避免医源性高皮质醇血症，应给予患者最小有效剂量。当遇到疾病、手术或外伤等应激时，需要增加剂量。推荐增加至基础量的 $2\sim3$ 倍，在应激消退后逐步减量。在抢救急性肾上腺功能不全时，首剂静脉给予 $100\sim250mg$ 氢化可的松，随后每 8h 静脉输注 100 mg 氢化可的松，此治疗可维持患者度过感染、损伤等急性应激。该症与原发性肾上腺功能不全不同，往往不需要补充盐皮质激素。平时患者应随时佩戴标识病情的腕环，以保证能在紧急时刻得到及时救助。

绝经前妇女补充雌激素非常重要。恰当的雌激素替代可维持患者的第二性征，阻止骨质疏松，预防血管舒缩，明显改善患者感觉。多种雌激素制剂可供选择，但需配合孕激素周期性使用，以实现撤药出血，人工模拟月经周期，避免子宫内膜过度增生。亦可采取含雌激素、孕激素的口服避孕药。药片可模拟激素周期性释放，并刺激子宫内膜的正常生长和脱落。男性患者可每 $2\sim3$ 周口服睾酮的庚酸盐片剂 $200\sim300$ mg，或每 3 周肌内注射己酸睾酮 300 mg，有益于维持性欲、肌肉力量等。值得注意的是，男性应用雄激素替代可能会诱发或加重前列腺癌。

重组人 GH 对儿童有重大意义。在成人，摄入 GH 替代治疗的推荐初始剂量为 $300\mu g/d$ 或者更低，并根据 IGF-1 水平和对不良反应的耐受程度逐步增加剂量。但它不适宜于肿瘤患者。PRL 缺乏很少表现出来，仅在产后哺乳妇女中明显。然而，当前没有对 PRL 缺乏有效的替代治疗。

通常经过合理的激素替代后，患者愈后良好。

对于垂体危象的处理：首先静脉注射 50% 葡萄糖液 $40\sim60$ ml，继而补充 10% 葡萄糖氯化钠液，每 $500\sim1\ 000$ mL 中加入氢化可的松 $50\sim100$ mg，以解除肾上腺功能减退危象。针对造成危象的诱因给予抗感染、抗休克治疗。体温过低者可给予小剂量甲状腺激素，并加强保温。有水中毒者需加强利尿，可给予泼尼松（龙）或氢化可的松。

第三节　原发性醛固酮增多症

一、中医概述

本病是以头痛、眩晕、肌肉麻痹、震颤，甚至萎废不用、夜尿增多、膝软腰痛为主要临床表现。属中医"肝风""痉证""痿痹""眩晕""头痛"等范畴。中医学虽无原醛症的病名，但对其病因病机却早有类似的论述。如《素问·至真要大论》云："诸风掉眩，皆属于肝……诸痉项强，皆属于湿。"《证治汇补·眩晕》亦云："以肝上连目系而应于风，故眩为肝风，然亦有因火、因痰，因虚、因暑、因湿者。"中医学认为，本病病因多因肝肾阴虚，夹有实热湿瘀阻滞。肾为先天之本，肾中精气宜固藏，若生活不节、纵欲妄为，或大病久病之后、失于调理，或先天不足、素体多病，均可致肾精受损。湿热内伤、肝经湿热瘀阻，可致下肢沉重软弱无力，肌肉痹着麻木或阵发性肌肉痉挛。总之，本病病位在肝肾，多因肝肾阴虚、实热湿瘀阻滞所致。

二、辩证纲目

（一）肝肾阴虚
证候：目眩耳鸣，遗精盗汗，下肢痿软无力，腰脊酸软，不能久立，舌红少苔，脉细数。

辨析：肝肾精血亏虚，不能上承，故见目眩耳鸣。肾藏精，肾虚不能藏精，故见遗精盗汗。肝肾亏虚，精血不能濡养筋骨经脉，故下肢痿软不用。精髓不足，故腰脊酸软，不能久立。舌红少苔，脉细数，均为阴亏内热之象。

（二）肝阳上亢
证候：眩晕耳鸣，头痛且胀，每因烦劳或恼怒而头晕、头痛加剧，面时潮红，急躁易怒，少寐多梦，口苦，舌质红，苔黄，脉弦。

辨析：肝阳上亢，上冒清空，故头晕头痛。劳则伤肾，怒则伤肝，均可使肝阳更盛，故头晕头痛加剧。阳升则面部潮红，肝旺则急躁易怒。肝火扰动心神，故少寐多梦。口苦，舌质红，苔黄，脉弦，皆是肝阳上亢之征。

（三）肝经湿热
证候：胸痞脘闷，小便短赤涩痛，四肢痿软，身体困重，足胫热气上膝，或有发热，苔黄腻，脉细数。

辨析：湿阻气机，升降失常，故见胸膈痞闷。湿热下注，故小便热赤涩痛。湿热浸渍肌肤，则见肢体困重。浸淫经脉，气血阻滞，故痿软无力。湿热郁蒸，气机不化，可见身热不尽。苔黄腻，脉濡数，均为湿热内蕴之征。

三、治疗方法

（一）辨证选方
1. 肝肾阴虚

治法：补益肝肾，滋阴清热。

方药：六味地黄丸合杜仲秦艽汤加减。熟地 30 g，山萸肉 15 g，干山药 12 g，泽泻 10 g，茯苓 10 g，丹皮 10 g，杜仲 15 g，秦艽 12 g，天麻 12 g，防己 10 g，乳香 10 g，没药 10 g，红花 10 g，威灵仙 10 g，桂枝 15 g。

若阳亢明显者，加决明子、珍珠母以平肝潜阳。

2. 肝阳上亢

治法：平肝潜阳，滋养肝肾。

方药：天麻钩藤饮合独活寄生汤加减。天麻 9 g，钩藤 12 g（后下），石决明 18 g（先煎），山栀、黄芩各 9 g，川牛膝 12 g，杜仲、益母草、桑寄生、夜交藤、茯神各 9 g，独活 10 g，寄生 10 g，细辛 6 g，秦艽 10 g，茯苓 10 g，人参 6 g，甘草 3 g，当归 10 g，芍药 10 g，干地黄 12 g。

3. 肝经湿热

治法：清热利湿，通利筋脉。

方药；二妙散加减。黄柏 15 g，苍术 15 g，生熟地各 12 g，枸杞子 12 g，当归 12 g，川芎 15 g，五加皮 10 g，桂枝 10 g。瘀阻偏盛者加龙胆草；阳盛上冲者加夏枯草、珍珠母。

（二）中成药

罗布麻叶冲剂：功能清火降压，平肝安神，强心利尿。每次 1 袋，每日 3 次，温开水冲服。

第七章

肾小管疾病

第一节　肾小管性酸中毒

肾小管性酸中毒（Renal Tubular Acidosis，RTA）是由于肾小管 HCO_3^- 重吸收障碍或分泌 H^+ 障碍或两者同时存在引起的一组酸碱转运缺陷综合征，表现为阴离子间隙正常的高氯性代谢性酸中毒。临床上分为4型，分述如下。

一、近端肾小管酸中毒（Ⅱ型）

（一）病因病理

致病本质为近曲小管重吸收 HCO_3^- 功能缺陷，机制包括上皮细胞受损、Na^+-K^+-ATP 酶活性降低或碳酸酐酶缺乏。这些机制引起代谢性酸中毒和尿 HCO_3^- 增加。

近端肾小管酸中毒的病因较为复杂（表7-1）。除了遗传性疾病和影响碳酸酐酶活性，一般很少单纯影响 HCO_3^- 重吸收。

表7-1　近端肾小管酸中毒常见病因

单纯性 HCO_3^- 重吸收障碍
原发性（遗传性）：婴儿一过性
碳酸酐酶活性改变
　遗传
　药物：磺胺、乙酰唑胺
　突发性
骨硬化伴随碳酸酐酶Ⅱ缺乏
复合型 HCO_3^- 重吸收障碍
原发性：散发
　　　　遗传
遗传性系统性疾病
　酪氨酸血症
　Wilson病：半胱氨酸血症
　Lowe 综合征
　继发性低钙血症及继发性甲状旁腺功能亢进症
　维生素 D3 缺乏
　异常蛋白血症（多发性骨髓瘤、单克隆 γ-球蛋白病）
药物或毒物
　链佐星、庆大霉素
　精氨酸、铅、汞
小管间质病
　肾移植
　干燥综合征
　髓质囊性变

其他

    肾病综合征

    淀粉样变

    阵发性睡眠性血红蛋白尿

（二）临床表现

1. 骨病其骨病的发生较 I 型 RTA 患者多见。在儿童中，佝偻病、骨质疏松、维生素 D 代谢异常等较常见，成年人为骨软化症。

2. 继发性甲状旁腺功能亢进症部分患者尿磷排泄增多，出现血磷下降和继发性甲状旁腺功能亢进症。

3. 继发性醛固酮增多症促进 K^+ 的排泄，可出现低钾血症，但程度较轻。

4. 肾结石及肾钙沉着症其较少发生。

（三）辅助检查

1. 酸负荷试验　如尿 pH ≤ 5.5 应怀疑本病。

2. 碱负荷试验　口服碳酸氢钠法：从 1mmol/（kg·d）开始，逐渐加量至 10 mmol/（kg·d），酸中毒被纠正后，测血、尿 HCO_3^- 浓度与肾小球滤过率，计算尿 HCO_3^- 排泄分数。

尿 HCO_3^- 排泄分数 = 尿 [HCO_3^-]× 血 [肌酐]/ 血 [HCO_3^-]× 尿 [肌酐]。

正常人尿 HCO_3^- 排泄分数为零；II 型、混合型 RTA >15%，I 型 RTA 3% ~ 5%。

（四）诊断及鉴别诊断

（1）存在慢性高氯性代谢性酸中毒。

（2）碳酸氢钠负荷试验尿 HCO_3^- 排泄分数 > 15%。

（3）肾排钾增高，在 HCO_3^- 负荷时更为明显。

（4）可有高磷尿症、低磷血症、高尿酸、低尿酸血症、葡萄糖尿、氨基酸尿、高枸橼酸尿症、高钙尿症及少量蛋白尿。

（5）鉴别诊断须与氮质潴留所致酸中毒的其他疾病和其他类型肾小管性酸中毒鉴别。

（五）治疗

（1）纠正酸中毒：II 型 RTA 补碱量较 I 型 RTA 大，因此症多见于婴幼儿，以儿童为例，其补 HCO_3^- 的量为 10 ~ 20mmol/（kg·d），此后以维持血中 HCO_3^- 浓度于正常范围调整剂量。

（2）噻嗪类利尿药：可适当使用。当 HCO_3^- 的剂量用至 22mmol/（kg·d）而酸中毒不能被纠正时，氢氯噻嗪有助于纠正酸中毒。开始剂量为 1.5 ~ 2mg/（kg·d），分 2 次口服。治疗中应注意低血钾的发生。

（3）补充维生素 D3 及磷。

（六）预后

视病因不同各异。常染色体显性遗传和合并眼病的常染色体隐性遗传近端小管酸中毒需终身补碱。散发性或孤立性原发性近端小管酸中毒多为暂时性的，随着发育可能自行缓解，一般 3 ~ 5 年或以后可以撤药。

二、远端肾小管酸中毒（I 型）

（一）病因病理

远端肾小管酸中毒主要是远端肾小管酸化功能缺陷，在管腔液和管腔周液间无法形成 H^+ 浓度梯度，在全身酸刺激下仍然不能排泄 H^+ 使尿 pH 下降到 5.5 以下。其可能的机制包括：①远端小管氢泵衰竭；②非分泌缺血性酸化功能障碍。常见病因见表 7-2。

表 7-2　远端肾小管酸中毒常见病因

原发性（散发和遗传性）

自身免疫性疾病

    高 γ - 球蛋白血症

冷球蛋白血症

　　干燥综合征

　　甲状腺炎

　　肺纤维

　　慢性活动性肝炎

　　系统性红斑狼疮（SLE）

　　原发性胆汁性肝硬化

　　血管炎

遗传性系统性疾病

　　镰状细胞贫血

　　马方综合征

　　骨硬化伴 CAII 酶缺乏

　　髓质性囊肿病

　　Ehlers-Danlos 综合征

　　遗传性椭圆形红细胞增多症

肾钙化

　　原发性或继发性甲状旁腺功能亢进症

　　维生素 D 过量

　　结节病

　　乳碱综合征

　　甲状腺功能亢进症

　　遗传性果糖不耐受

　　遗传性或散发性，突发性高钙血症

　　髓质海绵肾

　　Fabry 病

　　Wilson 病

药物及毒物

　　两性算素 B、镇痛药、锂

　　甲苯

　　环已烷氨基磺酸盐

小管间质病

慢性肾盂肾炎

梗阻性肾病

高草酸尿

肾移植

麻风

（二）临床表现

（1）轻者无症状。

（2）典型病例可表现为：①常有酸中毒，可有烦渴、多饮、多尿。②低血钾表现。③骨病：儿童可有骨畸形、侏儒、佝偻病。成年人可有软骨病。④泌尿系结石。

（三）辅助检查

1. 血液化验　血氯升高，血 HCO_3^- 降低，血钾正常或降低。

2. 尿液化验　尿中无细胞成分，尿 pH>5.5，尿钾排泄量增加。正常人尿铵排泄量约为 40 mmol/d，Ⅰ 型 RTA 尿铵排泄量 <40 mmol/d。

3. 负荷试验

（1）氯化铵负荷试验：酸血症时，正常人远端小管排 H^+ 增加，而 I 型肾小管性酸中毒（RTA）不能排 H^+ 使尿液 pH 不能降至 5.5 以下。对可疑和不完全性 I 型 RTA 常用氯化铵负荷试验，以提高诊断敏感性。试验方法为：分 3 次口服氯化铵 0.1 g/（kg·d），连用 3 d。第 3 天每小时留尿 1 次，测尿 pH 及血 HCO_3^-，当血 HCO_3^- 降至 20 mmol/L 以下而尿 pH>5.5 时，有诊断价值。有肝病者改用氯化钙 1 mmol/（kg·d），方法与阳性结果的判定同氯化铵负荷试验。

（2）尿 PCO_2 测定：在补充碳酸氢钠条件下，尿 HCO_3^- 可达到 30 ~ 40mmol/L，这时如果远端小管排 H^+ 正常，远端小管液的 H^+ 和 HCO_3^- 可形成 H_2CO_3。由于远端小管刷状缘缺乏碳酸酐酶，尿 H_2CO_3 不能很快进入循环而进入肾盂，进入肾盂后才释放生成 CO_2。因为肾盂面积小，CO_2 不能被吸收而进入尿液排出体外。因此，新鲜尿液中 CO_2 可以反映远端小管排 H^+ 能力。静脉滴注 5% 碳酸氢钠，维持 0.5h 以上。静滴过程中检测尿 pH，一旦尿液呈碱性，无论血 HCO_3^- 浓度是否恢复正常，只要尿 PCO_2<9.3kPa（69.8mmHg），可认为分泌 H^+ 的能力正常。

（3）尿、血 PCO_2 差值[（U–B）PCO_2]测定：其原理同尿 PCO_2 测定。正常人（U–B）PCO_2>2.67kPa（20mmHg），I 型 RTA 者则 <2.67 kPa（20 mmHg）。

4. 特殊检查　X 线平片或静脉肾盂造影（IVP）片中可见多发性肾结石（典型图见图 7–1）。

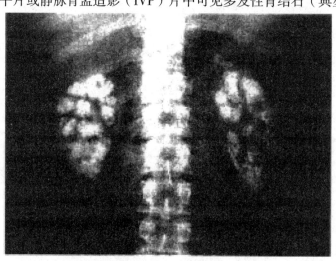

图 7-1　远端肾小管酸中毒典型的泌尿系结石

（四）诊断及鉴别诊断

（1）凡有引起 I 型 RTA 的病因者。

（2）典型临床表现。

（3）高氯血症代谢性酸中毒。

（4）原因未明的尿崩症，失钾或周期性瘫痪，肾结石，佝偻病，骨或关节痛，均应疑及本病。

（5）阴离子间隙正常，尿铵 <40 mmol/d，氯化铵负荷试验尿 pH>5.5，碳酸氢钠负荷试验，尿、血 PCO_2 差值（U–B）PCO_2 <2.67kPa（20mmHg），可诊断本病。

（6）本病应与肾小球疾病所致的代谢性酸中毒鉴别，后者常有肾小球滤过率下降，氮质血症的临床表现。

（五）治疗

1. 病因治疗　I 型 RTA 患者多有病因可寻，如能针对病因治疗，其钾和酸分泌障碍可得以纠正。

2. 纠正代谢性酸中毒　I 型 RTA 碱性药物的剂量应偏小，剂量偏大可引起抽搐。因肝脏能将枸橼酸钠转化为碳酸氢钠，故常给予复方枸橼酸合剂即 Shohl 溶液（枸橼酸 140 g，枸橼酸钠 98 g，加水至 1000 ml），50 ~ 100 ml/d，分 3 次口服。

3. 电解质紊乱的治疗　低钾者常用枸橼酸钾合剂。补钾亦应从小剂量开始，逐渐增大。禁用氯化钾，以免加重高氯血症酸中毒。

4. 骨病的治疗 针对低血钙、低血磷进行补充治疗。

（1）纠正低钙血症：可口服碳酸钙 2 ~ 6g/d，同时需补充维生素 D 类药物，常用维生素 D2 或维生素 D3 30 万 U。当血钙为 2.5mmol/L 或血清碱性磷酸酶恢复正常时则停用，以避免高钙血症，应用维生素 D 时必须与碱性药物同用。

（2）纠正低磷血症：低磷者给予无机磷 1.0 ~ 3.6g/d，分次口服，或磷酸盐合剂（磷酸二氢钠 18g 加磷酸氢二钠 145g，加水至 1000 ml），每次 10 ~ 20ml，每日 4 次口服。

（六）预后

Ⅰ型 RTA 早期诊断及治疗，一般较好。有些患者可自行缓解，但也有部分患者可发展成为慢性肾衰竭。

三、混合型肾小管酸中毒（Ⅲ型）

混合型肾小管酸中毒为Ⅰ型和Ⅱ型的混合类型。

四、高钾型肾小管酸中毒（Ⅳ型）

（一）病因病理

此型 RTA 多为获得性（表 7-3）。醛固酮分泌不足或远端小管对醛固酮反应减弱是主要机制。尽管远端小管泌 H^+ 功能正常，但分泌胺的能力很低，总排酸能力下降。

表 7-3 高钾型肾小管酸中毒常见病因

醛固酮伴随糖皮质激素缺乏

　Addison 病

　双侧肾上腺切除

　21- 羟化酶缺乏

　羟类固醇脱氢酶缺乏

　AIDS

单纯性醛固酮缺乏

　遗传性：皮质酮甲酰氧化酶缺乏

　一过性（婴儿）

　肾素分泌低下（糖尿病肾病、肾小管间质疾病）

非甾体类抗炎药

β 受体阻断药

肾素 - 血管紧张素系统阻断药

肾移植

醛固酮耐受

　假性低醛固酮血症Ⅰ、Ⅱ型

　螺内酯

　钙调素抑制药（环孢素、他克莫司）肾毒性

　梗阻性肾病

　镰状细胞贫血

　锂

　氨苯蝶啶

　甲氧苄啶

　肾移植

（二）临床表现

（1）存在高氯性酸中毒。

（2）尿钾排泄明显减少，血钾高于正常。

（3）尿中不含氨基酸、糖和磷酸。

（三）辅助检查

1. 血液生化检查　动脉血气分析为高氯性代谢性酸中毒合并高钾血症。

2. 尿液化验　尿 pH>5.5，血浆 HCO_3^- 浓度正常时，肾脏对 HCO_3^- 重吸收下降（15%）。

（四）诊断及鉴别诊断

（1）临床确诊依据为高氯性代谢性酸中毒合并高钾血症，高钾血症和肾功能不平行。

（2）存在慢性肾脏疾病或肾上腺皮质疾病。

（3）持续的高钾血症，应疑及此病。

（4）排除肾功能不全导致的高钾血症。

（五）治疗

1. 一般治疗

（1）限制饮食中钾的含量，避免应用易致高钾的药物。

（2）限制饮食中钠的含量尽管对此类患者有益，但应避免长期限制钠的摄入。

2. 病因治疗　需针对原发性病因进行治疗。

3. 药物

（1）原发病的治疗。

（2）纠正酸中毒：给予小量的 $NaHCO_3$ 1.5 ~ 20 mmol/（kg·d）。

（3）氟氢可的松：剂量为 0.1 ~ 0.3 mg/d，适用于低肾素、低醛固酮或肾小管对醛固酮反应低的患者，以增加肾小管对钠的重吸收，尿钾及净酸排泄增加。常用超生理剂量，故有高血压及心功能不全者应慎用。

（4）呋塞米：可抑制氯的重吸收，增加钾和氯离子的分泌，增加血浆醛固酮的含量，有纠酸和对抗高钾的作用。常用剂量为 20 ~ 40mg，每日 3 次，口服。禁用螺内酯、氨苯蝶啶、吲哚美辛等。

（5）离子树脂：口服能结合钾离子的树脂，可减轻高钾血症和酸中毒。

（6）透析治疗：经上述处理高钾血症不能缓解者，可考虑透析治疗。

第二节　肾性糖尿

葡萄糖可以自由滤过肾小球，原尿中尿糖水平接近血糖浓度。近端小管的葡萄糖转运体通过 Na^+-K^+-ATP 酶协同，可重吸收原尿中全部葡萄糖。但如果血糖水平增高或肾小管葡萄糖转运功能障碍，滤过的葡萄糖超过了肾小管上皮的重吸收能力，即超过肾小管葡萄糖最大重吸收率（TmG），尿中将出现葡萄糖，尿糖阳性时的血糖水平称为肾糖阈，通常为 8.9 ~ 10.0 mmol/L。由于肾小管因素导致的尿糖阳性称为"肾性尿糖"。肾性尿糖的常见原因包括原发性肾性糖尿、葡萄糖 – 半乳糖吸收不良综合征、范科尼综合征和妊娠。葡萄糖 – 半乳糖吸收不良综合征往往有空肠上皮葡萄糖 – 半乳糖转运障碍，新生儿期即发生水样腹泻，而肾脏损伤轻微。这里重点介绍原发性肾性糖尿。

原发性肾性糖尿又称家族性肾性糖尿（FRG）或良性糖尿，以单纯性尿糖阳性为主要特征，血糖水平正常。

一、流行病学

该病为常染色体显性遗传性疾病，多有家族史。纯合子为重型，杂合子为轻型，并有隐性遗传的报道。

二、临床分型

应用葡萄糖滴定试验可将本病分为 A 型、B 型和 O 型 3 型。前两种类型肾糖阈均下降，但 A 型 TmG

下降，血糖不高时，肾小管对葡萄糖的重吸收率也低于正常，为真性糖尿；B 型 TmG 正常，为假性糖尿。O 型在任何情况下，肾小管都不能重吸收葡萄糖，其遗传机制还不清楚。

三、临床表现

患者一般没有症状，尿糖一般 < 30g/d，个别可达 100g/d。少数可伴随水钠丢失，轻度消瘦以及基础态的血浆肾素和血清醛固酮水平升高。少数人群可以伴随选择性氨基酸尿。

四、辅助检查

空腹及餐后 2h 血糖、血浆胰岛素、游离脂肪酸和糖基化血红蛋白；多次尿常规干化学法检测尿糖、24h 尿葡萄糖定量；疑诊者应进行其他尿糖特殊检测，包括尿 Bial 反应（盐酸二羧基甲苯）检测戊糖、尿 Selivanoff 反应（间苯二酚）检测果糖、尿纸上层析法（色谱法）检查乳糖、半乳糖和甘露庚糖。

五、诊断

本病的诊断标准尚未统一，Marble 等于 1939 年制定了肾性尿糖的 5 条临床标准（表 7-4），但由于对糖尿病诊断标准的更新，筛查糖尿病的标准更加严格，目前多参考下列方法进行诊断（表 7-5）。

表 7-4　原发性肾性尿糖的 Marble 标准

无高血糖
持续出现尿糖而尿糖程度与饮食无关
口服葡萄糖耐量试验正常（或略有波动）
尿中排出的是葡萄糖，无其他单糖及双糖
糖类储积和利用正常

表 7-5　原发性肾性尿糖的常用诊断标准

葡萄糖耐量试验、血浆胰岛素、游离脂肪酸和糖基化血红蛋白均正常
尿葡萄糖量相对稳定（10~100g/d），除非在妊娠期增加
尿糖排泄量和进食无明显关系，但可随进食糖类量而波动。每次尿检都能发现尿糖
尿糖成分只能是葡萄糖，而不能有其他糖成分（包括果糖、戊糖、半乳糖、乳糖、蔗糖、麦芽糖和庚酮糖）

六、鉴别诊断

1. 糖尿病　肾性尿糖可为糖尿病的前期表现。血糖检测或葡萄糖耐量试验可鉴别。

2. 其他尿糖　其他尿糖包括果糖、戊糖、半乳糖、乳糖、蔗糖、麦芽糖和庚酮糖。鉴别方法参见辅助检查中的特殊检验方法。

3. 继发性肾性糖尿　继发性肾性糖尿包括慢性肾盂肾炎、肾病综合征、多发性骨髓瘤、范科尼综合征及某些毒性物质导致的肾损害，如重金属。

七、治疗

不需要特殊治疗，但应避免长期饥饿，尤其是大量尿糖及妊娠者。对某些可能发生低血糖和酮症的患者应给予治疗。

八、并发症和预后

该病临床预后良好，无特殊并发症。

第三节　肾性氨基酸尿

氨基酸可以从肾小球自由滤过进入原尿，人体每天约有 50g 氨基酸进入原尿。除了丝氨酸、甘氨酸、组氨酸和牛磺酸，原尿中的氨基酸几乎均能被肾小管完全重吸收。肾性氨基酸尿是机体氨基酸代谢正常，但肾小管重吸收氨基酸功能障碍的一类肾小管疾病。

目前发现至少有 6 种独立的氨基酸转运系统，包括二羧基氨基酸、二碱基氨基酸、亚氨基氨基酸、中性氨基酸、β – 氨基酸和胱氨酸 – 半胱氨酸转运系统。随着分子生物学的进展，这些转运系统和发病之间的关系会有新的认识。目前认识较清楚的几种肾性氨基酸尿见表 7-6。

表 7-6　人类常见的氨基酸尿症

氨基酸尿	基因	蛋白	染色体	尿氨基酸特点
胱氨酸尿症 A	SLC3A1	rBAT	2p21	胱氨酸、赖氨酸、精氨酸及鸟氨酸
胱氨酸尿症 B	SLC7A9	$B^{0+}AT$	19q13. 11	胱氨酸、赖氨酸、精氨酸及鸟氨酸
赖氨酸尿蛋白质不耐受症	SLC7A7	y + LATI	14q11. 2	赖氨酸、精氨酸和（或）鸟氨酸
中性氨基酸尿症	SLC6A19	B^0ATI	5p15. 33	中性氨基酸 脯氨酸
亚氨基甘氨酸症	SLC36A2	PAT2	5q33. 1	天冬氨酸 谷氨酸

一、胱氨酸尿

（一）流行病学

临床罕见，Levy 统计其发生率为 1/7000 新生儿。男女患病率相似，但男性症状较重。

（二）病因病理

以 SLC3A1 和 SLC7A9 两个基因突变最常见。前者为常染色体隐性遗传（染色体 2p21），杂合子携带者不发病；相反，后者为常染色体显性遗传（染色体 19q13.11），大多数杂合子会产生轻中度尿氨基酸异常。其编码的转运体主要将胱氨酸和二碱基氨基酸（包括赖氨酸、精氨酸和鸟氨酸）从管腔转运到上皮细胞内。

由于尿中胱氨酸水平显著升高，尿胱氨酸水平 > 1mmol/L（pH<7.0）可沉积形成结石，导致尿路结石和肾钙化。病情较重的纯合子患儿可能由于氨基酸缺失影响生长发育。

（三）临床分型

最初按氨基酸吸收障碍特征，将胱氨酸尿症分为Ⅰ型、Ⅱ型和Ⅲ型。随着遗传分子学进展，目前主要根据致病基因不同分为 A、B 和 AB（SLC3A1 和 SLC7A9 混合基因突变）共 3 个亚型。

（四）临床表现

儿童期泌尿系胱氨酸结石是主要表现。

（五）辅助检查

尽管钙含量低，胱氨酸结石并不透光。X 线平片可见双侧尿路有多发性、阴影淡薄、大小不等的结石。常可发现膀胱结石。儿童的膀胱结石应注意胱氨酸尿的可能。尿氰化硝普盐试验显示为品红色提示胱氨酸尿，但特异性不高。尿检可能发现典型的胱氨酸六面体结晶。离子交换色谱检测尿和血浆胱氨酸、L– 精氨酸、L– 赖氨酸和 L– 鸟氨酸是最可靠的方法。

（六）诊断及鉴别诊断

尿胱氨酸显著升高，可高于正常 50 倍（正常胱氨酸排泄量 < 20mg/d），此外 L– 精氨酸、L– 赖氨酸和 L– 鸟氨酸水平也可以升高。血浆这些氨基酸正常或偏低水平具有诊断意义。

血浆胱氨酸显著升高要考虑胱氨酸贮积症，该病的全身表现：①全身（角膜、眼结膜、淋巴结、内脏）

胱氨酸沉积。②无肾结石及胱氨酸尿。③ 10 岁以前损害近端肾小管，可出现范科尼综合征。④早期出现肾衰竭。同时检测血浆和尿氨基酸水平可鉴别。

（七）治疗

（1）饮水疗法维持较大的尿量，使尿中胱氨酸浓度降低。每日饮水（或输入液）量在 5 ~ 7L，夜间入睡时补液量相当于当日入水量的 1/3。

（2）碱化尿液在 pH ≥ 7.5 时，胱氨酸溶解度明显增加，常用枸橼酸以碱化尿液。

（3）适当限制蛋白质饮食。低蛋氨酸饮食，减少胱氨酸前体物质的摄入。

（4）青霉胺：应用后与半胱氨酸混合形成二硫化物，使半胱氨酸的溶解度明显增大，可阻止新结石的形成和促进结石的溶解。常用量为每日 1 ~ 3g。由于该药有较严重的不良反应，故只适用于单独水疗法无效和无肾功能衰竭的患者。

（5）手术治疗：用于肾结石药物治疗无效者。

（6）透析治疗：适用于合并肾功能衰竭者。

（八）预后

既往胱氨酸尿患者 50% 死于肾衰竭。若能早期诊断及治疗，同时防治结石以及防治尿路梗阻及感染，保持肾功能正常，患者多能较长期存活。

二、赖氨酸尿蛋白质不耐受症

（一）流行病学

发生率极低，在一些人群中发生率最高可达到 1/5 万出生儿。

（二）病因病理

染色体 SLC7A7 突变致病，为常染色体隐性遗传。SLC7 A7–SLC3 A2 介导二碱基氨基酸跨上皮细胞转运到基底膜侧，包括赖氨酸、精氨酸和鸟氨酸。这些氨基酸重吸收相当部分是以二肽、三肽的形式，在上皮细胞内代谢为氨基酸再被转运到基底膜侧。因此本病丢失二碱基氨基酸的程度要比胱氨酸尿症明显得多。肾脏排泄二碱基氨基酸增多，但尿胱氨酸水平正常。由于精氨酸和鸟氨酸的不足，难以维持鸟氨酸（尿素）循环，故产生高氨血症，同时由于对外源性蛋白质耐受低，易发生氨中毒。

（三）临床表现

蛋白饮食后出现腹泻和高氨血症，血氨在餐后迅速升高，数小时后恢复正常。少数患者发生肺泡蛋白沉着症，表现为间质性肺炎。也可发生肝脾大和肝硬化、严重骨质疏松和累及骨髓。可因为免疫功能紊乱发生肾小球肾炎。

（四）辅助检查

血浆和尿胱氨酸、赖氨酸、精氨酸和鸟氨酸，以及血浆乳清酸和高瓜氨酸水平检查。血氨检查。儿童应进行营养、生长发育和智力评估。

（五）诊断及鉴别诊断

由于表型变异以及缺乏特殊临床表现，该病容易误诊为其他引起尿素循环和溶酶体储存紊乱的疾病，包括 B 型尼曼 – 皮克（Niemann–Pick）病、戈谢病（Gaucher disease）、乳糜泄或自身免疫性疾病。进食蛋白后腹泻有助于本病诊断。

尿二碱基氨基酸增多具有诊断意义。多数患者尿胱氨酸正常或轻度升高（升高 2 ~ 3 倍）。赖氨酸尿蛋白质不耐受症和胱氨酸尿症的区别在于其血浆赖氨酸、精氨酸和鸟氨酸往往低于正常。血浆乳清酸和高瓜氨酸升高也有助于鉴别尿素循环缺陷。

（六）治疗

（1）限制蛋白质的摄入。

（2）适当补充精氨酸，同时补充赖氨酸及鸟氨酸。因有肠道转运障碍，氨基酸的补充不应口服。瓜氨酸是精氨酸和鸟氨酸前体，补充瓜氨酸可改善尿素循环障碍。

三、中性氨基酸尿（Hartnup 病）

1956 年在英国伦敦的 Hartnup 家族中发现，故名。

（一）流行病学

1/15 000 存活出生儿。

（二）病因病理

染色体 SLC6A19 突变致病，为常染色体隐性遗传。空肠黏膜及近端肾小管上皮细胞对单氨基单羧基氨基酸转运障碍，其中最重要的是色氨酸。

（三）临床表现

有多种临床表现，影响症状的因素包括突变基因杂合情况、影响肾小管和肠上皮程度和饮食习惯的差异。在第二次世界大战时期，由于食物供给困难使这一病症尤为突出，但是现在这种疾病在多数国家的发病罕见。

症状常见于儿童期，成年后可自行缓解，呈间歇发作。包括：①糙皮病样的皮肤损害（包括光敏性皮炎）。②各种各样的神经症状，以发作性小脑性共济失调为特征。③身材矮小，智力一般正常或有轻度损害。④氨基酸尿。

（四）辅助检查

尿中性氨基酸（甘氨酸、丙氨酸、亮氨酸、异亮氨酸、半胱氨酸、色氨酸、苏氨酸、丝氨酸、苯丙氨酸、甲硫氨酸、酪氨酸、缬氨酸）检测。

尿中吲哚代谢产物，如尿蓝母、吲哚基 -3- 乙酸等检测。

粪便中可发现色氨酸，还有大量支链氨基酸，苯丙氨酸及其他氨基酸等。

（五）诊断及鉴别诊断

（1）尿中氨基酸含量增高。谷氨酰胺、丙氨酸、色氨酸、酪氨酸、丝氨酸及支链氨基酸可较正常值升高 5 ~ 10 倍。脯氨酸和甘氨酸分泌不增加。

（2）血浆氨基酸通常在正常范围。

（3）诊断必须排除范科尼综合征。儿童范科尼综合征最常见的原因是胱氨酸沉积症，这种溶酶体储积病是可以治疗的。

（六）治疗

高蛋白饮食和补充烟酰胺是常规治疗方法。但是在蛋白质摄入已经过饱和的国家和地区，这种疾病是否需要治疗还有争议。

（七）预后

预后良好。

微信扫码
◆临床科研
◆医学前沿
◆临床资讯
◆临床笔记

第八章
血液内科

第一节 缺铁性贫血

缺铁有一个发展过程，体内发生贮铁耗尽（iron depletion，ID），缺铁性红细胞生成（irondeficientery-thropoiesis，IDE），最终缺铁性贫血（iron deficient anemia，IDA）。缺铁性贫血是指各种原因的缺铁导致红细胞生成减少引起的低色素性贫血，其特点是骨髓、肝、脾等器官组织中缺乏可染铁，血清铁浓度、运铁蛋白饱和度和血清铁蛋白降低，典型的表现为小细胞低色素型贫血。缺铁性贫血是一种不同病因引起的综合征，可以伴发许多疾病。

一、流行病学

缺铁性贫血是临床上最常见的一种贫血。随着经济发展和营养卫生状况的改善，铁缺乏症的患病率逐年下降，但至今仍是一个全球性人群普遍存在的健康问题，发展中国家尤为突出。据估计全球约有5亿～10亿人患铁缺乏症，近半数为缺铁性贫血。通过大规模流行病学调查，提示发展中国家不同年龄组铁缺乏症的患病率明显高于发达国家。妊娠妇女、月经期妇女、婴幼儿和儿童是高危人群，其中以2岁以下婴幼儿和妊娠妇女的患病率最高。据前上海医科大学各附属医院人群调查资料，上海地区铁缺乏症的患病率：6个月至2岁的婴幼儿达75.00%～82.5%，育龄妇女为43.32%，妊娠3个月以上妇女为66.27%，10～17岁青少年为13.17%；以上人群缺铁性贫血的患病率分别为33.8%～45.7%，11.39%，19.28%及9.84%。铁缺乏症的危险因素主要和下列因素密切相关：婴幼儿喂养不当，儿童与青少年偏食和鼻出血，妇女月经量过多，多次妊娠，哺乳，宫内置节育环，营养不良，摄入蛋白质不够，反复献血以及某些病理因素如胃大部切除、慢性失血、慢性腹泻、萎缩性胃炎和钩虫感染等。

二、病因和发病机制

（一）病因

缺铁性贫血发生原因和发病机制多种多样。主要由于长期铁代谢负平衡得不到额外补充造成。

1. 营养因素　饮食中缺乏足够量铁或食物结构不合理导致铁吸收和利用减低，发生营养性铁缺乏症。中国医学科学院卫生研究所制订的正常供给标准，成年女性为12～15mg/d，青少年为12～25mg/d。铁吸收主要在十二指肠和空肠上段，吸收形式有两种：①血红素铁来自血红蛋白、肌红蛋白及动物食物的其他血红素蛋白，经胃酸和蛋白酶消化，游离出血红素，直接被肠黏膜细胞所摄取，在细胞内经血红素加氧酶分解为原卟啉和铁而被吸收；②非血红素铁来自铁盐、铁蛋白、含铁血黄素及植物性食物中高铁化合物等，非血红素铁的吸收取决于铁原子的价数、可溶性及食物中螯合剂的存在。食物中铁必须成为可溶性二价铁才易被吸收，胃酸可增加非血红素铁的溶解度，维生素C作为还原剂和螯合剂可促进铁吸收。植物食物中的磷酸盐、植酸盐，茶叶中的鞣酸及咖啡中的一些多酚类化合物等，与铁形成难以溶解的盐类而抑制非血红素铁的吸收。动物性食物铁吸收率20%。植物性食物吸收率多数小于5%，人乳铁吸收率50%，牛乳仅10%。因此，饮食因素和铁缺乏症发生有密切关系。因营养因素发生铁缺乏症高危人群是婴幼儿和孕妇，由于铁需要量增加，不注意营养极易引起铁缺乏症。月经期妇女对铁的需要量比成年男性大，一次正常月经的失血量平均 40 ~ 60ml，相当于失铁 20 ~ 30mg。因此，需要量比男性多 1mg/d，为 2mg/d。

2. 慢性失血和铁丢失过多　慢性失血是缺铁性贫血最常见的病因之一，长期小量出血比一次大出血更易发生缺铁性贫血。正常情况下，每天从食物中吸收和排出的铁各约 1mg，每天失血 3 ~ 4mg，即相当于失铁 1.5 ~ 2mg，可引起铁负平衡，一定时期后，即可发生缺铁性贫血。女性月经过多，如宫内放置节育环、子宫肌瘤及月经失调等多见。成年男性胃肠道出血是缺铁性贫血最常见病因，以痔疮最常见，仅次于月经量过多。其次是胃十二指肠溃疡出血，其中 25% 出血患者以往没有消化道溃疡的症状。

食管裂孔疝可伴消化道出血，约 15% 患者发生缺铁性贫血。消化道憩室或憩室炎引起出血发生率大约分别为 5% ~ 8% 和 15% ~ 25%，小肠出血多为息肉。缺铁性贫血常是胃肠道肿瘤首发表现，盲肠癌、升结肠癌、胃癌及壶腹癌均可以缺铁性贫血为首发表现。农村钩虫感染是引起慢性消化道失血的重要原因。其他原因有咯血和肺泡出血，如肺含铁血黄素沉着症、肺出血肾炎综合征、肺结核、支气管扩张和肺癌等；血红蛋白尿，冷抗体型自身免疫性溶血、人工心脏瓣膜、行军性血红蛋白尿等，反复血液透析、多次献血等。

3. 铁吸收障碍　肠道对铁吸收障碍而发生缺铁性贫血者，最多见于胃切除患者。胃酸分泌不足且食物快速进入空肠，绕过铁的主要吸收部位，使铁吸收减少。多种原因造成胃肠道功能紊乱，慢性肠炎、Crohn 病等可因铁吸收障碍而发生缺铁性贫血。转运障碍（无转铁蛋白血症、肝病）也是引起缺铁性贫血的病因。

（二）发病机制

1. 缺铁对铁代谢的影响　当体内贮铁减少到不足以补偿功能状态铁时，铁蛋白、含铁血黄素、血清铁和转铁蛋白饱和度减低、总铁结合力和未结合铁的转铁蛋白升高、组织缺铁、红细胞内缺铁。转铁蛋白受体表达于红系造血细胞膜表面，当红细胞内铁缺乏时，转铁蛋白受体脱落进入血液，血清可溶性转铁蛋白受体（serum transferring receptor，sTfR）升高。

2. 红细胞内缺铁对造血系统的影响　大量原卟啉不能与铁结合成为血红素，以游离原卟啉（FEP）的形式积累在红细胞内或与锌原子结合成为锌原卟啉（ZPP），血红蛋白生成减少，红细胞胞质少、体积小，即小细胞低色素性贫血；重者粒细胞、血小板生成受影响。

3. 组织缺铁对组织细胞代谢的影响　细胞中含铁酶和铁依赖酶活性降低，包括细胞色素 c、细胞色素 c 氧化酶、过氧化氢酶、过氧化物酶以及含铁血黄素蛋白类：细胞色素 c 还原酶、NADH：脱氢酶、黄嘌呤氧化酶、琥珀酸脱氢酶等。影响患者的精神、行为、体力、免疫功能及患儿的生长发育和智力；缺铁可引起黏膜组织病变和外胚叶组织营养障碍。

三、临床表现

缺铁性贫血的症状可因引起缺铁和贫血的原发病、贫血本身以及组织中含铁酶和铁依赖酶活性降低引起细胞功能紊乱所致。

（一）贫血表现

早期缺铁性贫血常无症状或非特异性症状如乏力、易倦、头昏、头痛、耳鸣、心悸、气促、纳差等，可伴有苍白、心率增快。这些症状不一定和贫血程度相平行。

（二）组织缺铁表现

影响小儿生长发育；幼儿可伴神经功能和心理行为障碍，易激惹、注意力不集中；耐力降低；影响小儿细胞免疫功能，表现为 T 淋巴细胞数目减少，中性粒细胞杀菌功能受影响，髓过氧化酶活性降低，吞噬功能有缺陷；抗寒能力降低，甲状腺激素代谢异常。严重缺铁性贫血可致黏膜组织变化，出现口炎、舌炎、舌乳头萎缩。外胚叶组织营养缺乏表现为皮肤干燥、角化、萎缩、无光泽；毛发无光泽、易断、易脱；指甲条纹隆起．严重时指甲扁平，甚至呈"反甲"。一些患者有嗜异食癖，如泥土、煤炭、生米、冰块等。胃活组织检查发现 75% 缺铁性贫血患者有浅表性胃炎及不同程度的萎缩性胃炎，伴胃酸缺乏。吞咽困难或吞咽时有梗塞感（称 Plummer－Vinson 征），这是缺铁的特殊症状之一。缺铁性贫血也町导致月经紊乱。

但月经过多可以是缺铁原因，也可以是缺铁的后果。约10%患者轻度脾肿大。在缺铁时间较长的婴儿中，颅骨和手骨的板障可以增厚。

（三）缺铁原发病表现

消化性溃疡、肿瘤或痔疮导致的黑便、血便或腹部不适，肠道寄生虫感染导致的腹痛或大便性状改变，妇女月经过多，肿瘤性疾病的消瘦，血管内溶血的血红蛋白尿等。

四、实验室检查

（一）血常规

轻度贫血，红细胞为正细胞正色素性，血片中红细胞形态基本正常。严重时呈小细胞低色素性贫血。平均红细胞体积（MCV）低于80fl，平均红细胞血红蛋白量（MCH）小于27pg，平均红细胞血红蛋白浓度（MCHC）小于32%。血片中红细胞大小不一；体积小者多见，有少量尾状和椭圆形红细胞，偶见靶形红细胞。红细胞中心淡染区扩大，重者胞质呈环状。网织红细胞计数大多正常或减低，少数轻度增高至2%～3%者。红细胞渗透脆性大致正常，重者脆性轻度减低。

白细胞计数一般正常，少数中性粒细胞减少。近期有大量出血，中性粒细胞可增多。钩虫病患者嗜酸性粒细胞增多。

血小板计数常增高，多见于成人因慢性失血而发生贫血。贫血较重的婴儿、儿童患者中，血小板减少较为多见。

（二）骨髓象

骨髓穿刺涂片和切片显示骨髓呈轻度和中度幼红细胞增生，严重缺铁性贫血，幼红细胞体积偏小，核染色质致密，胞质较少，边缘不整齐，即血红蛋白形成不良。幼红细胞核固缩似晚幼红细胞，胞质仍紫蓝色，显示胞质发育迟于胞核，呈"核老浆幼"现象。分类以中幼红细胞比例增多。粒系细胞和巨核细胞数量、形态大多正常。骨髓涂片亚铁氰化钾染色，骨髓小粒中无深蓝色含铁血黄素颗粒，幼红细胞内铁小粒减少、淡染或消失，铁粒幼细胞＜15%。骨髓可染铁是反映贮存铁的金标准。骨髓活检标本铁染色可提高骨髓可染铁检查的准确性，但不能很好地观察幼红细胞内铁的情况。

（三）血清铁、总铁结合力、血清铁饱和度和血清铁蛋白

未经治疗者血清铁浓度常明显降低，多低于$8.95\mu mol/L$，总铁结合力增高，大于$64.44\mu mol/L$，血清铁饱和度降低小于15%。血清铁蛋白低于$12\mu g/L$。血清铁检测不稳定，1d内不同时间测定，变异很大，不宜单独作为诊断缺铁的指标。总铁结合力较稳定，血清铁饱和度测定<15%可作为缺铁性红细胞生成的指标之一，但不宜用于缺铁的早期诊断。采用直接法测定血清运铁蛋白浓度更好。因血清铁蛋白与体内储存铁相关性极好，可作为储存铁缺乏的指标用于早期诊断。

（四）红细胞游离原卟啉和血液锌原卟啉

红细胞游离原卟啉是幼红细胞和网织红细胞合成血红蛋白过程中形成的非血红素原卟啉而残留在新生的红细胞内，绝大多数非血红素原卟啉是和锌离子络合成锌原卟啉，采用提取法和血液荧光计直接测定，诊断单纯性缺铁的标准；$FEP>0.9\mu mol/L$（全血），或$ZPP>0.96\mu mol/L$（全血）。可作为缺铁性红细胞生成的指标。由于FEP与ZPP值受到许多因素的影响，如慢性病贫血、铁粒幼细胞贫血、珠蛋白生成障碍性贫血和严重溶血性贫血等，因此反映缺铁的准确度不如上述铁参数。

五、诊断与鉴别诊断

诊断目标有两个方面：一是否缺铁性贫血，二病因诊断。还需注意复合性贫血即并发慢性感染、恶性肿瘤、风湿病或肝病的缺铁性贫血。

（一）诊断

1. 缺铁性贫血的诊断标准

（1）小细胞低色素性贫血：贫血为小细胞低色素性：男性Hb< 120g/L，女性Hb< 110g/L，孕妇Hb< 100g/L；MCV <80fl；MCH <27pg，MCHC <32%；红细胞形态有明显低色素表现。

（2）有明确的缺铁病因和临床表现。

（3）血清铁 <8.95μmol/L（<50μg/dl），总铁结和力 >64.44μmol/L（360μg/dl）。

（4）血清铁饱和度 <15%。

（5）骨髓铁染色显示骨髓小粒可染铁消失，铁粒幼红细胞 <15%。

（6）红细胞游离原卟啉 >0.9μmol/L（>50μg/dl）（全血），或血液锌卟啉（ZPP）>0.96μmol/L（60μg/dl）（全血），或 FEP/Hb >4.5μg/gHb。

（7）血清铁蛋白（SF）<12μg/L。

（8）血清可溶性运铁蛋白（sTfR）浓度 >26.5nmol/L（2.25mg/L）。

（9）铁剂治疗有效。

符合第 1 条和 2 条 ~ 9 条中任何两条以上者可诊断为缺铁性贫血。

2. 贮存铁缺乏的诊断标准　符合以下任何一条即可诊断。

（1）血清铁蛋白 <14μg/L。

（2）骨髓铁染色显示骨髓小粒可染铁消失。

3. 缺铁性红细胞生成的诊断标准　符合贮存铁缺乏的诊断标准，同时有以下任何一条符合者即可诊断。

（1）血清铁饱和度 <15%。

（2）红细胞游离原卟啉 >0.9μmol/L（>50μg/dl）（全血），或血液锌卟啉（zPP）>0.96μm/L（60μg/dl）（全血），或 FEP/Hb >4.5μg/gHb。

（3）骨髓铁染色显示骨髓小粒可染铁消失，铁粒幼红细胞 <15%。

4. 存在并发症　有并发症的情况下（感染、炎症、肿瘤等）需要测定红细胞内碱性铁蛋白，小于 6.5ag/细胞，能诊断缺铁，或骨髓铁染色显示骨髓小粒可染铁消失作为标准。

5. 铁剂治疗性试　连续口服铁剂网织红细胞计数上升，一般第 5 至 10 天，网织红细胞升高至 4% ~ 10%。如患者有铁剂吸收障碍，就无法判断结果。宜采用注射铁剂治疗试验作出诊断。

（二）鉴别诊断

1. 铁粒幼细胞性贫血　遗传或不明原因导致的红细胞铁利用障碍性贫血。无缺铁表现，血清铁蛋白浓度增高，骨髓小粒含铁血黄素颗粒增多，铁粒幼细胞增多，出现环形铁粒幼细胞。血清铁和转铁蛋白饱和度增高，总铁结合力不低。

2. 地中海贫血　有家族史，慢性溶血表现。血片中可见多量靶形红细胞，珠蛋白肽链合成数量异常，如 HbF 和 HbA 增高，出现血红蛋白 H 包涵体等。血清铁蛋白、骨髓可染铁、血清铁和转铁蛋白饱和度不低且常增高。

3. 慢性病性贫血　慢性炎症、感染或肿瘤等引起的铁代谢异常性贫血。血清铁蛋白和骨髓铁增多。血清铁、血清转铁蛋白饱和度、总铁结合力减低。

4. 转铁蛋白缺乏症　常染色体隐性遗传所致或严重肝病、肿瘤继发。血清铁、总铁结合力、血清铁蛋白及骨髓含铁血黄素均明显降低。先天性者幼儿时发病，伴发育不良和多脏器功能受累。获得性者有原发病的表现。

确定缺铁性贫血还需病因诊断，原发病有时对患者危害比贫血更为严重，如胃肠道恶性肿瘤伴慢性出血所引起缺铁性贫血。成年男性和绝经期女子中，缺铁性贫血最多见的原因是胃肠道慢性出血，由于每次出血量少而且间歇性，临床上容易忽视。多次检验便潜血极为重要，必要时做胃肠道内镜及 X 射线检查。

六、治疗

（一）病因治疗

缺铁性贫血的病因诊断是治疗的前提，婴幼儿、青少年和妊娠妇女营养不足引起的缺铁性贫血，应改善饮食；胃、十二指肠溃疡伴慢性失血或胃癌术后残胃癌所致的缺铁性贫血，必要时手术根治。月经过多引起的缺铁性贫血应去除病因；钩虫病引起的贫血，驱虫和补充铁剂可同时进行，如感染严重、全身情况很差，可以先纠正贫血，全身情况好转后驱虫。

（二）补铁治疗

1. 口服铁剂　是治疗缺铁性贫血首选方法。硫酸亚铁是口服铁剂中的标准制剂，其最大的缺点是胃肠道不良反应较明显，硫酸亚铁缓释片口服后在 1 ~ 2h 内均衡释放铁剂，提高十二指肠和空肠上段吸收率，减少胃和下段肠道释放铁。口服右旋糖酐铁、琥珀酸亚铁和多糖铁复合物（力蜚能）含铁量高，不良反应较硫酸亚铁轻，疗效和硫酸亚铁相当。成人治疗剂量元素铁 180 ~ 200mg/d，预防剂量元素铁 10 ~ 20mg/d。空腹亚铁盐吸收完全，餐后服或餐中服，铁剂吸收减少 40% ~ 50%。空腹服用胃肠反应大如胃部灼热感、恶心、上腹部不适和腹泻等，常不能坚持治疗。餐后服用胃肠反应小易耐受治疗。小剂量开始逐渐增加剂量可减少胃肠道反应。小儿有效剂量为元素铁 1.5 ~ 2.0mg/kg，制成糖浆剂服用可以耐受。食鱼、肉及橘子水可加强铁剂吸收，谷类、乳、茶可抑制铁剂吸收。

骨髓造血功能正常，出血停止，口服铁剂见效快。最早骨髓中铁粒幼红细胞和外周血液中网织红细胞上升，高峰在 5 ~ 10 天。2 周后血红蛋白浓度上升，2 月达正常。为补足体内贮存铁，铁剂治疗在血红蛋白恢复正常后至少要持续 4 ~ 6 个月，甚至 1 年。口服铁剂无效须考虑：①患者未按医嘱服药；②诊断有误；③出血尚未得到纠正；④伴发感染、炎症、恶性肿瘤、肝病或肾病等，影响骨髓造血功能；⑤腹泻、肠蠕动过速或胃肠道解剖部位异常，影响了铁吸收；⑥铁剂在胃肠道不能很好溶解，影响吸收，尤其胃酸缺乏者。

2. 铁剂注射治疗　注射铁剂毒性反应较多，甚至发生致命的过敏反应。适应证：①胃肠道疾患如溃疡性结肠炎、节段性肠炎、胃切除后胃肠功能紊乱（倾倒综合征），或妊娠持续呕吐等，口服铁剂使症状加重者。②慢性腹泻、脂肪痢或吸收不良综合征铁吸收障碍者。③严重缺铁性贫血需要在短期内提高血红蛋白者，如妊娠晚期缺铁性贫血严重，并防止胎儿发生缺铁性贫血者。④血液透析或自体输血采血量较大，需短期内维持体内铁平衡者。⑤不能耐受口服铁剂治疗者。⑥出血丧失铁的速度，超过铁被吸收的速度。右旋糖酐铁复合物是最常用的注射用铁，深部肌内注射首次给药 0.5ml 试验剂量，1h 无过敏反应，给予足量治疗，最大剂量 100mg/d。右旋糖酐铁复合物注射后约 65% 于 72h 内被吸收，11%，52%（平均 25%）残留在注射处至少 4 星期，不能被利用。局部不良反应有注射部位疼痛、局部淋巴结肿痛，可持续数星期。右旋糖酐铁复合物也可静脉注射，优点是可以一次大量注射。方法：①试验剂量铁剂无过敏反应，每天静脉注射不稀释的右旋糖酐铁复合物 100mg，50mg/min 缓慢静脉注射。②按计算出的总剂量，用生理盐水稀释，每 50mg 右旋糖酐铁复合物用 0.9% 氯化钠注射液 20ml 稀释；缓慢静脉滴注，开始 20 滴 /min，5min 无反应，将滴速增加到 40 ~ 60 滴 /min。如注射处静脉炎、疼痛、发红，减慢滴速，静脉注射铁反应多，应慎重。全身即刻反应有头痛、头昏、发热、面部潮红、荨麻疹、关节痛、肌肉酸痛、低血压、恶心以及其他过敏反应；延迟反应有淋巴结肿大、关节和肌肉痛、发热。多数反应均轻微、短暂。

注射用铁的总剂量计算方法：所需总铁量（mg）=（需达到的血红蛋白浓度 – 患者的血红蛋白浓度）× 0.33 × 患者体重（kg）。

七、预防

加强妇幼保健、预防早产，做好喂养指导，婴幼儿及时添加富含铁的食品，如蛋类、肝等，较大儿童应纠正偏食，防治鼻出血；青少年定期查、治寄生虫感染。月经期妇女防治月经过多。近年采用能释放左旋甲基炔诺酮的子宫内节育环（LNG –IUD），每天释放孕酮 pg，可使月经量减少，降低贫血发生率。积极防治钩虫病等寄生虫病及各种慢性出血灶，以防止过多铁丢失。高危人群如婴幼儿、早产儿、孪生儿、妊娠妇女、胃切除及反复献血每年 4 次以上者应预防缺铁口服铁剂。一般足月婴儿补铁月龄，不迟于 4 足月，剂量为 1mg/（kg·d）；早产儿补铁月龄不迟于 2 足月，剂量为 2mg/（kg·d）；持续到 1 足岁。妇女妊娠后期和哺乳期可口服硫酸亚铁 0.2g/d 近年来有不少国家在高危人群的食品（主要是谷类食物）中加入一定量药用铁，即食品干预高危人群取得较好效果。

八、预后

单纯营养不足者，易恢复正常。继发于其他疾病者，取决于原发病能否根治。

第二节 急性白血病

急性白血病（acute leukemia，AL）是起源于造血干细胞的恶性克隆性疾病，表现为骨髓中异常的原始细胞及幼稚细胞（白血病细胞）大量增殖，蓄积于骨髓和其他造血组织，同时抑制正常造血，并广泛浸润肝、脾、淋巴结等脏器，可出现贫血、出血、感染和浸润等征象。根据受累的细胞类型，AL又分为急性淋巴细胞白血病（acute lymphoblastic leukemia，ALL）和急性髓细胞白血病（acute myeloidleukemia，AML）两类。

我国AML的发病率约为1.62/10万，而ALL则为0.69/10万。成人AL以AML多见，儿童以ALL多见。

一、病因和发病机制

急性白血病的病因目前尚未完全清楚。

1. 物理因素　γ射线、X射线等电离辐射均可导致白血病。如接受放疗的强直性脊柱炎患者、日本原子弹爆炸后的幸存者中，白血病发病率均较正常人群明显增高。发病率的高低亦与放射剂量、时间和年龄等相关。

2. 化学因素　职业性苯接触、接受如美法仑和亚硝基脲等烷化剂治疗的患者白血病的发生率显著增高。治疗银屑病的药物乙双吗啉亦证实与急性早幼粒细胞白血病（APL）的发病相关。吸烟亦可能与白血病发病相关。化学因素所致的白血病多为AML。

3. 生物因素　第一个被发现与成人T细胞白血病/淋巴瘤（ATL）有关的逆转录病毒是人类T淋巴细胞病毒Ⅰ型（HTLV-1）。研究证实该病毒可以由母体向胎儿垂直传播，亦可通过血制品输注、性接触而横向传播。

4. 遗传因素　约7‰的患者表现为家族性发病。而同卵双胎中，如一人发生白血病，另一人的发病率可高达1/5，较异卵双生者高12倍。Down综合征、先天性再生障碍性贫血（Fanconi贫血）、先天性血管扩张红斑病（Bloom综合征）及先天性免疫球蛋白缺乏症等遗传学疾病其白血病发病率均较高。

5. 其他血液病　某些血液病如慢性白血病、骨髓增生异常综合征、淋巴瘤、骨髓增殖性肿瘤如原发性血小板增多症、骨髓纤维化和真性红细胞增多症、多发性骨髓瘤、阵发性睡眠性血红蛋白尿等均可能进展成急性白血病。

关于白血病的发生，目前较为公认的是所谓的"二次打击"学说。一般而言，可至少分为两个阶段：首先是各种原因所致的单个细胞内基因的决定性突变，激活某种信号通路，导致克隆性异常造血细胞生成和凋亡受阻，进而强势增殖；随后进一步的遗传学改变（如某种融合基因的形成），可能会涉及某些关键转录因子，导致分化阻滞、紊乱，最终引起白血病。

二、分类

AL可分为急性髓细胞白血病（AML）和急性淋巴细胞白血病（ALL）两大类。目前较为流行的分类标准包括法美英（FAB）分型和世界卫生组织（WHO）分型两种。

（一）AL法美英（FAB）分型

1. AML的FAB分型　M0（急性髓细胞白血病微分化型，minimally differentiated AML）：骨髓原始细胞>30%，无嗜天青颗粒及Auer小体，核仁明显，髓过氧化物酶（MPO）及苏丹黑B阳性细胞<3%；电镜下MPO阳性；CD33或CD13等髓系标志可呈阳性，淋巴系抗原常为阴性，血小板抗原阴性。

M1（急性粒细胞白血病未分化型，AML without maturation）：原粒细胞（Ⅰ型+Ⅱ型，原粒细胞质中无颗粒为Ⅰ型，出现少数颗粒为Ⅱ型）占骨髓非红系有核细胞（NEC，指不包括浆细胞、淋巴细胞、组织嗜碱细胞、巨噬细胞及所有红系有核细胞的骨髓有核细胞计数）的 90% 以上，其中至少 3% 以上的细胞为 MPO 阳性。

M2（急性粒细胞白血病部分分化型，AML with maturation）：原粒细胞占骨髓 NEC 的 30% ~ 89%，其他粒细胞 >10%，单核细胞 <20%。

我国将 M2 又分为 M2a 和 M2b；后者由我国学者提出，特点为骨髓中原始及早幼粒细胞增多，但以异常的中性中幼粒细胞为主，有明显的核浆发育不平衡，核仁常见，此类细胞 >30%。

M3（急性早幼粒细胞白血病，acute promyelocytic leukemia，APL）：骨髓中以颗粒增多的早幼粒细胞为主，此类细胞在 NEC 中 >30%。

M4（急性粒 – 单核细胞白血病，acute myelomonocytic leukemia，AMML）：骨髓中原始细胞占 NEC 的 30% 以上，各阶段粒细胞占 30% ~ 80%，各阶段单核细胞 >20%。

M4（AML with eosinophilia）：除上述 M4 型的特点外，嗜酸粒细胞在 NEC 中 ≥ 5%。

M5（急性单核细胞白血病，acute monocytic leukemia，AMoL）：骨髓 NEC 中原单核、幼单核及单核细胞 ≥ 80%。原单核细胞 ≥ 80% 为 M5a，<80% 为 M5b。

M6（红白血病，erythroleukeniia，EL）：骨髓中幼红细胞 ≥ 50%，NEC 中原始细胞（Ⅰ型 + Ⅱ型）≥ 30%。

M7（急性巨核细胞白血病，acute megakaryoblastic leukemia，AMeL）：骨髓中原始巨核细胞 ≥ 30%。血小板抗原阳性，血小板过氧化物酶阳性。

2. ALL 的 FAB 分型

L1 原幼淋巴细胞以小细胞（直径 ≤ 12μm）为主，胞质少，核型规则，核仁小而不清楚。

L2 原幼淋巴细胞以大细胞（直径 >12μm）为主，胞质较多，核型不规则，常见凹陷或折叠，核仁明显。

L3 原幼淋巴细胞以大细胞为主，大小一致，胞质多，内有明显空泡，胞质嗜碱性，染色深，核型规则，核仁清楚。

（二）AL 世界卫生组织（WHO）分型

WHO 分型是基于 FAB 分型，结合形态学（morphology）、免疫学（immunology）、细胞遗传学（cytogenetics）和分子生物学（molecular biology）制定而成的，即所谓的 MICM 分型，其更能适合现代 AL 治疗策略的制定。

1. AML 的 WHO 分型（2008 年）

（1）伴重现性遗传学异常的 AML。

（2）AML 伴骨髓增生异常相关改变。

（3）治疗相关的 AML。

（4）非特殊类型 AML（AML，NOS）。

（5）髓系肉瘤。

（6）Down 综合征相关的髓系增殖。

（7）母细胞性浆细胞样树突细胞肿瘤。

2. ALL 的 WHO 分型（2008 年）

（1）前体 B 细胞 ALL（B –ALL）

1）非特殊类型的 B – ALL（B –ALL，NOS）。

2）伴重现性遗传学异常的 B –ALL。

（2）前体 T 细胞 ALL（T – ALL）。

（3）Burkitt 型白血病。

三、临床表现

AL 的起病急缓不一，可起病隐袭，数周至数月内逐渐进展，亦可急骤起病。临床表现主要与正常骨髓造血功能受抑和白血病细胞浸润相关，多无特异性。

（一）正常骨髓造血功能受抑表现

白血病细胞大量增殖可造成骨髓中正常造血空间的减少，从而抑制了正常白细胞（WBC）、红细胞（RBC）和血小板（PLT）的生成，引起贫血、发热和出血等相关临床表现。

1. 贫血　贫血常为白血病的首发症状，半数患者就诊时即有重度贫血，尤以继发于骨、髓增生异常综合征（MDS）者多见。多为正常细胞性贫血，进行性加重。表现为面色苍白、虚弱、头昏甚至呼吸困难等。年老体弱患者可诱发心血管症状。

2. 发热　发热亦为白血病患者的早期表现，主要与粒细胞缺乏所致的感染或白血病本身发热有关，但后者发热多不超过 38.5℃。热度可从低热至高热不等，热型亦不定。常见感染部位有口腔、上呼吸道、肺部、肛周及全身（败血症）等。因正常粒细胞减少，局部炎症症状可以不明显。最常见的致病菌为革兰阴性杆菌，其次为革兰阳性球菌。因伴有免疫功能缺陷，还可能出现病毒、真菌、原虫等感染。

3. 出血　40% 患者以出血为早期表现，病情轻重不一，主要与凝血功能异常和血小板减少有关。表现为鼻出血、牙龈出血、皮肤瘀点瘀斑、月经过多等。严重者可出现颅内出血，表现为呕吐、头痛、双侧瞳孔不对称，甚至昏迷、死亡。约 62% AL 患者死于出血，其中 87% 为颅内出血。弥散性血管内凝血（DIC）常见于 APL，表现为全身广泛性出血。

（二）白血病细胞浸润表现

1. 淋巴结和肝脾肿大　淋巴结肿大以 ALL 多见，可发生于颈部、腋下和腹股沟、腹膜后等处，质地中等，无触痛和粘连。可有轻至中度肝脾大，但如继发于骨髓增殖性肿瘤，可有巨脾。

2. 粒细胞肉瘤（granulocytic sarcoma）　又称绿色瘤，见于 2% ~ 14% AML 患者，因原始细胞聚集于某一部位，富含的 MPO 使切面呈绿色而得名。一般累及骨膜，以眼眶部多见，可引起眼球突出、复视或失明等症状。

3. 口腔和皮肤　牙龈增生和肿胀见于白血病细胞牙龈浸润；而皮肤浸润时可出现蓝灰色斑丘疹或皮肤粒细胞肉瘤，局部皮肤隆起变硬，以 AML 的 M4 和 M5 多见。如出现发热、肢端皮肤红色斑丘疹或结节，皮肤组织病理检查见皮层大量成熟中性粒细胞浸润，称为 Sweet 综合征。

4. 骨骼和关节　骨髓腔内白血病细胞过度增殖时，常有胸骨下端的局部压痛，具有一定特异性。白血病细胞浸润至骨膜、骨和关节可引起骨骼和关节疼痛。骨髓坏死时可出现骨骼剧痛。

5. 中枢神经系统白血病（central nervous system leukemia，CNSL）　以儿童、高白血病细胞、ALL 和 M5 患者多见，常发生在缓解期，少数患者亦可以 CNSL 为首发表现。由于大部分化疗药物难以透过血 - 脑屏障（blood - brain barrier），不能有效杀灭隐藏于 CNS 的白血病细胞，从而导致髓外复发。临床表现为头痛、恶心、呕吐、颈项强直、抽搐及昏迷等，少数患者可无症状。脊髓浸润可发生截瘫，神经根浸润可产生各种麻痹症状。诊断标准为：有中枢神经系统症状和体征；有脑脊液常规、生化的改变，细胞学涂片中见到白血病细胞；排除其他原因造成的中枢神经系统或脑脊液的相似改变：其中涂片可见白血病细胞为确诊指标。

6. 胸腺　前纵隔（胸腺）肿块可见于约 10% 的 ALL 患者，多为 T- ALL。巨大的前纵隔肿块可压迫大血管和气管，甚至引起上腔静脉压迫综合征或上纵隔综合征，出现呼吸困难、咳嗽、发绀、颜面浮肿、颅内压增高等临床表现。

7. 睾丸　表现为单侧、无痛性肿大，多见于 ALL 化疗缓解后的男性幼儿或青年，是髓外复发除中枢神经系统之外的常见部位之一。

8. 其他　白血病细胞还可累及胸膜、肺、心、消化道、泌尿系统等，可无或有相应临床表现。儿童患者的扁桃体、阑尾或肠系膜淋巴结被浸润时，常易误诊为外科疾病。

四、实验室检查

（一）血常规

WBC 增高见于大部分患者，也有不少患者 WBC 计数正常或减少，低者可 $<1.0 \times 10^9/L$，称为白细胞不增多性白血病，而超过 $10 \times 10^9/L$ 者称为白细胞增多性白血病；超过 $100 \times 10^9/L$ 称高白细胞性白血病

（hyperleukocytic acute leukemia）。外周血涂片检查常可见原始和（或）幼稚细胞，但白细胞不增多性患者可能缺如。大部分患者伴有不同程度的贫血和血小板降低。

（二）骨髓象

骨髓细胞形态学检查是诊断 AL 的基础。骨髓增生多明显活跃或极度活跃，约 10% 的 AML 增生低下，称为低增生性 AL（hypoplastic leukemia），但需骨髓活检证实。原始细胞占全部骨髓有核细胞 ≥ 30%（FAB 分型标准）或 ≥ 20%（WHO 分型标准）。大部分患者骨髓象中的原始、幼稚细胞显著增多，而较成熟的中间阶段细胞（如中、晚幼粒细胞）缺如，并残留少量成熟粒细胞，形成"裂孔"现象。正常的巨核细胞和幼红细胞减少。Auer 小体常见于 AML，不见于 ALL。

（三）细胞化学

结合细胞学和化学染色，在结构完整的白血病细胞中原位显示其化学成分及其分布，是鉴别各类 AL 简单易行的重要依据。

（四）免疫学

根据白血病细胞表达的系列相关抗原确定其来源，如淋巴系 T/B、粒 – 单系、红系、巨核系，后三者统称为髓系。白血病免疫分型欧洲组（EGIL）提出了免疫学积分系统，可将 AL 分为以下四型：①急性未分化型白血病（AUL），髓系和 T 或 B 系抗原积分均 ≤ 2；②急性混合细胞白血病或急性双表型（白血病细胞同时表达髓系和淋巴系抗原）或双克隆（两群来源于各自干细胞的白血病细胞分别表达髓系和淋巴系抗原）或双系列（除白血病细胞来自同一干细胞外余同双克隆型）白血病，髓系和 B 或 T 淋巴系积分均 >2；③伴有髓系抗原表达的 ALL（My + ALL），T 或 B 淋巴系积分 >2 同时髓系抗原表达，但积分 ≤ 2，和伴有淋巴系抗原表达的 AML（Ly + AML）髓系积分 >2 同时淋巴系抗原表达，但积分 ≤ 2；④单表型 AL，表达淋巴系（T 或 B）者髓系积分为 0，表达髓系者淋巴系积分为 0。

特定的免疫表型与细胞形态、染色体改变有一定的关联：如 M3 细胞 CD13 和 CD33 强阳性，而 HLA – DR 表达缺失；伴 t（8；21）的 AML 常伴有 B 细胞表面标志 CD19 和 CD79a；高表达 CD34 和 CD117 的白血病细胞往往分化较差。

（五）细胞遗传学和分子生物学

染色体核型异常见于半数以上 AL 患。AML 最常见的染色体改变为 L（8；21）、t（15；17）、inv（16）、+ 8、+ 21 等；而成人 ALL 中最常见的是 Ph 染色体。许多染色体异常伴有特定基因的改变：如 13t（15；17）（q22；q21）为 15 号染色体上的 PML（早幼粒白血病基因）与 17 号染色体上 RARa（维 A 酸受体基因）形成 PMURARca 融合基因。

（六）血液生化改变

血清乳酸脱氢酶常升高，AML 中以 M4 和 M5 多见，但增高程度较 ALL 低。血和尿中尿酸浓度增高较常见，特别是化疗期间。血清和尿溶菌酶活性增高见于 M5 和 M4，而 ALL 常降低。如发生 DIC 或纤溶亢进，相应的凝血检测可出现异常。并发 CNSL 时，脑脊液压力增高，WBC 增多（>0.01×10^9/L），蛋白质增多（>450mg/L），而糖定量减少，细胞学涂片中找到白血病细胞是确诊 CNSL 的标准。

五、诊断和鉴别诊断

（一）诊断

依据临床表现、血常规和骨髓细胞学检查诊断 AL 一般不难。但初诊患者应尽可能完善 MICM 检查，以综合判断患者预后、进行危险度分层并制定相应的治疗方案。

（二）鉴别诊断

1. 类白血病反应　是指患者在某些情况下出现外周血白细胞显著增高，可出现中、晚幼粒细胞；骨髓粒系左移，有时原始细胞会增多。但类白血病是正常骨髓对某些刺激信号作出的一种反应，有明确的原发病，血液学异常指标随原发病的好转而恢复；NAP 活力显著增高；无 Auer 小体。常见于各种感染、中毒、恶性肿瘤变态反应性疾病以及急性失血、溶血性贫血、组织损伤等。

2. MDS　MDS 的 RAEB 型外周血和骨髓中均可出现不同比例的原始和（或）幼稚细胞，但骨髓中原始细胞小于 20%，同时伴有病态造血，易与 AL 鉴别。

3. 再生障碍性贫血（AA）及特发性血小板减少性紫癜（ITP）　主要与 WBC 不增多性白血病相区别。根据骨髓细胞学检查和 AL 的临床浸润征象不难鉴别。

4. 传染性单核细胞增多症（infectious monocytosis，IM）　可有类似的发热、淋巴结和肝脾肿大等临床表现。但外周血出现较多异形淋巴细胞，其形态不同于原始细胞，骨髓细胞学检查原始和（或）幼稚细胞比例正常；血清中嗜异性抗体效价逐步上升；可检测出 EB 病毒标志物；病程短，为自限性疾病。

六、治疗

AL 确诊后即应尽量完善 MICM 检查，根据结果进行预后分层，同时结合患者基础状况、经济能力和自身意愿等情况，制定个体化治疗方案并及早治疗。拟进行造血干细胞移植（HSCT）的患者应尽早行 HLA 配型。

（一）抗白血病治疗

1. 治疗策略

（1）诱导缓解治疗：为白血病治疗的第一阶段，应用联合化疗使患者迅速获得完全缓解（complete remission，CR）。完全缓解即为白血病的症状和体征消失，外周血中性粒细胞绝对值 $\geq 1.5 \times 10^9/L$，PLT $\geq 100 \times 10^9/L$，无白血病细胞；骨髓中原粒细胞（原单 + 幼单核细胞或原淋 + 幼淋巴细胞）$\leq 5\%$，M3 则要求原粒 + 早幼粒细胞 $\leq 5\%$ 且无 Auer 小体，同时红细胞及巨核细胞系正常；无髓外白血病。最理想的 CR 状态为白血病免疫学、细胞遗传学和分子生物学异常均消失。

（2）缓解后治疗：目的为争取患者的长期无病生存（DFS）和痊愈。初治时患者体内的白血病细胞总量约为 $10^{10} \sim 10^{12}$ 个，诱导缓解达 CR 时，体内仍残留部分白血病细胞，称为微小残留病（minimal residual disease，MRD），其数量约为 $10^8 \sim 10^9$，所以 CR 后治疗必须进行，防止复发。包括巩固、强化和维持治疗。

2. AML 的治疗

（1）诱导缓解（APL 除外）：最常用的是蒽环 / 蒽醌类药物联合阿糖胞苷（Ara - C）组成的"3 + 7"方案：蒽环 / 蒽醌类药物，静脉注射，第 1 ~ 3 天；联合 Ara-C 100 ~ 200mg/（m² · d），静脉滴注，第 1 ~ 7 天。蒽环 / 蒽醌类药物主要有柔红霉素（DNR）、米托蒽醌（MIT）和去甲氧柔红霉素（IDA），其中 DNR 最为常用。提高蒽环 / 蒽醌类药物剂量或采用高剂量 Ara -C（HD Ara -C）不能提高 CR 率，但对延长缓解期有利。国内采用生物酯碱——高三尖杉酯碱（HHT）联合 Ara -C 诱导治疗 AML，CR 率为 60% ~ 65%。

诱导化疗后早期（+ 7 天）应复查骨髓象，了解残留白血病水平和骨髓增生程度并据此及时调整治疗强度，可有效提高诱导缓解率：①对于应用标准剂量 Ara -C 诱导患者：如有明显的残留白血病（$\geq 10\%$），可考虑重复上述方案化疗（双诱导治疗）或等待观察（特别是对于骨髓增生低下者）；如残留白血病细胞 <10% 而无增生低下，可考虑蒽环 / 蒽醌类药物联合标准剂量阿糖胞苷化疗或等待恢复；如残留白血病细胞 <10% 且增生低下则应等待恢复。②对于应用中剂量 Ara -C 诱导患者：如残留白血病 $\geq 10\%$，按诱导失败对待；如残留白血病细胞 <10% 而无增生低下，可考虑小剂量阿糖胞苷预激化疗或等待恢复；如残留白血病细胞 <10% 且增生低下则应等待恢复。

如患者有前驱血液病史或为治疗相关性 AML，除可采用上述方案外，还可考虑加入合适的临床试验或进行异基因造血干细胞移植。

1 个疗程即获 CR 者 DFS 较 2 个疗程诱导才达 CR 者高，如 2 个标准疗程仍未达 CR 者，提示原发耐药，需更换化疗方案，一旦获得 CR 即应进行异基因 HSCT。

（2）APL 诱导缓解治疗：初治 AML 患者一旦疑诊 APL 即应尽早开始全反式维 A 酸（ATRA）口服治疗直至缓解，剂量一般为 25 ~ 45mg/（m² · d），如随后细胞遗传学或分子生物学未能证实则按一般的 AIL 进行治疗。ATRA 通过诱导带有 PML - RARa 融合基因的早幼粒白血病细胞分化成熟达到治疗目的。ATRA 联合蒽环类药物为主的化疗是目前较为公认的标准诱导方案，如不能耐受化疗者应应用 AT-RA +

砷剂（三氧化二砷，ATO）治疗。维 A 酸综合征（retinoic acid syndrome，RAS）多见于应用 AT-RA 诱导过程中，发生率 3% ~ 30%，可能与细胞因子大量释放和黏附分子表达增加有关。临床表现为发热、体重增加、呼吸窘迫、肺间质浸润、胸腔积液、心包积液、水肿、肌肉骨骼疼痛、低血压、急性肾衰竭等。初诊时 WBC 较高或治疗后迅速上升者易发生 RAS。治疗包括暂停 ATRA、化疗、高剂量地塞米松（10mg，静脉注射，每日 2 次）和吸氧、利尿等。APL 并发出血者应输注新鲜冰冻血浆、冷沉淀和血小板。国内 ATRA + 砷剂 ± 化疗也可作为 APL 一线诱导治疗，特别是对于具有高危因素的患者。

（3）缓解后治疗：① AML 患者 CNSL 的发生率远较 ALL 低，CR 后应行脑脊液检查并预防性鞘内注射化疗药物的适应证包括：初诊时白细胞 ≥ 100×10^9/L，M4/M5。② AML 比 ALL 的治疗时段明显缩短。但 APL 用 ATRA 获得 CR 后，仍需蒽环类药物为基础的化疗（如为高危患者，即初治时 WBC ≥ 10×10^9/L，应加用中大剂量 Ara -C、ATRA 以及砷剂等药物交替维持治疗 2 ~ 3 年。AML CR 后可采用 HD Ara -C 方案（2 ~ 3 g/m^2，每 12 小时 1 次，静滴 3 小时）巩固强化，连用 6 ~ 8 个剂量，单用或与安吖啶、MIT、DNR、IDA 等联用。伴有累及 CBF 融合基因的 AML 适用 HD Ara -C 巩固强化至少 3 ~ 4 个疗程，长期维持治疗已无必要。缓解后化疗根据患者的细胞遗传学/分子生物学指标进行危险度分级，建议：①高危组首选异基因 HSCT，移植前至少行一疗程的巩固化疗；②中危组，可行 1 ~ 2 疗程化疗后行自体或异基因 HSCT，或行多疗程（一般为 3 ~ 4 个）中、大剂量 Ara -C 化疗，或 ≥ 6 疗程的标准剂量缓解后化疗；③低危组首选多疗程中、大剂量 Ara -C 化疗，1 ~ 2 个疗程化疗后进行自体 HSCT 或 ≥ 6 疗程的标准剂量缓解后化疗也可选用。通过多色流式细胞术、FISH、定量 PCR 等技术监测患者体内 MRD 水平可有效预警白血病复发。巩固治疗后 MRD 持续高水平或先降后升，高度提示复发风险。

（4）复发、难治性 AML 的治疗：约 20% 患者标准方案化疗无法获得 CR1，同时很多患者 2 年内会复发，对于复发难治患者目前缺乏有效的治疗方法。进行异基因 HSCT（allo - HSCT）仍是目前较好的可能获得长期缓解的治疗措施，通过挽救方案化疗获得缓解后再进行移植有利于提高移植疗效。可选用的化疗方案有：① HD Ara -C 为基础的联合化疗：年龄 60 岁以下、身体状况及支持条件较好者，可选用。②新型无交叉耐药的药物组成的联合化疗：如新型烷化剂 -cloretazine、核苷酸类似物——氯法拉滨、靶向药物如 FLT -3 抑制剂以及髓系单克隆抗体等。③预激方案化疗（如粒细胞集落刺激因子 G - CSF + 阿克拉霉素 + Ara -C）。④对于年龄 ≥ 60 岁、全身状况较差的患者可仅进行支持治疗、加入临床试验或使用新药治疗。APL 复发者用砷剂治疗仍有效。供体淋巴细胞输注（DLI）、二次移植适用于异基因 HSCT（allo - HSCT）后复发患者。

3. ALL 的治疗

（1）诱导缓解：由长春新碱（VCR）和泼尼松（P）组成的 VP 方案，是目前 ALLL 诱导缓解的基本方案，儿童可获得 95% 的 CR 率，而成人 ALL 约为 50%，但易复发，CR 期不长。目前已证实，白血病的治疗关键在于早期阶段，因此主张早期即采用强烈的联合化疗方案，在短期内达到 CR，最大程度地杀灭白血病细胞，减少微量残留白血病细胞数量，有效防止耐药形成。DVLP 方案现为 ALL 诱导的推荐标准方案 [DNR + VCR + 左旋门冬酰胺酶（L-ASP）+ P]，CR 率约为 75% ~ 92%。DVLP 基础上加用环磷酰胺（CTX）或 Ara -C，可提高 T- ALL 的 CR 率和 DFS。CTX 可导致出血性膀胱炎，常用美司钠（mesna）预防。hyper - CVAD 作为 ALL 的诱导治疗，CR 率也可达 90% 以上。成熟 B- ALL 可应用高剂量甲氨蝶呤（HD - MTX）+ 高剂量 CHOP（COPADM 方案）治疗，CR 率 70% ~ 80%，DFS 50%。Ph + ALL 为极高危患者，诱导化疗期间应联合应用伊马替尼，可有效提高 CR 率，并减少继发耐药的发生。青少年和年轻成人 ALL 可参照儿童治疗方案，酌情增加化疗药物的剂量，可获得更好疗效。

（2）缓解后治疗：缓解后的巩固强化和维持治疗十分必要，应根据危险度分级进行个体化治疗。儿童高危或极高危组 ALL 应首选在 CR1 时行 allo - HSCT。如未行 allo - HSCT，ALL 总疗程一般需 3 年。为克服耐药并在脑脊液中达到治疗药物浓度以防治 CNSL，目前较为常用的方案是 HD Ara -C（1 ~ 3g/m^2）和 HDMTX（2 ~ 3g/m^2）。HDMTX 的常见副反应是严重黏膜炎，在应用后需加用甲酰四氢叶酸钙解救。巯嘌呤（6 - MP）和 MTX 联用是普遍采用的有效维持方案。成人 ALL 的 5 年生存率约为 30% ~ 40%。

（3）CNSL 的防治：CNSL 较常见于 ALL 患者，是最常见的髓外白血病之一。CNSL 防治措施包括鞘注化疗药物、大剂量全身化疗和颅脑照射，预防一般采用前两种方法。预防性鞘注通常在 ALL 缓解后开始，可联合鞘内注射地塞米松、MTX 或（和）Ara –C，共 4 ~ 6 次。如确诊为 CNSL 则需每周鞘注两次，直至脑脊液检查正常再每周一次，连续 4 ~ 6 周；对未曾接受过照射的 CNSL 亦可采用 HDMTX（或 HDAra –C）化疗联合中枢神经系统照射（12 ~ 18Gy）。

（4）睾丸白血病治疗：单独应用化疗药物一般疗效不佳，必须进行放射治疗，即使仅有单侧睾丸肿大也要进行双侧照射和全身化疗。

（5）HSCT： auto – HSCT 虽然复发率较高，但因有无须寻找供者、费用较低且无移植物抗宿主病（GVHD）风险等优点，可选择性应用于部分标危或中危患者。allo – HSCT 是目前唯一可能治愈 ALL 的手段，长期存活率约为 40% ~ 65%。主要适应证为：①CR1 期高危或极高危 ALL：伴有高危染色体异常如 t（9；22）、t（4；11）、 + 8；初诊时 WBC>100×10^9/L 的 T–ALL 或 >30×10^9/L 的前 B–ALL；诱导化疗 6 周后 MRD>10^{-2} 且在巩固维持期持续存在或不断增高者；达 CR 时间 >4 ~ 6 周者；②第二次缓解期（CR2）ALL： CR1 持续时间 <30 个月或者 CR1 期 MRD 持续高水平；③复发难治性 ALL。

（6）ALL 复发治疗：一般为骨髓复发，髓外复发多为 CNS 和睾丸。单纯髓外复发者多可同时发现骨髓 MRD，血液学复发随后出现；因此目前主张进行髓外局部治疗的同时，应进行全身化疗。ALL 一旦复发，即使化疗后再次达 CR，但通常均较为短暂（中位时间 2 ~ 3 个月），长期生存率 5%，应尽早进行 allo – HSCT 或二次移植。

4. 老年 AL 的治疗　大于 60 岁的 AL 中，由继发于某些理化因素、MDS 转化而来、不良核型、耐药、重要器官功能不全者多见，疗效不佳，治疗应特别强调个体化。多数患者化疗需降低剂量，有条件的单位应鼓励患者加入合适的临床试验。有 HLA 相合的同胞供体者可行降低强度预处理 HSCT（RIC –HSCT）。部分患者如预测耐受性较差，可选择仅进行支持对症治疗。

（二）一般治疗

1. 紧急处理高白细胞血症　循环血液中 WBC> 100×10^9/L 时，患者可产生白细胞淤滞症（leukostasis），表现为呼吸困难、低氧血症、颅内出血、言语不清、阴茎异常勃起等，其机制为：由于血中大量的白细胞（主要为白血病细胞）在微循环中淤滞，导致血黏滞度增高，血流减缓，极易在脑、肺、肾、腹腔等形成血管栓塞，同时由于白血病细胞浸润破坏血管壁导致出血、水肿，以及因大量白血病细胞崩解释放出促凝物质，形成 DIC。故病理学检查往往表现为白血病血栓梗死与出血并存。白细胞淤滞症发生后短期死亡率极高，应紧急处理，处理的关键是迅速降低周围血中的白细胞。当血 WBC> 100×10^9/L 时首选使用血细胞分离机（APL 除外）去除 WBC，但对技术设备要求较高、价格较昂贵，故患者应同时给以化疗药物及水化碱化等综合治疗，预防肿瘤溶解综合征的发生。化疗药物可选用：AML 可用羟基脲 6 ~ 10g/d，分次服用；ALL 用地塞米松 10mg/m^2，静脉注射，联合或不联合其他化疗药物（如 CTX）。

2. 防治感染　严重的感染是 AL 主要的死亡原因之一，因此防治感染非常重要。对于粒细胞减少，特别是在化疗后患者，因可持续相当长时间，同时化疗常致黏膜损伤，故患者宜隔离于消毒隔离病房或层流病房中，所有医护人员和探访者均应洗手、消毒、佩戴口罩以预防交叉感染。食物和食具应先灭菌。G – CSF 或粒 – 单核系集落刺激因子（GM – CSF）的应用可有效缩短粒细胞缺乏期，可用于 ALL 和老年、强化疗或伴感染的 AML。如出现发热等感染症状，应积极寻找感染源、病原体并迅速经验性应用抗生素治疗，待病原学结果出来后调整抗感染药物。

3. 成分输血　PLT 过低有严重出血的风险，可输注单采血小板，维持 PLT ≥ 10×10^9/L；如合并发热和感染者应适当放宽输注指征。严重贫血患者应吸氧、输浓缩红细胞，维持 Hb> 60g/L，甚至 80g/L 以上；但白细胞淤滞时应慎重，以免增加血黏度。成分血均建议行白细胞过滤并经辐照（约 25Gy）处理灭活淋巴细胞后再输注，以减少输血反应及输血后移植物抗宿主病（GVHD）的发生。

4. 代谢并发症　白血病细胞负荷较高者，尤其是高白细胞患者化疗期间，因细胞大量崩解，容易产生高尿酸血症、低钙血症和高磷血症等代谢紊乱，甚至高钾血症和急性肾功能不全。因此临床上应密切监测生化指标并充分水化（补液量 >3L/d，每小时尿量 >150ml/m^2）、碱化尿液、降低尿酸（别嘌呤醇，每次 0.1g，每日 3 次）。出现无尿和少尿即应按急性肾功能衰竭处理。

七、预后

AL 若不经特殊治疗平均生存期仅数月。目前多强调对患者在初治时即完善 mICM 检测，进行危险度分层，实行个体化治疗，经过现代综合治疗，部分患者可获得长期存活。年龄较大与白细胞计数较高的 AL 患者，预后不良。对于 ALL，无高危因素者预后最好，CR 后经过巩固与维持治疗，大部分能够长期生存。成人 ALL 预后远不如儿童，3 年以上存活率仅 30%。若能避免早期死亡则预后良好，多可治愈。AML 患者，细胞遗传学以及基因突变情况可能更能提示疾病预后，如正常核型 AML 伴单独 FLT$_3$ 突变者，预后较差，伴单独 NPM1 突变者预后较好；而 inv（16）及 t（8；21）患者预后虽然相对较好，但如同时伴有 KIT 基因突变则预后较差。此外，继发于放化疗或 MDS 的白血病、达 CR 时间较长、早期复发、多药耐药、并发髓外白血病者预后均较差。

第三节　真性红细胞增多症

真性红细胞增多症（polycythemia vera，PV），简称真红，是一种造血干细胞疾病；是以 Jak2V617F 突变或 Jak2 12 号外显子突变导致的红系增生为主伴有粒系和巨核系均增生为主要特征的慢性骨髓增殖性疾病。在 2008 年 WHO 的慢性骨髓增殖性肿瘤的分类中与原性性血小板增多症（essential thrombocythemia，ET）和原发性骨髓纤维化（primary myelofibrosis，PMF）一起被归纳为 Bcr/abl 阴性的慢性骨髓增殖性疾病。临床以红细胞数及血容量显著增多，伴中性粒细胞及血小板升高为特征，出现多血质及高黏滞血症所致的一系列症状和体征，常伴有脾大和皮肤瘙痒，其起病隐匿，病程长，晚期可发生各种转化。

早在 1892 年 Vaquz 就报道了一例以持续性血细胞增多并伴有发绀的病例。1904 年 Turk 首先提出了 PV 早期即同时伴有粒及巨核细胞系增生。1951 年 Dameshek 将 PV、ET、PMF 和慢性粒细胞白血症（chronic myeloid leukemia，CML）等疾病归类为一类相关性疾病并称之为慢性骨髓增殖性疾病。

一、发病的概况

PV 是一种少见的疾病，但并非罕见疾病，大多发生在中老年人，平均发病年龄在 50～60 岁；男性多于女性，各国均有发病，发病率较的国家和地区有以色列犹太人、日本长崎和瑞典哥德堡。以色列犹太人的发病率：男 1.3/10 万人，女 0.5/10 万人；日本长崎：男 1.6/10 万人，女 0.4/10 万人；瑞典哥德堡：1.4/10 万人。我国于 1957 年首次有报告，文献报道的平均发病年龄为 53 岁，但由于缺乏该病的普查资料，我国暂无发病率的报道。

二、病因和发病机制

虽然 PV 的病因至今不明，但众多的实验资料表明，PV 患者具有以特点：①发病的始动环节是发生在多能造血祖细胞水平，且转化型的造血祖细胞超过了非转化型的造血祖细胞而占主导地位；②在无特定的刺激条件下，能过度产生一种或多种血细胞；③在体外有自发性集落形成的能力；④骨髓增生极度活跃，巨核细胞增生活跃或增生不良；⑤主要的细胞遗传学改变累及到 1、8、9、13 和 20 号染色体；⑥患者主要的死亡原因为出血及血栓形成；⑦髓外造血旺盛；⑧有自发性向急性白血病和骨髓纤维化转变的倾向。

在 2005 年，国际上 4 个不同的研究组几乎在同一时期在不同的国际著名医学期刊报道了在 PV 患者中超过 90% 患者存在着 Jak2V617F 突变，这一"里程碑"式的发现对于阐明骨髓增殖性疾病发病的分子机制，开拓了新的视野。Jak2 是一种非受体胞质酪氨酸激酶，通过转导来自各种细胞因子和生长因子受体的信号，在髓系发育中起重要作用。Jak2 的结构模型提示 V617 至 E621 残基形成一个环，连接假激酶区域 N 端突起的两条 β 链，C618 接触活化环。V617、C618 和其他一些局部残基可抑制激酶活化环从非活化构象向活化构象移动（即，V617 区域在负性调节 Jak2 信号传导时发挥直接作用）。大型的芳香氨基酸苯丙氨酸替代缬氨酸，很可能破坏这种负性调节，这也可以从分子基础上解释为什么 PV 患者的红系祖细胞在体外培养能自发性形成集落，以及骨髓增殖性疾病患者的红系祖细胞和髓系祖细胞对几种不同的生长因子特别敏感，但是对于 Jak2V617F 突变阴性患者的发病分子基础则有待于进一步研究。

三、病理

PV 病变主要累及骨髓、脾、肝。骨髓内红髓明显增多，而脂肪组织相对较少。骨髓结构仍基本正常，红系增生极为明显，粒及巨核系常同时增生，也可其中之一系增生，部分患者仅红系单独增生。幼红细胞在静脉窦旁呈岛状增生，各阶段粒细胞在小梁旁及血管周围弥漫性增生，巨核细胞在小梁间区增生。骨髓增生的细胞呈高度异型性，血窦扩张显著。骨髓储铁细胞及铁颗粒明显减少，约 80% 的患者铁染色阴性。病程后期，成纤维细胞及血管明显增生，同时出现大红细胞岛，伴不成熟粒细胞和异型巨核细胞。网状纤维染色示网状纤维高度增生，预示将转化或伴有骨髓纤维化。

根据骨髓病理检查，将 PV 分为三期：红细胞增生期（此期骨髓造血功能活跃，红系细胞过度增生并伴有白细胞和血小板增多）；稳定期（此期全血细胞维持在正常范围，这种变化并非由于病变的骨髓造血功能转变正常，而是骨髓被异常增生的纤维组织所替代，而骨髓造血功能较前减低的结果）；骨髓衰竭期（此期骨髓纤维组织增生加剧，使髓内造血组织减少并产生髓外造血）。

早期肿大的脾其脾窦显著扩张、充血，红系细胞增多，伴少量幼稚红细胞。晚期可出现三系造血细胞，类似髓样化生。肿大的肝脏其肝窦也扩张，同时伴有髓样化生。上述肝、脾在病理改变也是导致门静脉高压及频发上消化道出血的病理基础。如较大血管内有血栓形成时，相应脏器可见梗塞灶。其他器官通常无明显病理变化。

四、临床表现

起病隐匿，通常在血常规检查时偶然发现，有的患者出现并发症如血栓形成或出血后才被确诊。

1. 神经症状　包括头痛、头晕、四肢胀痛和麻木、感觉障碍、视力下降和耳鸣。严重时有意识障碍，甚至痴呆。上述症状和血黏度升高，血小板增多及腔隙性脑梗死有关。

2. 多血症状　表现为结膜充血、面红、唇紫、舌暗红及血管怒张等。是由于红细胞过多、血黏滞度高、血流缓慢和组织缺氧，导致微循环及全身血管充血与扩张。

3. 出血　常见有牙龈出血、鼻出血，也可出现皮肤瘀斑及胃肠道出血，少数患者并发脑出血。出血的原因大致有：血管过度扩张及血液淤滞导致血管内皮损伤、血小板功能异常、不适当使用非甾体镇痛药物导致血小板功能受损。

4. 脾大　通常为轻至中度肿大，晚期伴有骨髓纤维化时脾大可达盆腔。

5. 血栓形成　为最常见的并发症，约在 1/3 的患者中发生，以脑血栓形成最常见，其次为心脏冠状动脉、下肢深静脉及脾受累少数可出现四肢动脉血栓形成。文献报道 PV 是肝静脉血栓形成（Budd–Chiar 综合征）的重要原因之一，约占 10%。血小板明显增多时，还可并发红斑性肢痛症，严重时发生肢端发绀，甚至坏疽。

6. 皮肤瘙痒　国外报道皮肤瘙痒是 PV 的重要临床症状，皮肤瘙痒发生率高达 65.3%，作者观察了 38 例 PV 患者有 14 例出现皮肤瘙痒症状，且 Jak2V617F 突变阳性的 PV 与 Jak2V617F 突变阴性的 PV 之间无明显差异。皮肤瘙痒症状可以在 PV 诊断之前发生，也可以在 PV 确诊以后发生。PV 相关的皮肤瘙痒常被描述为在皮肤与水接触后出现的全身皮肤瘙痒、麻木、烧灼样或针刺样感觉，常被归为水性瘙痒（aquagenic pruritus，AP）。除了皮肤与水接触后可以诱发瘙痒外，气温突然变化、烤火、锻炼后出汗、饮酒或使用热被褥均能诱发。其原因是由于肥大细胞在真皮层广泛浸润有关，也有作者认为 PV 相关的 AP 与缺铁和生物胺有关。有报道 Jak2V617F 突变阳性纯合子的 PV 患者皮肤瘙痒症发生率高达 69%。

7. 其他　部分患者可并发 Sweet 综合征。PV 患者由于骨髓细胞呈高代谢状态，核蛋白分解加速而致高尿酸血症，故临床痛风发作常见。

五、实验室检查

1. 血常规　外周血三系细胞增加，血色深而稠，血相对密度为 1.075～1.080。红细胞≥（6～10）×10^9/L，血红蛋白≥180～240g/L，血细胞比容 0.55～0.80，网织红细胞计数正常或稍高，可见红细胞大小不等、多染性及有核红细胞，晚期可见到异形红细胞及大量的泪滴形红细胞，提示并发骨髓纤维化。红细胞寿命早期正常，以后缩短，少数患者 HbF 可增高。2/3 患者白细胞数增高，大多数为（12～15）×10^9/L，少数超过 50×10^9/L，并有核左移及少数中、晚幼粒细胞出现。中性粒细胞 NAP 积分增高者占 70%，粒细胞化学发光对某些拮抗剂如白细胞三烯的反应显示为选择性抑制异常。半数患者血小板计数在（450～800）×10^9/L，可见大型、巨型血小板，血小板对肾上腺素诱导的聚集反应异常，甚至缺如，血栓烷 A2 的产生和代谢分泌均增加，但对血小板活化因子刺激后的结合力减弱，血小板受体的表达减弱。

2. 骨髓象　骨髓呈增生活跃或明显活跃，以红系增生为主，常同时伴有粒及巨核细胞系增生。各系的各期细胞比例正常。铁染色示细胞内、外铁均减少，甚至消失。骨髓活检显示前述病理改变，有助于诊断。

3. 红细胞容量　用核素 ^{51}Cr 标记法测定红细胞容量，PV 患者均明显升高。该项检查是确诊红细胞增多的重要指标，重复性高。并发门静脉高压时，因血浆容量增加，可造成 RBC、Hb 及 HCT 正常的假象，缺铁时也可发生类似现象。此时检查红细胞容量则可确诊。

4. 染色体　骨髓染色体核型分析约 25%～35% 患者有各种获得性异常，其中以 8 号、9 号染色体三体最常见，其他有 20q–、11q– 及 13q–。经化疗、放疗，或病情进展后可出现 5q–、7q– 等异常。诊断时即有细胞遗传学异常者，预后差。

5. 分子生物学　几乎所有 PV 患者骨髓幼红细胞内抗凋亡因子如 Bcl–XL 表达增高，STAT3 或 STAT5 过度活化。近几年研究表明，95% 以 PV 患者存在着 Jak2V617F 突变。

6. 其他　血流变学检查，显示血黏度明显升高，血沉减慢。各项凝血及纤溶指标大多正常，但有报告抗凝血酶、蛋白 C、蛋白 S 降低，及存在蛋白 C 抵抗，提示抗凝活性下降。约 40% 患者由于从粒细胞中释放增多，血清维生素 B$_{12}$ 显著升高。叶酸及铁蛋白常减少。血尿酸、LDH 升高。血气分析示血氧饱和度正常。血清 EPO 水平降低。体外骨髓干细胞培养，BFU –E 生长常无须 EPO 存在。超声心动图检查显示 77% 的 PV 患者有主动脉瓣或二尖瓣病变如瓣膜变厚、赘生物，此为血栓栓塞性并发症的病理基础之一。

六、诊断

（一）2002 年 WHO 诊断标准

1. A 标准

（1）红细胞数目较正常平均值增高 25%，或男性血红蛋白 >18.5g/L，或女性 >16.5g/L。

（2）无继发性红细胞增多的原因，包括：①缺氧（动脉血氧分压≤92%）；②高氧结合力的血红蛋白；③截短的促红细胞生成素受体；④由于肿瘤所产生的过量的红细胞生成素。

（3）脾脏肿大。

（4）在骨髓细胞中除外 Ph 染色体或 BCR – ABL 融合基因以外的克隆性遗传学异常。

（5）内源性红系集落形成。

2. B 标准

（1）血小板 >400×10^9/L。

（2）白细胞 >12×10^9/L。

（3）骨髓活检示全骨髓增生活跃，以红系和巨核系增生更为显著。

（4）血清促红细胞生成素浓度低。

符合上述 A 标准的第 1、2 条，或者 A 标准的其他任何一条加上 2 个 B 标准即可以诊断。

（二）国内诊断标准

（1）临床：①多血质表现；②脾肿大；③高血压，或病程中有过血栓形成。

（2）实验室：①血红蛋白≥180g/L（男）或≥170g/L（女），红细胞数≥6.5×10^12/L（男）或

≥6×10^{12}/L（女）；②红细胞容量 >39ml/kg（男）或 >27ml/kg（女）；③血细胞比容 ≥0.54（男）或 ≥0.5（女）；④无感染及其他原因白细胞多次 >11×10^9/L；⑤血小板多次 >300×10^9/L；⑥外周血中性粒细胞碱性磷酸酶染色积分 >100；⑦骨髓增生明显活跃或增生活跃，粒、红、巨核细胞三系均增生，尤以红系为。

（3）能除外继发性或相对性红细胞增多症。

具有上述（1）类任何 2 项，加（2）类中 A、B 二项，再加（3）类可诊断为 PV。如无检查红细胞容量条件时，（2）类中 A 及有 C 至 G 中任何 4 项，再加（3）类也可诊断。

（三）分子诊断标准

近年来由于 Jak2V617F 突变的发现，目前国外出现了分子诊断标准，首先作 bcr/abl 检测确认为 Ph 阴性的慢性骨髓增殖性疾病，然后作 Jak2V617F 检测将 PV 分为 Jak2V617F 突变阳性和 Jak2V617F 突变阴性二大类，其诊断标准如下：

1. Jak2 阳性的真性红细胞增多症（需要以下二条）

A1：红细胞压积增高（男性 >52%，女性 >48%），或者红细胞计数增加（> 正常 25%）。

A2：有 Jak2 突变。

2. Jak2 阴性真性红细胞增多症（符合 A1、A2、A3 或者任何一个 A 标准加上二个 B 标准可以诊断）

A1：红细胞增加（大于正常 25%）或者红细胞压积在男性 ≥60%，女性 >56%。

A2：无 Jak2 突变依据。

A3：无继发性红细胞增多的因素（动脉氧饱和度正常，血清 EPO 在正常水平）。

A4：可触及的脾脏肿大；

A5：在造血细胞上有获得性细胞遗传学的异常（除外 BCR - ABL）。

B1：血小板增多（>450×10^9/L）。

B2：中性粒细胞增多（中性粒细胞 >10×10^9/L，在吸烟者 >12.5×10^9/L）。

B3：在放学线上有脾脏肿大。

B4：有内源性红系集落形成或者血清 Epo 浓度较低。

七、鉴别诊断

PV 必须和继发性及相对性红细胞增多症鉴别。继发性红细胞增多症是由于长期慢性缺氧致 EPO 升高，刺激骨髓红系过度反应所致。常见于右至左分流的先天性心脏病、慢性阻塞性肺病、氧亲合力过高或携氧能力减低的异常血红蛋白病。此外，肾积水、肾囊肿、肾肿瘤因压迫肾组织，使局部血流减少而刺激 EPO 产生过多，致红细胞生成增多。

相对性红细胞增多症又称良性或假性红细胞增多症，是由于血浆容量减少所引起，并非真正的红细胞增多。部分患者红细胞增多为暂时性，如持续呕吐、严重腹泻、大量出汗、大面积烧伤等造成脱水或组织液减少。此时外周红细胞呈一过性增多，后随原发病控制而很快恢复正常，另有少数患者和吸烟、焦虑、肥胖等诱因有关，去除诱因又恢复正常。但其中少数患者也可并发血栓性并发症，少数可发展为 PV。

八、治疗

除了异基因造血干细胞移植的零星报道，目前尚无治疗可根除异常克隆。因此 PV 的治疗目的包括：抑制骨髓红系细胞异常丧生、降低血容量、减少血黏滞度、消除红细胞增多所致的各种症状和体征、减少血栓栓塞及出血性并发症、提高生活质量并延长生存期。低危血栓形成患者（小于 60 岁、无血栓病史）可能不需要额外治疗。对高危血栓（超过 60 岁或有血栓史）或对静脉放血要求很高的患者，根据年龄给予骨髓抑制性治疗，70 岁以上的年老患者可给予 32P 或白消安；年轻患者可以选择羟基脲。

（一）静脉放血

使血细胞比容保持在安全水平（小于 0.45）为基本的、安全有效的治疗方法，可以减少血栓形成和出血的危险性。一般每次放血 300～500ml，间隔 1～3 日，至红细胞比容达到正常范围。老年人及有心血管疾患者，每次放血 200～300ml。此法简便、安全，能缓解与血容量及高黏滞度有关的症状，但不能改善肝脾肿大、皮肤瘙痒及痛风的症状，不能控制白细胞和血小板数量，仍可形成血栓，反复放血可引起缺铁，但禁用铁剂。为防止放血后血栓形成，放血后可静脉输注低分子右旋糖酐 500ml。

由于 PV 患者血液黏稠，应用传统的采血袋放血常难以达到放血治疗的要求。近年来，随着全自动血细胞分离机在临床上广泛应用，应用血细胞分离机对 PV 患者进行治疗性红细胞分离单采术，可快速、有选择性和有效地减少患者血循环中病理细胞含量，迅速缓解高黏滞血症。单采 1 ~ 2 次可获明显效果，不良反应为大量抗凝剂进入体可造成低血钙症。

（二）放射性核素 ^{32}P

32p 为放射性核素，能释放 β 射线进行选择性内照射，抑制核分裂，达到抑制骨髓造血的目的。由于异常克隆细胞的代谢旺盛，对射线敏感，摄取 32p 较正常细胞多。适用于症状明显和羟基脲治疗无效者，不愿意定期服药者，发病年龄在 70 以或有出血和血栓形成者，放血后可用 32p 巩固。如白细胞和血小板数正常，而症状明显时，应慎用。白细胞及血小板数低于正常、严重肝肾疾病、脑出血急性期、活动性肺结核、妊娠及哺乳期均为禁忌。

常用的是磷酸氢二钠，可溶于水，口服，静脉注射效果更好。其半衰期 14.3min，用药 30 ~ 60min 后红细胞开始下降，可缓解几个月至 3 年。具体用法为 74 ~ 148MGq/m^2 体表面积，静脉注射，总剂量不超过 185MBq，如在 3 个月内不见效，可再给第二次剂量 37 ~ 148MBq，一般病例不需要第二次用药。

用药后先有自觉症状好转，1 个月左右出现白细胞和血小板减少，红细胞和血红蛋白常于 2 ~ 3 个月才下降，脾脏于用药后 1 ~ 3 个月开始缩小。32p 治疗的中位生存期为 10 ~ 14.5 年，PVSG 报道静脉放血、32p 与苯丁酸氮芥治疗 PV 后白血病发生率分别为 7%、16% 和 20%。大部分病例在用 32p 后 2 ~ 8 年内发生。

（三）化学治疗

适用于①血小板计数高于（800 ~ 1 000）× 10^9/L；②脾脏显著肿大，并有脾梗死；③严重皮肤瘙痒；④老年人及有心肺疾病不宜放血治疗；⑤需大量放血才能控制病者。国外曾用苯丁酸氮芥、环磷酰胺与美法尼（马法兰）等治疗，近年来用溴丙哌嗪及羟基脲治疗；国内用二溴甘露醇和高三尖杉酯碱等治疗也有一定效果。

1. 羟基脲　是一种骨髓抑制剂，它是通过抑制胸腺嘧啶脱氧核苷酸掺入 DNA 从而抑制 DNA 合成。其骨髓抑制时间短，停药后数天后白细胞就能回升，与放血联合治疗时，血栓并发症降低。用法：15 ~ 20mg/（kg·d），或 1.0 ~ 2.0g，每日 2 次，但需要每周查血常规，根据红细胞、血红蛋白及白细胞数增减，用药后血常规示红细胞、白细胞下降，脾脏缩小，但需用小剂量 0.5 ~ 1.0g/d 维持。目前已文献报道应用羟基脲可明显减少 Jak2V617F 突变等位基因的负荷量，其促白血病作用较其他烷化剂低。

2. 白消安　能抑制 DNA 合成，阻碍细胞分裂，抑制骨髓造血。2 ~ 6mg/d，分次口服，自开始治疗 1 ~ 2 个月，大多数病例临床症状消失，肝脾缩小，血常规恢复正常，全血容量和红细胞容量下降，可缓解 1 年左右。此药对白细胞与血小板增多者，特别是血小板明显增多者更好。但用药量过大可引起严重骨髓抑制，长期白细胞与血小板减少，此外可有皮肤色素沉着等不良反应。

3. 苯丁酸氮芥　4 ~ 6mg/d，分次口服，大部分病例有效，不良反应少，仅个别病例有荨麻疹与脱发。由于其致白血病的发生率高，故目前已不用。

4. 环磷酰胺和美法仑　属烷化剂，用药后中位缓解可达 5 ~ 6 个月，因与苯丁酸氮芥一样有致白血病作用，现已少用。

5. 溴丙哌嗪　为哌嗪类药物，国外已用于治疗本病，75mg/d，分 3 次口服，用药 2 ~ 3 个月有 90% ~ 95% 病例可获完全缓解，以后要维持治疗，25mg/d。主要不良反应为胃肠道反应，但也有使白细胞和血小板减少等。其诱发白血病风险相对较高，治疗 5 年、7 年和 14 年的风险分别为 6%、9% 和 27%。

6. 高三尖杉酯碱　属细胞非特异性抗肿瘤药物，抑制肿瘤细胞的 DNA 与蛋白质合成。一般 2 ~ 4mg 加入 500ml 液体中每日静脉滴注，10 ~ 14 天为 1 疗程。高三尖杉酯碱治疗虽有效但易复发，重复使用仍有效，不良反应有心肌损害、胃肠道反应、白细胞和血小板减少等。

（四）靶向治疗

1. 干扰素　1988 年 R.Silver 首先应用干扰素来治疗 PV，能抑制过度增生的红细胞和血小板，改善皮肤瘙痒和脾脏肿大症状。2008 年 M. D. Anderson 研究小组报道了聚乙二醇干扰素 $\alpha_2 a$ 可使14%Jak2V617F 突变阳性的等位基因转阴。用法 300 万 U ~ 600 万 U 皮下注射，每周 3 次。

2. Jak2V617F 抑制剂　目前国外正在进行 Jak2V617F 抑制的临床试验，其中二个在 I、II 期临床试验中明显有效的药物有 INCB018424 和 CEP701，INCB018424 可使 94% 的 PV 患者达到缓解和部分缓解，对于羟基脲治疗无效的 PV 患者的疗效目前正在临床试验中。

（五）其他治疗

低剂量的阿司匹林（50mg/d）可使血栓素 A2 的产生 80% 以上，故推荐长期使用，尤其是适用于单独静脉放血治疗，以减少血栓栓塞并发症。

文献报道各种抗组胺药物对 PV 相关的皮肤瘙痒治疗有效率为 66.6%，西咪替丁治疗有效率为 44%，干扰素治疗有效率为 80%。

PV 晚期并发骨髓纤维化（有人称之为 PV 的衰竭期），患者常有巨脾、贫血、白细胞和血小板减少，处理十分困难。脾区放疗已证实无效。脾切除至少可取得暂时的缓解。由于手术并发症多，死亡率高达25%，应谨慎进行，并充分做好术前准备。重度贫血者常需定期输血，也可使用雄激素。缺铁时补充铁剂因可在短期内迅速增加红细胞而加重病情，故应慎重补铁。

PV 患者因并发外科疾病的手术包括拔牙，术后并发症高达 47%，其中大多数为出血或血栓并发症，故主张术前先行放血及血细胞置换，待血象好转后再手术。

九、病程及预后

本病发展缓慢，未经治疗者的中位生存期为 1.5 年，但经各种治疗后，中位生存期可达 10 ~ 15 年。病程长短与许多因素有关，如治疗方法、发病时的年龄及有无并发症有关。不同的治疗方法其病程不同，苯丁酸氮芥治疗的中位生存期为 8.9 年，32p 治疗者为 11.8 年，静脉放血治疗者为 13.9 年。发病年龄中，中年组较老年组病程长。白细胞与血小板数高者预后差。死亡原因以血栓为最多 30% ~ 40%，其中心肌梗死占 50%，脑卒中占 31.5%，静脉血栓占 18.5%。其他依次为急性白血病（19%）、肿瘤（5%）和出血（5%）。其他的患者死于晚期骨髓衰竭（包括骨髓纤维化），其中大多数因中性粒细胞缺乏，死于感染，另为血小板减少，死于内脏出血。

第九章

风湿免疫系统疾病

第一节　结节性脂膜炎

1892 年由 Preifer 首先报道，1925 年 Weber 描述了本病的复发性和非化脓性特征，1928 年 Christian 强调了发热表现，1936 年 Brill 提出了发热性非化脓性脂膜炎的名称。结节性脂膜炎（nodular panniculitis）虽以发热性、复发性、非化脓性结节性脂膜炎为特征，但由于皮肤表现和系统受累情况有很大差异，10% ~ 15% 患者并无发热表现，所以现今称为结节性脂膜炎。

一、病因和发病机制

病因尚未明了，多数患者在发病前有上呼吸道感染病史，推测可能与感染性变态反应有关；国外有报道葡萄球菌性脑脓肿患者在治疗好转过程中亦可发生此病；患有某些代谢性疾病的部分患者如糖尿病等，则与脂质代谢酶类如血清脂酶、胰酶、α 抗胰蛋白酶等异常有关；此外，某些化学物质或药物如卤素化合物、磺胺类、奎宁、锑剂等也可诱发本病；有人认为结节性脂膜炎可能是针对自身脂肪抗原的自身免疫反应。

二、病理改变

病理表现以小叶性脂肪细胞变性和坏死为特征。可分为 3 期：①急性炎症期：表现为脂肪细胞变性伴中性粒细胞、淋巴细胞和组织细胞浸润。此期较短。②巨噬细胞期：除少数中性粒细胞、淋巴细胞和浆细胞浸润外，可见较多组织细胞吞噬已溶解的脂肪滴而成为泡沫细胞或嗜脂性巨细胞，有时可形成组织细胞性肉芽肿。此期表现具有诊断价值。③纤维化期：除少数淋巴细胞和浆细胞外，脂肪细胞萎缩，泡沫细胞渐少，代之以成纤维细胞、大量胶原纤维和纤维化。若第 3 期出现组织和细胞液化、变性，表皮和真皮缺失、破溃时，则称为液化性脂膜炎。

三、临床表现

本病临床并不多见，可发生于任何年龄，甚至有报道可发生于婴幼儿，但以 30 ~ 50 岁女性为多。根据病变累及的部位不同，可分为皮肤型和系统型两型。

1. 皮肤型　本型突出表现为反复成批出现的皮下结节，多发生于双下肢和臀部，亦可散及上臂、躯干和面部；皮下结节一般直径 1 ~ 4cm，可大至 10cm 以上；常与皮肤粘连而活动度较小；有明显的触痛和自发痛。结节始发时常隐匿于皮下，逐渐向上隆起于皮面，出现皮肤水肿和红斑，经数周或数月可逐渐消退。消退后因患部脂肪组织坏死和萎缩而遗留局限性凹陷和色素沉着，此为本病的重要特征。少数结节可自行破溃，流出黄色油样液体而称为液化性脂膜炎（liquefying panniculitis）。发疹之前、同时或之后可伴有低热、弛张热或高热，常持续 1 ~ 2 周后逐渐恢复。发热时可伴有乏力、肌肉酸痛、食欲减退等症状。部分患者有对称性关节肿痛，以膝、踝关节多见，但一般不留有关节畸形。本型患者多数在 3 ~ 5年内逐渐缓解，少数经数月自愈，预后良好。

2. 系统型　若脂膜炎累及其他系统时称为系统性结节性脂膜炎（systemic nodular panniculitis）。此型虽然少见，但病情和预后严重。系统症状因脂膜炎症的轻重、侵袭部位不同而异。系统型的发热一般常与皮肤病变平行出现，多为弛张热。内脏损害可与皮肤损害同时或先后出现。肝脏受损时表现为右胁痛、肝肿大、黄疸和肝功能异常；骨髓被侵犯时可引致骨髓抑制、骨髓异常增生、白细胞减少、贫血和血小板减少等；病变侵犯肠系膜、大网膜、腹膜后脂肪组织时可引起腹痛、腹胀、肠穿孔、腹部包块、腹膜炎等症状；极少数患者因眼球后脂肪病变而有眼部症状。此外，脂膜炎还可侵及其他系统和脏器，引起胸膜炎、肺炎、心肌肉芽肿、关节炎、淋巴结肿大、中枢神经系统损害等。国内报道，患本型的小儿肝、脾、淋巴结肿大较成人突出。本型预后较差，内脏广泛受累者多死于脏器功能衰竭、消化道出血或系统感染。

四、辅助检查

实验室检查缺乏特异性指标，可有轻度贫血，白细胞计数增高或减低，血沉增快，免疫球蛋白增高，补体活性减低等。内脏受累时可有肝、肾功能异常，血尿、蛋白尿等。血液系统受累时可出现严重贫血和血小板减少等。

五、诊断

本病好发于青、中年女性，反复发作成批出现的四肢躯干部痛性皮下结节和斑块，结节消退后局部皮肤凹陷或形成溃疡，或伴有发热、关节痛、肌痛等及系统受累症状者，可疑及本病。如有皮肤病理学特征性表现，可确定诊断。

六、鉴别诊断

1. 结节性红斑　此病皮下结节常出现在小腿伸侧，不破溃、不软化，消退后不留凹陷。全身症状轻。组织病理表现为间隔性脂膜炎。小叶仅有轻度炎症，一般无脂肪细胞坏死。

2. 硬结性红斑　硬性结节好发于小腿曲侧腓肠肌部，结节斑块为深红色，易形成溃疡，愈合后留有萎缩性瘢痕。组织病理表现为结核样改变。

3. 液化性脂膜炎　应注意与放线菌病鉴别，后者可在病变部位发现硫黄颗粒样病原菌。

4. 皮下脂质肉芽肿病　本病无全身症状，结节消退后无萎缩性下陷征象，有自愈倾向。

5. 组织细胞吞噬性脂膜炎　本病病理组织中可发现小叶性脂膜炎伴有大量组织细胞和多个"豆袋"细胞。

6. α_1 抗胰蛋白酶缺乏性脂膜炎　本病为遗传性 α_1 抗胰蛋白酶缺失所致。正常人此酶由肝细胞合成，为多肽糖蛋白，可抑制多种蛋白酶活性，在抑制和调节炎症反应过程中具有重要作用。一旦缺乏 α_1 抗胰蛋白酶，则可加速淋巴细胞及吞噬细胞活性，引致组织液化和溃疡形成，并易引发系统性损害。此外，应注意与继发性脂膜炎、淋巴瘤及异物性脂膜炎等鉴别。

七、治疗

目前尚无特效治疗，可参考下列措施。

（1）发病期间应卧床休息和对症处理，有感染病灶时可选用适当的抗生素。

（2）非甾体消炎药（NSAIDs）：可使发热、关节痛和全身不适减轻。

（3）糖皮质激素：对本病的急性期有缓解作用，常用中等剂量泼尼松 20～40mg/d，症状控制后逐渐减量。但减量过快或停药过早时有部分患者可再发。儿童患者宜首选糖皮质激素治疗。

（4）氯喹或羟氯喹、硫唑嘌呤、沙利度胺、环磷酰胺、环孢素与霉酚酸酯等亦有一定疗效，特别是对重症患者。

①硫唑嘌呤常用剂量每日 50～100mg，可 1 次或分 2 次服用。为防止骨髓抑制反应，开始以每日 1mg/kg 连用 6～8 周后加量，最大剂量 ≤ 2.5mg/（kg·d）。硫唑嘌呤对肝、肾和造血系统有一定毒性，应定期检查血常规和肝肾功能。妊娠期不宜服用，也不宜与血管紧张素转换酶抑制剂合用，避免引起严重白细胞减少。

②氯喹和羟氯喹：氯喹常用剂量为 0.25g/d，羟氯喹为 200 ~ 400mg/d，起效后改为 100 ~ 200mg/d 长期维持。长期服用须警惕视网膜毒性，每半年应行一次眼科检查。

③环磷酰胺：常用剂量为 2.5 ~ 3mg/（kg·d），每日 1 次或分次口服，重症者可每次 500 ~ 1 000mg/m^2，每 2 ~ 4 周静滴 1 次。严重骨髓抑制者和孕妇禁用。使用期间应定期查血常规和肝肾功能，并注意出血性膀胱炎等不良反应。

④环孢素：常用剂量为 2.5 ~ 4mg/（kg·d），分 2 ~ 3 次服用。难以控制的高血压禁用，孕妇慎用。

⑤沙利度胺：常用剂量为 100 ~ 300mg/d，晚上或餐后至少 1h 服用，如体重 50kg 时从小剂量开始。孕妇禁用。

⑥饱和碘化钾液：每日 3 次，每次 5 滴。可逐日加量，每次加 1 滴，直至每日 3 次，每次 30 滴。对皮下脂肪不断坏死液化者，其伤口用高渗葡萄糖纱条和生肌散纱条交替敷用，可缓解脂肪液化；再以芙蓉花碎渣外敷，可促使溃疡痊愈。

第二节　组织细胞吞噬性脂膜炎

1980 年 Winkelmann 报道组织细胞吞噬性脂膜炎（histiocytic cytophagic panniculitis），以全身触痛性多发性皮下结节及单核巨噬细胞系统组织细胞良性增生为特征，常侵及多系统、多脏器而威胁生命。

一、病因和发病机制

病因尚未明确。一般认为是干细胞在增殖与分化为组织细胞过程中发生了变异，而引致组织细胞肿瘤样变化所致。有学者认为可能与继发 EB 病毒或巨细胞病毒感染有关。

二、病理改变

在真皮与皮下脂肪小叶内，炎症细胞浸润及脂肪细胞坏死的同时可见到大量吞噬了红细胞、白细胞、血小板及细胞核碎片的组织吞噬细胞。其外观像装满豆子的口袋，故称为"豆袋细胞"（bean bag cells）。尸解也可发现，在肝、脾、淋巴结、骨髓等单核巨噬细胞系统及心、肺、消化道等器官中有组织吞噬细胞浸润。

三、临床表现

本病可见于各年龄段而以青壮年居多。患者全身各处、上肢和躯干，反复出现淡红色或暗红色痛性结节或斑块，直径 2 ~ 20cm。偶可出现口腔、肛门、阴道黏膜等多个糜烂或溃疡。严重者同时伴有反复发热，肝、脾和淋巴结肿大，以及黄疸、全血细胞减少、血小板减少、低蛋白血症。少数可继发为白血病。病情严重者常死于肝衰竭、肾衰竭、大出血、血管内凝血等。

四、诊断和鉴别诊断

根据皮疹、发热、肝肾功能损害、浆膜炎、出血倾向以及组织病理特点可确诊。但需与发热性结节性非化脓性脂膜炎，特别是与系统性结节性脂膜炎鉴别。此外，应与恶性组织细胞增生病鉴别，后者皮损为非脂膜炎性丘疹和结节，病理组织可发现恶性组织细胞或非典型组织细胞。

五、治疗

糖皮质激素治疗可暂时控制病情、改善症状。可先予泼尼松 40 ~ 60mg/d，待病情稳定后逐渐减量，注意减量过早引致复燃。此外，Willis 等报道用脾切除术治疗 1 例，术后症状获明显改善，达半年之久；Barron 用联合化疗（环磷酰胺、长春新碱、泼尼松、博来霉素、地塞米松）治疗 1 例，经 6 个疗程后皮疹全部消退，持续缓解 5 个月之久；Ostrov 等用环孢素治疗 1 例重症患者，亦获得较好疗效；Ito 等用 CHOP 方案联合环孢素治疗，也有一定效果，但上述治疗所获得的只是暂时症状缓解。

第三节　变应性肉芽肿性血管炎

变应性肉芽肿性血管炎或称 Churg Strauss 综合征（Churg – Strauss syndrome，CSS），是一主要累及中、小动脉和静脉的系统性坏死性血管炎，病理特征为受累组织有大量嗜酸性粒细胞浸润和血管外肉芽肿形成以及坏死性血管炎。1939 年 Rackemann Greene 首先注意到一组被确诊为结节性多动脉炎（PAN）的患者主要表现为哮喘、嗜酸性粒细胞增高和发现肺内浸润灶，当时认为这可能是结节性动脉炎的一种特殊类型。1943 年，Harkavy 强调上呼吸道受累的症状对这组疾病具有重要的诊断意义，并首次提出这组疾病在病理上具有血管外肉芽肿的特点。其后 Churg 和 Strauss 于 1951 年报道了 13 例具有哮喘、嗜酸性粒细胞增高、肉芽肿性炎、坏死性系统性血管炎和坏死性肾小球肾炎病例，并提出这是有别于典型的结节性多动脉炎的另一类型的血管炎，故称之为 Churg – Strauss 综合征。1994 年 Chapel Hill 会议将 Churg – Strauss 综合征定义为伴有哮喘和嗜酸性细胞增多症、累及呼吸道、有大量嗜酸性粒细胞浸润和血管外肉芽肿形成的、影响小到中等大小血管的坏死性血管炎，并将其和韦格纳肉芽肿（WG）、显微镜下多血管炎（MPA）归为影响小到中等程度血管的血管炎综合征，这 3 种血管炎同时和 ANCA 密切相关。

CSS 的发病率相对较低，大约为 2.5/10 万成人每年。男性发病略多于女性，比例约为 2：1。发病年龄 15 ~ 70 岁，平均年龄为 38 岁。

一、病因

CSS 的确切病因目前尚不清楚，推测其发病机制可能和其他系统性血管炎一样，与免疫异常有关，本病与过敏的关系尤为密切。70% 的患者有变应性鼻炎并常伴有鼻息肉，绝大部分有哮喘，外周血嗜酸性粒细胞增多以及血 IgE 水平升高。CSS 具有浓厚的免疫色彩，表现为高丙种球蛋白血症、高血清 IgE 水平、RF 以及 ANCA 阳性，但其具体的免疫机制尚不清楚，目前未明确免疫复合物以及细胞介导的免疫机制在疾病的发生发展中是如何起作用的。考虑可能与患者对环境、药物过敏有关，但至今未能找到一种特异性抗原。也有人认为该病的发生与病毒及寄生虫等的感染有一定关系。

二、病理

CSS 主要累及小动脉和小静脉，但冠状动脉等中等血管也可受侵犯，大血管受累者少见。病变多分布于肺、皮肤、外周神经、胃肠道、心脏以及肾脏。典型的病理改变为：①组织及血管壁大量的嗜酸性粒细胞浸润. 通常在疾病早期嗜酸性粒细胞浸润明显，而在愈合阶段浸润明显减少；②血管周围的肉芽肿形成，典型的肉芽肿直径约 1cm 或更大，常位于小动脉或静脉的附近；③节段性纤维素样坏死性血管炎。坏死性血管炎、肉芽肿和嗜酸性粒细胞浸润在同一活检标本中很少同时见到。典型的血管周围肉芽肿相对具有特异性，对 CSS 有较大的诊断意义；而嗜酸性粒细胞浸润以及坏死性血管炎缺乏特异性，亦可见于其他疾病，如 WG 和 PAN。

三、临床表现

CSS 疾病可分为 3 个阶段，第 1 阶段为过敏性鼻炎和哮喘；第 2 阶段主要为嗜酸性粒细胞浸润性疾病，如嗜酸性粒细胞性肺炎和嗜酸性粒细胞性胃肠炎；第 3 阶段为小到中等血管的系统性血管炎，伴有肉芽肿性炎症。从哮喘的发作到系统性血管炎期一般需 3 ~ 7 年时间，也有少数可经历数十年。但并非所有的患者都将经历上述 3 个阶段。CSS 最突出的症状和体征是肺、心、皮肤、肾以及外周神经系统中一个或多个脏器受累。多发性单神经根炎是主要的临床发现。

（一）呼吸系统

1. 过敏性或变应性鼻炎　变应性鼻炎常是 CSS 的初始症状，约 70% 的患者可以出现此类表现，伴有反复发作的鼻窦炎和鼻息肉。患者主要症状为鼻塞，排出脓性或血性分泌物。鼻息肉病变严重时可阻塞呼吸道，引起呼吸困难，需手术切除，偶有鼻中隔穿孔。鼻黏膜活检常见血管外肉芽肿形成伴组织的嗜酸性粒细胞浸润。

2. 哮喘　是 CSS 的主要表现之一，80%～100% 的患者在病程中都将出现哮喘。病变早期症状较轻微，发作次数少，间隔时间较长，不易引起注意。以后病情常呈进行性加剧，无诱因而频繁发作，听诊可闻及哮鸣音和干啰音，一般药物不宜控制。哮喘发作的严重程度与全身系统损害的严重程度不一定相符。变应性鼻炎和哮喘可在诊断血管炎之前 3～7 年出现，在出现血管炎时有些变应性鼻炎和哮喘反而可突然减轻、但也有患者哮喘随血管炎的出现而加重，最终发展为难治性哮喘。

3. 肺内浸润性病变　是 CSS 的呼吸系统的主要表现之一，出现频率各家报道不一，最高可达 93%。嗜酸性粒细胞性肺炎是 CSS 肺内病变的主要表现，可出现在 CSS 的初始或血管炎期，多数患者呈现肺内浸润性病变，胸片无特征性，可呈结节影或斑片状阴影，边缘不整齐，弥漫性分布，无特定的好发部位，很少形成空洞，易变性是其特点，阴影可迅速消失，严重者可出现慢性嗜酸性粒细胞性肺炎。

4. 其他呼吸系统表现　约 27% 的患者可以出现胸腔积液和胸膜摩擦音，严重者还可有肺泡出血，并出现咯血、呼吸困难、低氧血症以及血红蛋白下降，X 线检查可见双侧肺部大面积团块状阴影，其中部分患者可并发肾脏受累。

（二）神经系统

大多数（62%）CSS 患者可以出现神经系统的损害，是系统性血管炎的早期表现之一。CSS 系统表现主要为外周神经受累，常见多发性单神经炎、对称性多神经病变或不对称性多神经病。少数可累及脑神经，出现缺血性视神经炎，偶有第 Ⅱ、Ⅲ、Ⅶ 和 Ⅷ 对脑神经受损的报道。中枢神经系统受累较少，常在病程晚期，脑出血或脑梗死不常见，但后果严重，是本病常见的致死原因。引起脑出血或脑梗死的原因可能是高血压和颅内血管炎所致。

（三）皮肤表现

约 50% 以上的 CSS 出现各种皮肤病变，常见三种皮疹，分别是红色斑丘疹性皮疹、出血性皮疹，皮肤或皮下结节。其中皮肤和皮下结节对 CSS 有高度特异性。

1. 红色斑丘疹性皮疹　类似于多形性红斑，大小不等，压之褪色。

2. 出血性皮疹瘀点、紫癜或皮肤梗死，以及皮肤坏死均可见到。大多数皮疹略高于皮面，常出现类似于过敏性紫癜样的荨麻疹。

3. 皮肤或皮下结节　是 CSS 最常见的皮肤损害，对 CSS 具有高度的特异性。此处活检往往能显示 CSS 典型的组织病理学改变。

以上 3 种类型的皮肤损害常同时出现，也可单独出现。皮肤改变常见于四肢的伸肌和屈肌表面，以肘部伸肌处最常见，其次是指（趾）处，皮损直径为 2～20mm。颜色为鲜红色或紫红色，部分皮疹可形成小的溃疡或坏死。皮肤的质地大多较硬，尤其是伴肿胀和溃疡形成者疼痛更加明显。病变皮损之间极少融合，偶尔可成群分布。多数患者的皮疹消失较快，不留瘢痕。此外。偶尔有 CSS 患者表现为下肢网状青斑和面部眶周的紫红色斑片样皮损，这可能是早期血管炎的表现之一。

（四）心血管系统

心脏是 CSS 的主要靶器官之一，是由嗜酸性粒细胞浸润心肌及冠状动脉血管引起，主要病变为急性缩窄性心包炎、心力衰竭和心肌梗死，有时可见二尖瓣脱垂。早期检查可闻及心包摩擦音或房性奔马律，同时伴有心电图异常。心外膜上肉芽肿小结节可导致心室功能障碍，严重者可致充血性心力衰竭。心血管系统病变如不及时治疗，常发生不可逆的改变，形成心肌梗死、难治性心力衰竭，心脏受累常是 CSS 的主要死亡原因。

（五）消化系统

大量嗜酸性粒细胞浸润胃肠道时，表现为嗜酸性粒细胞性胃肠炎，以腹痛、腹泻及消化道出血常见，缺血严重时可导致胃肠道黏膜受损引起穿孔。如形成严重的肉芽肿，可出现结节性肿块，压迫胃肠道，引起胃肠梗阻。嗜酸性粒细胞还可侵犯浆膜引起腹膜炎，出现腹腔积液，表现为腹胀、移动性浊音。腹腔积液检查可见大量嗜酸性粒细胞，颇具特异性。结肠受累较少见，受累后表现为回盲部和降结肠的多发性溃疡，而出现脓、血便或稀便等。累及肝脏和大网膜时常形成腹部包块。部分患者还可出现阑尾炎以及胰腺炎。少数可以累及胆道、胆囊，而出现肝区不适、疼痛、黄疸等表现。

（六）泌尿系统

CSS 肾脏受累没有 WG 及 PAN 常见。近来研究发现，有 84% 的患者可以出现各种肾脏病变，主要表现为镜下血尿、蛋白尿，可自行缓解。部分患者可以出现肾性高血压，极少进展为肾功能衰竭，但因肾脏受累死亡者少见。CSS 另一特点是较常影响下尿道及前列腺，引起疾病的相应症状，只有极少数的患者可出现尿潴留的表现。在活动期的患者，可检出非常高水平的前列腺特异抗原，治疗有效后抗原浓度下降。

（七）眼部表现

CSS 患者较少出现眼部受累，偶有嗜酸性粒细胞浸润引起结膜、巩膜、色素膜相应部位的炎症，可表现为角膜边缘溃疡形成以及巩膜结节。缺血性视神经炎可发展为散在性视网膜梗死，极少数患者可以出现视网膜动脉炎，形成血栓而致失明。

（八）关节和肌肉

1. 关节炎　关节炎并非 CSS 的常见临床表现，主要见于 CSS 血管炎期。全身各个关节均可累及，表现为游走性关节痛，可有关节肿胀。检查可见关节滑膜的肿胀和（或）渗出，表现为关节腔积液。未见关节软骨和骨的破坏性改变。

2. 肌痛　CSS 血管炎的早期常出现小腿肌肉痉挛，尤其是腓肠肌痉挛性疼痛最具特征性。腓肠肌痉挛性疼痛往往是 CSS 出现系统性血管炎的早期征兆。

四、实验室检查及辅助检查

（一）常规检查

1. 血常规　外周血嗜酸性粒细胞增多，绝对计数一般在 1.5×10^9/L 以上，占外周血的 10% ~ 50%，此为 CSS 的特征性指标之一。在病程任何阶段均可出现，偶尔也可有外周血嗜酸性粒细胞计数不高，但嗜酸性粒细胞浸润组织一定存在。嗜酸性粒细胞增高程度并非同嗜酸性粒细胞浸润组织相一致，病情缓解或经治疗后，嗜酸性粒细胞计数下降，可恢复正常。部分患者可有轻到中度正细胞正色素性贫血。

2. 尿常规　尿沉渣检查异常，有蛋白尿、显微镜下血尿以及红细胞管型。

（二）免疫学检查

1. 血清中 IgE 水平　血清中 IgE 升高是 CSS 另一特点，随病情缓解而下降，血管炎反复发作者 IgE 可持续增高，也有人认为 IgE 浓度与疾病活动无关。

2. 抗中性粒细胞胞质抗体（ANCA）70%CSS 患者可有 ANCA 阳性，主要是 MPO - ANCA（p-ANCA）。ANCA 阴性者不能排除 CSS。

3. 其他血清学检查　病情活动时，ESR、CRP、γ 球蛋白升高，补体下降以及 RF 阳性，但滴度不高。血清尿素氮和肌酐可升高。嗜酸性粒细胞阳离子蛋白（ECP）、可溶性 IL -2 受体（sIL -2R）以及反应内皮细胞受损的可溶性血栓调节素（sTM）水平升高。

（三）超声及影像学检查

1. 超声心动图检查（UCC）　CSS 累及心脏者 UCG 检查多无异常，累及心肌以及心脏血管者可见二尖瓣脱垂。

2. X 线检查　胸片无特征性，多变性肺部阴影是其特点。多数患者呈现肺内浸润性病变，可呈结节状或斑片状阴影，边缘不整齐，弥漫性分布，很少形成空洞，阴影可迅速消失。27% 也可出现胸腔积液，胸腔积液常规检查可有嗜酸性粒细胞升高；偶有肺门淋巴结增大。肺出血者胸片显示大片或斑片状阴影。

3. 肺部 CT 检查　肺野外周可见类似于慢性嗜酸性粒细胞肺炎的毛玻璃样肺实变影。可见支气管扩张以及支气管壁增厚。偶有实质性结节，大小为 5 ~ 35mm，部分可见空洞及支气管影征。高分辨 CT 可见肺的外周动脉扩大，呈星状或不规则状的血管炎模型。

（四）病理检查

1. 支气管肺泡灌洗液（BAL）　33% 的病例 BAL 中嗜酸性粒细胞升高。

2. 活检　有局部脏器受累时可行组织活检，有助于诊断，如肺的开胸肺活检或支气管镜检查，皮肤、肾、神经以及肌肉的活检。如果无局部的阳性体征，可行神经或肌肉活检，最常取腓肠神经活检。肾脏受累者，肾活检可见局灶性或新月体性肾小球肾炎，但此发现对 CSS 无诊断价值。肺活检可见特征性的病理改变，包括小的坏死性肉芽肿，以及包括小静脉和小动脉的坏死性血管炎。肉芽肿中间为嗜酸性粒细胞组成的核心，放射状地围以巨噬细胞和上皮样巨细胞。肾小球肾炎不如在韦格纳肉芽肿中常见，病变呈局灶性、节段性改变，可表现为坏死性、新月体性的微量免疫复合物沉积的肾小球肾炎，无疾病特异性。

五、诊断

根据临床特点以及体检发现大多能作出 CSS 诊断。除哮喘和嗜酸性粒细胞升高外，皮肤病变、肾脏病变以及多发性单神经根炎也是本病的特征，其中肺部病变是最显著的特征。对于成人出现变应性鼻炎和哮喘并有嗜酸性粒细胞增多及脏器受累者应考虑 CSS 的诊断，并注意寻找其他部位的系统性血管炎。概括起来，CSS 具有以下临床特点：①有数年的相应的哮喘病史或变应性鼻窦炎的病史，反复发作、可以逐渐加重；②多系统的损害，如非空洞性肺浸润、皮肤结节样病变、充血性心力衰竭等；③外周血嗜酸性粒细胞增多、血清 IgE 浓度升高，部分患者出现血中 p- ANCA 阳性；④ X 线表现为一过性的片状肺泡型浸润，偶尔有弥漫性肺间质浸润，肺门淋巴结肿大等；⑤肺、皮肤、肾等组织的病理活检可见血管炎以及血管外坏死性肉芽肿，伴有嗜酸性粒细胞浸润。对于 CSS 的诊断，不能单纯强调病理结果的诊断意义，而应注意病史的采集，对于出现上述临床特点的患者，应考虑 CSS 的可能，并进一步作相应的血液学、X 线以及组织病理学检查以明确诊断。1984 年，Lanham 曾建议根据临床和病理发现进行诊断，须符合 3 条要求：哮喘、嗜酸性粒细胞计数 $>1.5 \times 10^9/L$，以及累及 2 个或 2 个以上器官的系统性血管炎。1990 年美国风湿病学会对 CSS 的分类标准如下。①哮喘：哮喘史或呼气时肺部有弥漫高调啰音。②嗜酸性粒细胞增多：白细胞计数中嗜酸性粒细胞 > 10%。③单发或多发神经病变：由于系统性血管炎所致单神经病。1994 的 Chapel Hill 会议没有对此分类标准进行修订。符合上述 4 条或 4 条以上者可诊断为 CSS，其敏感性和特异性分别为 85% 和 99.7%。在以上诊断标准的基础上，美国风湿病学会又进一步提出了简化的诊断分类标准：①外周血嗜酸性粒细胞增多，超过白细胞分类的 10%；②哮喘；③既往有过敏性疾病的病史但不包括哮喘及药物过敏史。

凡具备第 1 条并加上后 2 条中的任何一条者，可考虑诊断为 CSS，这一分类标准的敏感性和特异性分别为 95% 和 99.2%。另外，如腓肠神经、肌肉、肺、肠、肝、肾等组织活检确定有血管炎，血清学 p－ANCA 滴度明显升高均有助于 CSS 的诊断。

六、鉴别诊断

CSS 主要应与其他系统性、坏死性血管炎，伴有外周血嗜酸性粒细胞增多的某些疾病以及支气管哮喘或喘息型支气管炎相鉴别。

（一）结节性多动脉炎（PAN）

PAN 很少侵犯肺和皮肤，一般无哮喘及变态反应性疾病，外周血嗜酸性粒细胞不增多，嗜酸性粒细胞浸润组织少见。PAN 和 CSS 所累及的靶器官也有所不同，前者主要累及肾脏，并可导致肾功能衰竭，而 CSS 常影响外周神经和心脏，虽然肾小球肾炎也较常见，但病情较轻，很少如 PAN 一样出现肾功能衰竭。PAN 经常与乙型肝炎病毒感染伴随，而 CSS 与乙型肝炎病毒感染无明显关系。

（二）韦格纳肉芽肿（WG）

尽管 WG 和 CSS 所累及靶器官相似，但两者的临床表现与病理特征均有明显差异。WG 较易侵犯呼吸系统，但无哮喘和变应性疾病的病史，而易形成破坏性损害，如鼻黏膜溃疡、伴空洞形成的肺内结节。WG 的 X 线可见肺叶或肺段的浸润，其特点为持续性，常伴空洞形成；肺门淋巴结肿大较多见，易形成肺门或气管旁的假性肿物。此外，WG 常为 c- ANCA 阳性。

（三）高嗜酸性粒细胞综合征

高嗜酸性粒细胞综合征（Hypereosinophilic Syndrome）与 CSS 都有外周血嗜酸性粒细胞增高以及出现大量嗜酸性粒细胞的组织浸润，表现为吕弗勒综合征（Loffler's Syndrome）等继发改变。但高嗜酸性粒细胞综合征常有弥漫性中枢神经系统损害、肝脾及全身淋巴结肿大、血栓性栓塞以及血小板减少症，也常累及心脏，表现为心内膜炎以及心肌受损。另外，高嗜酸性粒细胞综合征外周血嗜酸性粒细胞计数要比CSS 高，可达 100×10^9/L，严重者可表现为嗜酸性粒细胞性白血病，病理上主要表现为嗜酸性粒细胞团块状浸润，极少形成血管炎和肉芽肿，对糖皮质激素反应差。

（四）慢性嗜酸性粒细胞性肺炎

慢性嗜酸性粒细胞肺炎（Chronic Eosinophilic Pneumonia，CEP）好发于女性，表现为外周血嗜酸性粒细胞增多，伴有肺内的持续性浸润灶，与 CSS 的肺部一过性浸润灶不同，且不出现哮喘。但如本病反复发作，在组织病理表现为广泛的嗜酸性粒细胞浸润以及小血管炎，甚至活检可发现血管外肉芽肿形成，则应考虑 CSS 的诊断。

七、治疗

对于 CSS 的治疗，糖皮质激素是首选治疗，但约有 20% 的患者需要加用免疫抑制药，出现危及生命的脏器受累时须用激素静脉冲击治疗。其他的治疗还包括静脉用丙种球蛋白（IVIg）、IFN－α 以及血浆置换，后者对病变过程无改善。

（一）糖皮质激素

大剂量糖皮质激素的应用使本病的预后明显改善，是目前 CSS 的首选药物。对于病情相对局限的患者，一般用泼尼松 1 ～ 2mg/（kg·d），治疗后外周血嗜酸性粒细胞计数很快下降至正常，哮喘、皮疹、变应性鼻炎以及肺内浸润等通常于 1 周内缓解。对病情进展快、伴有重要器官受累者，可用大剂量激素冲击，一般是甲泼尼龙 1.0g/d，连续用 3d 后改为泼尼松口服。6 ～ 12 周后，当外周血嗜酸性粒细胞计数、ESR及 CRP 恢复正常，症状缓解，激素开始减量，一般糖皮质激素疗程不宜超过 1 年。

（二）免疫抑制药

多数 CSS 患者对糖皮质激素反应良好，但仍有约 20% 病情较重或合并主要器官功能受损的患者需要加用免疫抑制药。可联合使用糖皮质激素和免疫抑制药，以减少或预防不可逆的器官损伤。免疫抑制药的应用与 WG 和 PAN 相同，多选用环磷酰胺，其次是硫唑嘌呤以及霉酚酸酯等。

八、预后

CSS 最常见的死因是继发于冠状动脉血管炎的心肌炎和心肌梗死。经治疗的 CSS 的 1 年存活率为90%，5 年存活率为 62%，未接受治疗的 5 年生存率为 25%。早期而有效的治疗预后较好，死亡率较 PAN低，5 年存活率为 78.9%，主要死亡原因是心肌受累导致难治性的心力衰竭。影响 CSS 预后的危险因素有：①氮质血症 [肌酐 > 132.6 μmol/L（1.5mg/dl）]；②蛋白尿（>1g/d）；③胃肠道受累；④心肌病；⑤中枢神经系统受累。危险因素越多；则预后越差。

第十章

老年人护理

第一节　生命体征观察

生命体征包括体温、脉搏、呼吸、血压和意识等指标。生命体征是生命活动最基本的表现，是生命的重要征象。正常人生命体征在一定范围内保持相对稳定，相互之间存在内在的联系。当机体患病时，生命体征发生不同程度的变化，照护人员通过观察生命体征，可以发现人体存在的或潜在的一些健康问题，使之及时得到处理，以维护人体健康。

一、体温观察

1. 正常体温

正常口腔温度在37.0℃左右（36.3～37.2℃），直肠温度略高于口腔温度（约高0.3℃），腋下温度略低于口腔温度（约低0.3℃）。人体体温受环境温度、昼夜时间、性别、年龄、运动等因素的影响，可在正常范围内有一定波动，但波动范围不超过1℃。人体体温在一天时间里，一般在清晨2～6时最低，在午后13～18时最高。老年人因机体功能衰退，基础代谢率较低，体温可略低。

2. 异常体温

（1）体温过高　体温高于正常称体温过高，即发热。发热程度可分为：低热：37.5～37.9℃；中度发热：38.0～38.9℃；高热：39.0～40.9℃；超高热：41℃以上。体温升高多见于肺结核、细菌性痢疾、支气管肺炎、脑炎、疟疾等各种感染性疾病以及甲状腺功能亢进、中暑等。老年人机体反应性较差，感染性疾病不一定出现发热，重度感染有时容易出现低体温反应，应引起重视。

（2）体温过低　体温低于正常称为体温过低。见于休克、大出血、慢性消耗性疾病、年老体弱、甲状腺功能低下、重度营养不良、在低温环境中暴露过久等情况。

3. 体温测量

（1）体温计的消毒与准备　个人单独使用的体温计，每次使用后用冷水清洗干净后晾干或擦干备用即可，或用酒精棉球擦拭消毒备用。测量前检查体温表有无破损，用手腕力量将水银柱甩到35.0℃以下。

（2）体温测量部位　由于受外界环境的影响，人体内部温度要略高于人体体表温度。测量体温的常用部位是口腔、腋下和直肠，一般腋下温度略偏低，直肠温度接近于人体内部温度。一般情况下采用口腔测量或腋下测量。

（3）体温测量方法　口腔温度测量，将口表的汞端斜放于舌下，即舌系带两侧，闭嘴用鼻呼吸，勿咬牙；腋下测量体温，先擦干汗液，将体温表汞端放于腋窝深处并紧贴皮肤，屈臂过胸夹紧体温表；直肠测量体温，侧卧或俯卧，将肛表汞端涂凡士林或肥皂液，使之润滑，轻轻插入肛门内约3～4cm。口腔、直肠温度测量3分钟，腋下测量10分钟。

4. 体温测量注意事项

（1）测量前检视体温计，看看水银柱是否在35.0℃以下。

（2）鼻塞、呼吸困难、精神异常者不宜进行口腔测量。

（3）进食、喝水、脸部热敷或冷敷者须在停止30分钟后再测量口腔温度。进食热的食物、喝热水、脸部热敷时测量口腔温度会使测得的温度比实际体温高；反之，进食冷的食物、喝冷饮、脸部冷敷时测量口腔温度可使测得的体温比实际体温低。

（4）腋下测量时体温表要夹紧，旁边有冰袋或热水袋时应撤除半小时后再测量。

（5）腹泻、肛周有伤口时不宜测量肛温，同样旁边有冰袋或热水袋者应撤除半小时后再测量，坐浴后过半小时再测量。

（6）体温表切忌用热水泡，避免爆裂。

（7）咬断体温表时的处理：首先将口中碎玻璃吐出，并用清水漱口，如已吞下玻璃碴，吃一些含纤维素多的蔬菜如韭菜、芹菜等，使玻璃碎屑被蔬菜纤维包住，随大便排出。吞下的水银不会引起水银中毒，因为金属汞不溶解于胃肠液，它的比重又大，到胃里后容易经过肠道而随粪便排出。如出现腹痛，应及时就医。

二、脉搏观察

1. 正常脉搏

成人脉率正常值为每分钟60～100次，平均值为每分钟72次，老年人略慢。脉搏白天较快，夜间睡眠时较慢，活动后或情绪激动时增快。

2. 异常脉搏

（1）脉率异常脉率异常有以下几种情况：①脉率增快（心动过速）：每分钟大于100次，见于发热、贫血、大量失血、甲状腺功能亢进、心肌炎等。②脉率减慢（心动过缓）：每分钟在60次以下，见于伤寒、颅内压增高、心脏房室传导阻滞等疾病。一些运动员在安静时心率每分钟小于60次，无任何不适症状，属于正常，说明长期锻炼使心脏有良好的贮备功能。

（2）脉搏节律异常脉搏节律异常主要有：①期前收缩：在一系列正常均匀的脉搏中出现一次提前而较弱的脉搏称期前收缩，常见于各种心脏疾病，正常人在过度疲劳、精神兴奋等情况下也偶尔会出现。②脉搏短绌：指单位时间内脉率少于心率，见于心房颤动，由于患者心律绝对不规则，造成有时心脏搏动时血液搏出量很少，以致在心脏搏动时不能测到相应的脉搏而造成脉搏短绌现象。房颤患者的脉搏强弱、快慢绝对不规则。

（3）脉搏强弱异常脉搏强弱异常主要有：①洪脉：脉搏强大有力，见于高热、甲状腺功能亢进、心脏瓣膜病变等；②丝脉：脉搏细弱无力，扪之如细丝，见于大失血、休克及心脏病患者等。

3. 脉搏测量

（1）脉搏测量部位　最常用的测量部位是桡动脉，也可测量颞动脉、颈动脉、肱动脉、腘动脉、足背动脉、股动脉等。

（2）测量方法　测量者用食指、中指和环指（无名指）的指端放在相应动脉的体表（图10-1），调整施加的压力，以能清楚地触及脉搏为宜，测量半分钟，将所测脉搏数值乘以2，即为一分钟脉搏值。

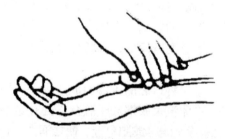

图10-1　脉搏测量

4. 脉搏测量注意事项

脉搏测量时注意保持安静，让老人选择舒适的体位，一般为平卧位或坐位，心理放松，老人手腕放置于舒适的位置。如剧烈运动后，应休息 30 分钟后再测量。测量时不可用拇指诊脉，因拇指的小动脉搏动较强，易与测量者的脉搏相混淆。如为偏瘫患者测脉搏，则应选择健侧肢体测量。

三、呼吸观察

1. 正常呼吸

呼吸是人体吸入氧气，排出二氧化碳的过程，是人体与外界环境之间的气体交换。正常成人呼吸约为每分钟 16 ~ 20 次，安静时呼吸运动稳定、节律均匀。呼吸频率和深浅度可随年龄、性别、活动、情绪等因素而改变，老年人稍慢，活动和情绪激动时增快，休息和睡眠时呼吸较慢。呼吸节律在一定程度上可受意识支配。

胸式呼吸：以肋间肌运动为主，呼吸时以胸廓的起伏为主要表现；腹式呼吸：以膈肌运动为主，呼吸时以胸廓下部及上腹部的起伏为主要表现。正常人胸式呼吸和腹式呼吸均有不同程度的同时存在，男性和儿童的呼吸以腹式呼吸为主，女性的呼吸则以胸式呼吸为主。老年人进行腹式呼吸的锻炼，可增强呼吸功能。

某些疾病可使呼吸运动发生改变，胸膜炎、肋间神经痛、肋骨骨折、肺炎等可使胸式呼吸减弱而腹式呼吸增强；腹膜炎、大量腹水、腹腔巨大肿瘤等可使腹式呼吸减弱而胸式呼吸增强。

2. 异常呼吸

（1）呼吸频率异常　呼吸频率异常有：①呼吸过速：指呼吸频率大于 24 次 / 分。常见于发热、疼痛、肺和胸廓疾病、心力衰竭、贫血等，一般体温每增高 1℃，呼吸大约增加 4 次 / 分；②呼吸过缓：指呼吸频率低于 12 次 / 分，常见于安眠药中毒、颅脑疾病、临终状态等。

（2）呼吸节律异常　呼吸节律异常主要有：①潮式呼吸：是一种由浅慢逐渐变为深快，然后再由深快转变为浅慢，随之出现一段呼吸暂停后又开始如上变化的周期性呼吸。潮式呼吸的周期约为 30 ~ 120 秒，暂停期可持续 5 ~ 30 秒。②间断呼吸：表现为有规律地呼吸几次后，突然停止一段时间，又开始呼吸，即呼吸与呼吸暂停现象交替出现。此两种周期性呼吸节律变化使呼吸中枢兴奋性降低，呼吸调节系统失常所致，常见于处于疾病严重阶段的患者和临终老人。

有些老年人深睡时也可出现潮式呼吸，此为脑动脉硬化、中枢神经供血不足的表现。

（3）呼吸深浅度异常　呼吸深浅度异常主要有：①呼吸深快：是一种深长而规则的呼吸。常见于尿毒症、糖尿病等引起的代谢性酸中毒患者。剧烈运动、情绪激动或过度紧张时，也可出现呼吸深快。②呼吸浅快：是一种浅快而规则的呼吸。常见于腹水、肥胖以及肺炎、胸腔积液、气胸等肺和胸廓疾病。

（4）呼吸困难　呼吸困难是指呼吸频率、节律和深浅度异常，伴缺氧的表现。患者自觉氧气不足，感胸闷、呼吸费力、不能平卧，出现烦躁、口唇和指端发绀、鼻翼扇动等体征。常见于心肺疾病患者。

如果患者吸气费力，吸气时间明显长于呼气，并在吸气时出现胸骨上窝、锁骨上窝和肋间隙或胸骨下窝，则为吸气性呼吸困难。常见于气管、喉头异物或喉头水肿。呼气性呼吸困难，则表现为呼气费力，呼气时间显著长于吸气，常见于哮喘患者。

3. 呼吸测量

观察呼吸主要是看胸廓的起伏，胸廓起伏一次即为一次呼吸，测量一分钟。同时注意观察呼吸的节律是否均匀、呼吸深度是否一致，口唇、指端有无发绀，有无鼻翼扇动、张口呼吸等。

临终患者呼吸运动极为微弱，甚至不易见到胸廓的起伏，这时可用棉絮、薄纸片等放在患者鼻孔旁，通过观察棉絮或薄纸片等活动情况来观察呼吸。

4. 呼吸测量注意事项

观察呼吸时不要让受测者察觉你在观察他的呼吸，因为呼吸受意识控制，一旦注意到自身的呼吸，就不是在自然状态下的呼吸。一般在脉搏测量后，手不离开诊脉部位，在老人不觉察的情况下观察呼吸。呼吸测量的同时要注意有无缺氧情况。

四、血压观察

1. 正常血压

血压是指血液在血管内流动时对血管壁的侧压力。如无特别说明，一般指的血压为上臂肱动脉血压。心脏收缩时，血液射向主动脉，此时动脉管壁所受的压力称为收缩压；心脏舒张时动脉管壁所受的压力称为舒张压；收缩压与舒张压之差称为脉压差。

正常成人在安静时，收缩压为 90 ~ 140mmHg，舒张压为 60 ~ 90mmHg，脉压差为 30 ~ 40mmHg。

血压随年龄增长而增高，小儿血压比成人低，中年以前的女性血压较男性略低，中年以后差别较小，老年人因大动脉硬化，以收缩压增高为主的高血压类型较多见；昼夜周期中傍晚略高于清晨；在寒冷环境中血压可上升，在高温环境中血压可略下降；当出现紧张、恐惧、兴奋、疼痛、过度劳累、睡眠不佳时，血压可升高；吸烟、饮酒也可影响血压。另外，两上肢的血压可略有差别（约相差 5 ~ 10 mmHg）。

2. 异常血压

高血压：高血压是指收缩压 ≥ 140 mmHg 和（或）舒张压 ≥ 90 mmHg。人群高血压患病率较高，特别是老年人。长期的高血压可加速心血管系统的老化，高血压是引发脑卒中、冠心病的危险因素。

低血压：是指血压低于 90/60 mmHg，见于心肌梗死、心力衰竭、严重脱水、休克、低钠血症等。

老年人由于大动脉弹性降低，以收缩压增高为主的高血压类型多见。

3. 血压测量

（1）血压计种类 血压计主要有表式血压计和电子血压计（图 10-2）。另外，汞柱式血压计因汞有毒性，易引起环境污染，而且测量较烦琐，不提倡家庭使用。

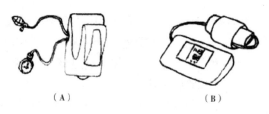

图 10-2 表式血压计（A）与电子血压计（B）

表式血压计由输气球、调节空气压力的阀门及表式测压计组成。

电子血压计袖带内有一换能器，可自动采样，微电脑控制数字运算、自动放气程序，自动显示血压读数，测量较为方便。

（2）血压测量方法用表式血压计测量血压：①将袖带内气体排尽，平整地缠于上臂，下端距肘窝 2 ~ 3cm，袖带充气管连接处对着肘窝正中，袖带尾部塞入里圈内，袖带松紧以能放入一指为宜；②戴好听诊器，先触及肱动脉搏动，再将胸件置于肱动脉处并稍加固定，将表平放；③关闭充气阀门，用输气球充气至肱动脉搏动消失后再充气使压力再升高 20 ~ 30 mmHg；④打开充气阀门，缓慢放气使表中指针缓慢下降，观察表中指针刻度；⑤在表指针缓慢下降时，听到第一声搏动时所指的刻度即为收缩压，随后搏动音逐渐加强，然后搏动音缓慢变弱或消失，此时表的指针所指的刻度即为舒张压；⑥记录血压读数，以分数表示（即收缩压 / 舒张压 mmHg），如 110/70 mmHg。如果没有听清，应放气使表中指针回复到 "0" 位，再重新测量。测量完毕应卷好袖带，关闭充气阀，放好充气球，轻拿轻放，避免损坏表盘。

电子血压计测量，先打开电源开关，接上充气插头；把袖带内的换能器 "◎" 放于肱动脉搏动处，扣好袖带；按键充气后发出蜂鸣音，显示屏显示血压读数。

4. 血压测量注意事项

测量前先检查血压计有无破损，检查表式血压计的指针是否位于 "0" 位。

测量血压时应环境安静，避免干扰；被测者放松心身，避免紧张；对有偏瘫者，应测健侧血压；对于持续血压监测者，最好固定一侧肢体测量，同时定时间、定体位、定血压计，以便于比较。另外，听诊器胸件不应塞入袖带内；绑袖带松紧合适，以能伸入一指为宜，避免过紧或过松，绑得过紧可使测得的血压偏低，绑得过松可使测得的血压偏高。

一般测量前在安静环境下休息 5 ~ 10 分钟，剧烈活动或情绪异常紧张者，休息 15 ~ 30 分钟；取坐位或卧位，使测量的上臂肘部与心脏处于同一水平，即坐位时平第四肋软骨，仰卧位时平腋中线。

五、意识观察

1. 正常意识

意识是人对周围环境及自身的识别能力和认识的清晰程度，是大脑功能活动的综合表现。正常人的意识清晰，对答正确，能够准确地识别时间、地点和人物，能对环境的刺激作出相应的反应。

2. 意识障碍

许多疾病会影响人的意识状态，如超高热、酒精中毒、脑外伤、脑溢血、肝昏迷等，这些疾病往往会影响大脑的功能活动，引起不同程度的意识障碍。意识障碍的轻重表现有以下几种：

（1）嗜睡　处于病理性的睡眠状态，可被唤醒，回答切题，但反应迟钝，一旦刺激除去，则又迅速入睡。这是最轻的意识障碍。

（2）意识　模糊表现为表情淡漠，对自己及周围环境漠不关心，回答问题迟缓而简短、但合理，对时间、地点、人物的定向能力发生一定的障碍。

（3）谵妄　是一种以兴奋为主的意识模糊，表现为意识模糊，定向力消失，感觉错乱，常伴有错觉、幻觉，有躁动不安、说胡话等精神异常的表现。

（4）昏睡　处于熟睡状态，不易唤醒，虽在强烈刺激下唤醒，但很快又再入睡，回答问题言语含糊，答非所问。

（5）昏迷　属严重的意识障碍。患者没有肢体自主运动，对周围事物及声、光等刺激无反应，昏迷较浅时对强烈刺激（如针划足底）尚有反应，呼吸、脉搏、血压无明显变化；昏迷较深时，肌肉松弛，对任何刺激无反应，大小便失禁或潴留，吞咽、咳嗽等生理反射消失。

3. 意识观察

判断一个人的意识情况，先采取问询的方法，通过与其交谈，了解其思维、反应、情感活动、定向力（对时间、人物、地点的分析能力），同时检查患者的一些生理反射，来判断意识障碍的程度。

如果患者处于持续的睡眠状态，能叫醒，表情淡漠，反应迟钝，但回答问题合理，说明处在嗜睡状态；如意识障碍水平较嗜睡为深，对时间、地点、人物的定向能力发生障碍，说明已进入意识模糊状态；如不易叫醒，在强烈刺激下唤醒后很快又入睡，不能正确回答问题，说明已进入昏睡状态；如不能叫醒，大小便失禁或潴留，伴随一些生理反射的消失，则说明已进入了昏迷状态，如对疼痛刺激尚有一定的反应，说明昏迷程度较浅，如对任何刺激均无反应，则说明昏迷程度较深。出现意识障碍者应及时就医。

第二节　给药护理

给药是最常见的一种治疗方法，药物治疗可以达到治疗疾病、补充身体所需的物质、维持正常生理功能的目的。老年人随着年龄的增长，记忆力减退，学习新事物的能力下降，对药物的治疗目的、用药时间、用药方法等常不能正确理解，影响用药安全和药物治疗的效果。此外，老年人常同时患有多种疾病，治疗中应用药物的品种较多，发生药物不良反应的概率也相应增高。为了保证合理、准确、安全、有效地给药，养老护理员必须了解给药的基本知识，掌握正确的给药方法和技术，根据用药原则安全正确地协助老年人用药，并协助老年人做好药品的管理工作。

一、给药的基本知识

（一）药物的种类

药物种类繁多，按给药途径可分为以下几类：

1. 内服药

内服药通常有片剂、丸剂、胶囊、溶液、合剂、散剂等。

2. 外用药

外用药通常有溶液、洗剂、搽剂、粉剂、滴剂、栓剂、酊剂、软膏等。

3. 注射药

用于注射的药物通常有溶液、油剂、结晶剂、粉剂、混悬剂等。

4. 其他

有喷雾剂、粘贴敷剂、胰岛素泵等。

（二）给药途径

根据患者和药物两方面的因素，确定正确的给药途径。常用的给药途径有口服、舌下含化、吸入、注射（皮下、皮内、肌内、静脉及穴位注射等）、直肠给药、局部外敷、局部滴药等途径。另外，有些药物还可从椎管、胸腔或腹腔内给药。

（三）给药原则

给药原则是一切用药的总则，在执行给药的过程中，必须严格遵守。

1. 根据医嘱给药

养老护理员必须在护士的指导下根据医嘱给药，不可擅自给药、停药或更改剂量、更改给药途径等。如有疑问，及时向医护人员询问，不可盲目执行。给错药必须及时报告，并严密观察老人的病情变化。养老护理员可协助老人进行口服药物、外用药物和部分吸入性药物、腔道塞剂等的使用；注射给药及特殊药物的应用由护士执行。

2. 严格执行查对制度

认真执行查对制度。首先查对老人的姓名，确认无误后再查对药名、浓度、剂量、质量、方法以及时间，达到"五个准确"，即将准确的药物，按准确的剂量，用准确的方法，在准确的时间，给予准确的老人。执行医嘱、领取药物、摆放药物及发药等由护士执行，养老护理员协助老人服用药物和老人自备药物的管理。每次服药前，都需要核对老人的病历，正确服用。

3. 密切观察反应

养老护理员在给药前，必须在护士指导下了解老人的年龄、诊断、病情、所用药物的作用、副作用以及应有的疗效，以便在给药期间密切观察老人的反应。对于某些特殊的药物，应了解过敏史，确保用药安全。

（四）药物保管

1. 保持药柜清洁、干燥、避光、通风。

2. 内服药、外用药要分开放置，以免给错药。

3. 贵重药、麻醉药、精神类药物要上锁，由专人保管。

4. 定期查对药品有效期，过期药物要及时处理。

5. 正确保管药物：易挥发、受潮或风化的药物，须盖紧瓶盖保存，如阿司匹林、含碘片、糖衣片、各种维生素、干酵母、酒精、碘酊等；易氧化和遇光变质的药物，应用深色瓶盛装或放在黑纸盒内，置于阴凉处，如维生素C、氨茶碱、盐酸肾上腺素、可的松等；要求冷藏的药物应放在 2～10℃ 的冰箱内；各类中药应放于阴凉处，芳香性药物应密闭保存；遇热易被破坏的生物制品，应置于干燥阴凉处（20℃左右）或 2～10℃ 冰箱中冷藏保存。

二、口服给药法

口服给药是最方便且比较安全的给药途径。药物口服后被胃肠道或口腔黏膜吸收进入血液循环，从而发挥局部或全身的治疗作用。

1. 口含片与舌下片

口含片多用于口腔及咽喉疾病，如西瓜霜润喉片、草珊瑚含片、华素片等。使用时应在口腔内含化，不可咀嚼、乔咽，含服中、含服后不饮水，以延长疗效。

舌下片是通过舌下黏膜或舌下腺直接吸收，如硝酸甘油，使用时将药片放在舌下，闭嘴利用唾液使药片溶解吸收。

2. 固体药（片剂和胶囊）

固体药一般采用吞服的方法，吞服是将完整的药物用温开水送服，药物在胃内或肠内被吸收达到治疗作用。服药后，无特殊禁忌者，一般应饮水 200ml 左右，以防止药物在胃内形成高浓度刺激胃黏膜。尤其是不可将药物干吞下，避免药片黏附在食管壁上或滞留在食管狭窄处，造成不必要的损伤。另外，要注意老人服药的时间，如健胃药宜在饭前服；对胃有刺激性的药物宜饭后服；抗生素需在血液内保持有效浓度，应按照服药时间准时服用。磺胺类药物经肾脏排泄，要鼓励老人多饮水，以防因尿量少而致磺胺结晶析出，损害肾功能。服用强心苷类药物前应先测脉率（心率）及节律，若脉率 <60 次 / 分钟或节律不齐，则不可服用。对牙齿有腐蚀作用或使牙齿染色的药物，应避免与牙齿直接接触，服药后及时漱口。缓释片、肠溶片整个吞服，不可嚼碎。

3. 溶液

口服溶液多见于各种止咳糖浆类药物。取药时，一手持量杯，拇指置于所需刻度，举起量杯，使所需刻度和视线平齐；另一手将药瓶有标签的一面朝手心，倒药液至所需刻度处，然后再倒入药杯。服用止咳糖浆类药物后，不宜立即饮水，若同时服用多种药物，应最后服用止咳糖浆。

4. 注意事项

（1）必须严格根据医嘱给药。

（2）护理员要以老人能够理解和接受的方式，向其解释药物的种类、名称、用药方式、剂量、药物的作用、不良反应以及有效期等。必要时以书面的方式，在药袋上用醒目的颜色标明用药的注意事项。

（3）协助自理老人服药，护理员可将老人服用的药物提前放置在专用的药盒内，标明用药的时间，并将药品放置在醒目的位置，促使老年人养成按时用药的习惯。到服药时间，护理员要注意观察老人是否按时服药，必要时督促服药。

（4）对于不能自理的老人，药品应放在固定的地点，统一保管，由专人把药按时发送给老人。协助老人服药前，准备好温开水，做好解释工作，并协助老人采取合适的体位（坐位或半卧位）。对卧床的老人应协助其坐起来服药，服药后 10 ~ 15 分钟再躺下，因平卧时服药容易引起误吸呛咳。

（5）对于拒绝和不按时服药的老人，要多沟通，了解原因，耐心解释，同时与医护人员及家属联系，取得配合与支持。

（6）对于吞咽障碍与神志不清的老人，可通过鼻饲管给药；对于神志清楚但有吞咽障碍的老人，咨询护士，在得到允许的情况下，将药物碾碎后再服用。

（7）对精神异常或肢体障碍的老人，养老护理员应协助并督促老人用药，并确定其是否将药服下。

三、眼药、耳药、鼻药的使用

眼药、耳药、鼻药在使用时往往采用将药物滴入相应腔室的方法，即滴入法，具有杀菌、收敛、消炎、麻醉、扩瞳以及缩瞳等作用。

（一）眼药

1. 眼药水

（1）严格执行查对制度，检查药水的名称，查看有无变色、浑浊、沉淀、过期等，确认合格后才能使用。

（2）遵守无菌操作规程，操作前护理员应洗手、戴口罩，防止交叉感染。

（3）给药前，用于棉球从内眼角向外眼角拭去眼部分泌物。给药时，协助患者取仰卧位或坐位，头略后仰，以利药液滴入，并可减少药液直接进入泪道而流失，影响疗效。滴瓶口应距眼睑 2 ~ 3cm，避免药瓶口触及眼睛而造成伤害和药瓶污染。

（4）眼药水和眼膏同时使用时，先用眼药水，后用眼膏；数种眼药水同时使用时，先滴刺激性弱的药，后滴刺激性强的药，中间须间隔 2 ~ 3 分钟。

2. 眼药膏

上眼药膏前应先剪开瓶口，使用的剪刀以及瓶口必须先消毒，瓶口尽量要开小一些。涂眼药膏时，应先将眼药膏挤入眼下穹隆部约 1 cm 长，最后以旋转方式将药膏与膏体离断。给药结束后，应将眼药瓶盖紧，置于通风、阴凉处保存。

（二）鼻药

滴鼻药前，应先将鼻腔内的分泌物排出，如有干痂，应先用干净棉签蘸温水浸软，取出并擦拭干净后再滴药。协助老人采取合适的体位（仰头位和侧卧位）。侧卧位时，协助老人取患侧卧位，把药液滴入下方鼻孔。滴药时，滴瓶应距鼻孔 2～3cm，每次滴入 2～3 滴。滴管不可触入鼻黏膜，避免污染药液和损伤鼻腔黏膜。滴药后让老人保持原位 3～5 分钟，然后捏鼻坐起。如果药液流入口腔，嘱老人将其吐出并且协助漱口。

（三）耳药

滴耳药前，先协助老人侧卧，患耳朝上，或协助老人坐位，头偏向一侧肩部，使患耳向上。用棉签清洁外耳道，如是软化耵聍就不必清洁耳道。滴药中，要将药液顺着耳后壁缓缓滴入 3～5 滴，并轻提耳廓或在耳屏上加压。如是软化耵聍者，滴入药量以不溢出耳道为宜。滴药时滴管不可插入耳道，以免损伤耳道。滴药后，让老人保持原位 3～5 分钟，用干棉签拭去外流的药液，并注意观察老人滴药后的情况。通常连续用药 3 天，3 天后若患耳仍疼痛，应就医。

四、直肠给药

直肠给药的药物常是栓剂或溶液类，溶液类如开塞露。通过灌肠给药时，由护士执行。

直肠给药前，一般先协助老人排便，取左侧卧位，露出肛门；护理员戴手套，轻轻将栓剂尖端朝向肛门塞入，嘱老人放松，并尽量向里推进，保持卧位 5～10 分钟。用开塞露通便时，将盖帽取下或剪去头端，挤少许药液润滑开口处，轻轻插入肛门，将药液全部挤入，取出开塞露瓶，轻按肛门，保留 5～10 分钟后再排便。

第三节　冷热应用

冷热应用是将冷或热作用于人体表面，引起局部或全身的血液重新分布和温度变化，从而产生一定治疗作用的方法。本节主要介绍冷热疗法的适应证、冷热疗法的常用方法。

一、冷热疗法的适应证

（一）热疗的适应证

1. 浅表的炎症

用热可使局部血管扩张，促进血液循环。炎症早期用热，可使白细胞增多，并增强其吞噬能力，促进炎症的局限；炎症后期用热，可促进炎性渗出物的吸收和消散。

2. 深部组织的充血与肿胀

用热可使皮肤血管扩张，皮肤血流量增多。由于全身的血液重新分布，减轻了深部组织的充血与肿胀。

3. 肌肉痉挛、关节强直引起的疼痛

用热可增加肌肉组织和结缔组织的伸展性，增加关节的活动度，从而减轻疼痛。另一方面，伴随着血液循环的改善，加速了组胺等致痛物质的排出和炎性渗出物的吸收，缓解了疼痛。

4. 局部伤口

用热可促进局部新陈代谢，改善局部的血液循环，使组织得到更多的氧气和营养物质，有助于肉芽组织的生长，加速伤口的愈合。

5. 保暖与舒适

环境温度较低时，用热可促进血液循环，使老人感到温暖与舒适，有助于睡眠。

（二）冷疗的适应证

1. 炎症早期

冷疗可使局部血流减少，降低细胞的活力和代谢活动。在炎症早期用冷疗，可抑制炎症的扩散。

2. 局部的充血或出血

冷疗可使局部血管收缩，血流速度减慢，毛细血管通透性降低。在局部软组织损伤的早期，施行短时间冷疗，可防止或减少皮下出血和肿胀。

3. 牙痛和烫伤引起的疼痛

用冷可降低神经末梢的敏感性，减轻疼痛；同时，用冷可使血管收缩，减少渗出，减轻组织肿胀和疼痛。

4. 发热

冷直接与皮肤接触，通过传导作用散热，可降低体温。

5. 脑缺氧

头部降温，可降低脑组织的需氧量，有利于脑细胞的恢复。

二、冷热疗常用的方法

（一）热疗常用的方法

1. 热水袋的使用

热水袋热疗具有保暖、解痉、镇痛的作用。

（1）使用前检查，确保热水袋完好无损，无漏水、渗水现象。

（2）给老人使用，热水的温度应在50℃左右。对于意识不清、感觉迟钝的老人，放置热水袋应离身体10cm或置于两层毛毯之间间接给热，并定时检查用热部位皮肤情况，以防烫伤。

（3）热水袋的充水量应灌至1/2 ~ 2/3满，排尽袋内空气。充水过满，会使热水袋膨胀变硬，影响舒适度；热水袋内有较多空气时，会影响传热，因为空气是热的不良导体。

（4）根据不同的使用目的，应掌握使用时间。用于治疗，不超过30分钟；用于保暖，可持续使用。热水袋内水温降低后，根据情况应及时更换热水。

2. 烤灯的使用

使用烤灯具有消炎、解痉、镇痛、促进创面干燥、结痂及保护肉芽组织生长的作用。

（1）检查烤灯的性能，根据需要选用不同功率的灯泡：胸、腹、腰、背部选用500 ~ 1000 W；手足部选用250W，鹅颈灯选用40 ~ 60W。

（2）使用烤灯时，将烤灯对准患处，调节灯距，一般为30 ~ 50cm，可用手试温，感到温热为宜，防止烫伤。

（3）照射面、颈部及前胸部时，应用湿纱布遮盖老人眼睛或让老人戴有色眼镜，以保护眼睛免受损害。

（4）照射时间一般为20 ~ 30分钟。在照射过程中，应随时观察照射部位的治疗效果及反应，如皮肤呈桃红色变化为正常治疗，如皮肤呈现紫红色变化则应立即停止照射，并涂上凡士林保护皮肤；如老人表现有过热、心慌、头昏等症状，则应调节灯距或停止治疗。

（5）照射完毕，记录治疗时间、部位、距离及老人的反应与皮肤状况等。

3. 热湿敷

使用热湿敷具有消炎、消肿、解痉及止痛作用。

（1）准备热水，并保持水温在50 ~ 60℃，浸透敷布。

（2）热敷前，用棉签在受敷部位涂上凡士林，涂凡士林的面积要大于热敷面积，上盖一层纱布。

（3）用敷料钳取出敷布，拧至不滴水，放在手腕内侧试温，以不烫手为宜，敷于患处。每3 ~ 5分钟更换一次敷布，并注意观察老人局部皮肤状况。若老人感觉过热，可将敷布一角揭起散热。

（4）持续热湿敷的时间一般为15 ~ 20分钟。根据病情需要，如患处不忌压迫，也可将热水袋放置在敷巾上，以维持温度。

（5）热敷结束，轻轻擦去凡士林，局部保暖。做面部热敷后，嘱老人30分钟内不要外出，以防感冒。

（6）热敷结束，记录热敷部位、时间、效果以及老人的反应。

4. 热水坐浴

热水坐浴可以减轻直肠、盆腔内器官的瘀血，消除肛门、会阴部的充血、炎症、水肿和疼痛，常用于会阴部和肛门疾患及手术后。

（1）热水坐浴前要嘱咐老人排尿、排便、洗手，这是因为热水可刺激肛门、会阴部，易引起排尿、排便反射。

（2）热水倒入盆内约 1/2 满，调节水温至 40 ~ 45℃，并根据医嘱配制药液。

（3）坐浴时，须使臀部完全泡入水中。若老人开始不适应水温，可用纱布蘸水清洗，待适应后，再坐入浴盆中。

（4）坐浴时间一般为 15 ~ 20 分钟，根据水温情况随时添加热水。

（5）在坐浴过程中，经常询问老人的感受，观察老人的面色、脉搏、呼吸等情况。如发现老人有头晕、乏力、心慌等症状，应立即停止坐浴，扶老人上床休息。

（6）若有伤口，坐浴盆及药液应为无菌状态，由护士按无菌操作原则执行；坐浴结束后，按换药法处理伤口，并记录坐浴时间、所用药液、伤口情况及老人的反应等。

（二）冷疗常用的方法

1. 冰袋的使用

冰袋使用具有降温、局部消肿、止血、消炎及止痛的作用。

（1）使用前检查冰袋，确保冰袋无破损、无漏水、无渗水。

（2）取用的小冰块要先放入冷水中冲去棱角，以避免损伤老人及冰袋。

（3）冰块装入冰袋内约 1/3 ~ 1/2 满，并排尽空气。

（4）冰袋外套布套，避免与老人皮肤直接接触。

（5）根据不同的使用目的，将冰袋放置在所需的部位，并掌握使用时间。高热降温时，冰袋放置要经常更换部位，可放置在前额、头顶部或体表大血管经过处，如颈部两侧、腋窝及腹股沟等处。放置前额时，冰袋必须与前额皮肤接触，为了减轻局部压力，可将冰袋悬吊在支架上。用于降温，30 分钟后测量体温（腋下冰袋降温后不宜测量腋温），体温降至 38℃以下时停止使用。用于其他治疗时，时间不超过 30 分钟。

（6）在使用冰袋过程中，要随时观察老人的用冷反应。一旦发现老人局部皮肤发紫、有麻木感，应立即停止使用冰袋，防止冻伤。

（7）治疗结束后，应记录使用部位、时间、效果及反应等。降温后的体温记录应写在体温单上。

2. 冷湿敷

冷湿敷的使用具有降温、止血、消炎及在扭伤早期的止痛等作用。

（1）冷敷前，用棉签在受敷部位涂上凡士林，涂凡士林的面积要大于冷敷的面积，上盖一层纱布。

（2）用冷水浸透敷布，再用敷料钳取出，拧至不滴水，敷于患处。高热降温老人敷于前额部。每 3 ~ 5 分钟更换一次敷布，并注意观察老人局部皮肤状况、全身反应等。

（3）持续冷敷的时间一般为 15 ~ 20 分钟。若用于降温，则于冷湿敷 30 分钟后测量体温，当体温降至 38℃以下时，停止冷湿敷。

（4）冷敷结束后，轻轻擦去凡士林，用于毛巾擦干皮肤，并记录冷湿敷的部位、时间、效果以及老人的反应，降温后的体温应做好记录。

3. 温水擦浴

使用低于患者皮肤温度的温水擦浴，可使机体的热量通过传导发散；另外，皮肤接受冷的刺激后，初期可使皮肤血管收缩，继之扩张，加之擦浴时应用按摩手法刺激血管被动扩张，更加促进了热的发散。温水擦浴是一种全身冷疗法，适用于高热（39℃以上）患者降低体温。

（1）擦浴的水温应低于患者皮肤的温度，一般水温在 32 ~ 34℃。

（2）擦浴前，在其头部放置冰袋，以助降温；足底放置热水袋，使患者感觉舒适，促进下肢血管扩张，有利于散热。

（3）擦浴时，以离心方向边擦边按摩。在有大血管经过的浅表处，如腋窝、肘窝、腹股沟等处，应多擦拭片刻，以促进散热。禁止擦胸前区、腹部、后项及足底，因这些部位对冷的刺激较敏感，容易引起不良反应。

（4）擦浴过程中，要避免老人受凉，注意观察老人的变化，如发现老人出现寒战、面色苍白、脉搏或呼吸异常，应立即停止操作。

（5）擦浴后 30 分钟，测量体温并记录，并观察老人其他生命体征的变化。

第四节 吸　氧

吸氧是一种常用的改善呼吸功能的方法。通过给氧，增加吸入氧气的浓度，提高动脉血氧分压，从而预防和纠正各种原因所造成的组织缺氧，达到治疗和挽救生命的目的。

一、缺氧观察

（一）缺氧的常见症状

1. 发绀

发绀，一般是指血液中还原血红蛋白高于 50g/L 时，可致皮肤与黏膜呈现青紫色的现象。发绀提示身体缺氧。观察发绀的最佳部位是口唇、脸颊部以及指甲等处。

2. 呼吸困难

呼吸困难是指老人自觉空气不足、呼吸费力，并伴有呼吸频率、深度与节律的异常。

3. 神志变化

根据缺氧的程度可依次引起从轻到重的意识改变：烦躁不安、嗜睡、昏睡，甚至昏迷等。

（二）缺氧程度

缺氧程度是判断给氧的重要依据。缺氧程度的判断见表 10-1。轻度缺氧：一般不需要给氧，若患者呼吸困难，可给予低流量氧气（1 ~ 2L/min）。中度缺氧：需要给氧。重度缺氧：必须给氧。当老人患有阻塞性肺病并发心脏病时，应立即给氧。

表 10-1　缺氧程度的判断

缺氧程度	发绀	呼吸困难	神志
轻度	不明显	不明显	清楚
中度	明显	明显	正常或烦躁不安
重度	显著	严重	昏迷

二、吸氧方法

（一）鼻导管和鼻塞吸氧法

此类方法简单、经济、方便、易行。但吸氧浓度只能达到 40% ~ 50%，氧流量一般低于 6L/min。

1. 单侧鼻导管法

将鼻导管从一侧鼻腔插入至鼻咽部进行给氧。此方法对鼻黏膜刺激较大，故临床上不太常用。由于鼻导管压迫鼻腔并可被分泌物堵塞，常常需要每 8 小时更换导管 1 次。

2. 双侧鼻导管法

双侧鼻导管有 2 根短管，可分别插入 2 个鼻孔。此方法不会干扰进食和说话，并允许老人有一定的活动度，感觉比较舒适。用氧时，养老护理员需观察老人耳部、鼻翼皮肤黏膜情况，防止因导管固定过紧而引起皮肤损伤。

3. 鼻塞法

鼻塞是一种用塑料制成的球状物，使用时将鼻塞塞入鼻前庭内即可。此方法对鼻黏膜刺激性小，操作方便，吸氧浓度一般低于 50%。

（二）氧气枕法

氧气枕是一长方形的橡胶枕，枕的一角有一根橡胶管，上配有调节器可调节氧流量。将氧气枕内充入氧气，接上湿化瓶、导管即可使用。在家庭氧疗、应急条件下或转运老人的途中，可用氧气枕临时代替氧气装置。

三、注意事项

（1）给氧中定时检查鼻导管是否通畅，及时清除鼻腔分泌物。

（2）持续给氧者，每日更换鼻导管 2 次以上。

（3）单侧鼻导管给氧时，可行双侧鼻孔交替插管。

（4）在用氧过程中，根据老人的生命体征及神志变化，及时评估吸氧疗效，选择合适的用氧浓度。

（5）遵医嘱在护士指导下调节氧流量：轻度缺氧为 2L/min，中度缺氧为 2 ~ 4L/min，重度缺氧为 4 ~ 6L/min。

（6）使用氧气枕时，要保持枕内氧气的压力，若压力不足，可临时用手给予加压。

（7）慢性阻塞性肺部疾病患者需持续低流量吸氧，氧流量为 1 ~ 2L/min，每天持续 15 小时以上。禁止将老人氧流量随意调大，因此类患者长期存在 CO_2 潴留，靠轻度缺氧维持呼吸，如缺氧症状完全解除，可导致呼吸停止。

第五节　雾化吸入法

雾化吸入给药法是应用雾化装置将水分或药液分散成细小的雾滴以气雾状喷出，经鼻或口吸入达到治疗作用的方法。雾化吸入具有见效快、用药量小、不良反应较轻等特点。常用雾化吸入法有超声雾化吸入法、氧气雾化吸入法以及压缩空气雾化吸入法。本节主要介绍超声雾化吸入法。超声雾化吸入法是应用超声波的声能产生高频振荡，将药液变成细微的雾滴，由呼吸道吸入的方法。超声雾化吸入的特点有：雾量大小可以调节；雾滴小而均匀，药液可随深而慢的吸气到达终末支气管和肺泡；能对雾化液轻度加温，使患者吸入温暖、舒适的气雾。

一、目的

（1）减轻呼吸道炎症反应，预防和控制呼吸道感染。

（2）解除支气管痉挛，通畅气管，改善呼吸功能。

（3）稀释和松解黏稠的分泌物，帮助祛痰。

（4）湿化呼吸道，常配合人工呼吸机的使用。

二、方法

（1）遵医嘱用药，常用药物有：①控制呼吸道感染、消除炎症，如庆大霉素等抗生素；②解除支气管痉挛，如氨茶碱、沙丁胺醇（舒喘灵）等；③稀释痰液、帮助祛痰，如 α－糜蛋白酶、沐舒坦等；④减轻呼吸道黏膜水肿，如地塞米松等。

（2）在护士指导下，检查超声雾化吸入器性能，向水槽内加蒸馏水约 250ml，应浸没雾化罐底部的透声膜。核对药液，将药液稀释至 30 ~ 50ml 后加入雾罐内。

（3）先打开电源开关（指示灯亮），预热 3 ~ 5 分钟，再打开定时开关设定雾化时间，一般每次雾化的时间为 15 ~ 20 分钟；最后打开雾化调节旋钮，调节雾量。雾化调节旋钮按顺时针方向分若干档，最大雾化量 ≥ 3ml/min，最小雾化量约为 1ml/min，一般调节至中等量。

（4）将口含嘴塞入口腔，闭嘴，指导老人紧闭口唇做深吸气、用鼻呼气，以发挥药物的最大疗效。

（5）操作过程中要随时注意观察老人的反应，根据病情协助叩背、有效咳嗽等，以增强疗效。如发现老人有不适反应，立即停止治疗。

（6）治疗完毕，先关雾化旋钮，再关电源开关，以防损害电子管。

（7）整理用物，将口含嘴（面罩）及螺纹管浸泡在消毒液中1小时，再洗净晾干备用。

（8）做好记录。

三、注意事项

（1）严格执行查对制度。

（2）口含嘴（面罩）、螺旋管应专人专用，用后消毒。

（3）雾化罐底部的透声膜薄而脆，操作时动作应轻柔，以防损坏。

（4）水槽和雾化罐内切忌加温水或热水。在使用过程中如水槽内的水不足或水温超过50℃，应关机更换或加入冷蒸馏水。

（5）若连续使用雾化器，中间须间隔30分钟。

参考文献

[1] 额尔敦高娃, 赵敏, 杨艳红. 呼吸科疾病诊疗手册 [M]. 上海: 第二军医大学出版社, 2009.

[2] 蔡柏蔷, 李龙芸. 协和呼吸病学 [M]. 北京: 中国协和医科大学出版社, 2011.

[3] 蒋小玲, 王雯. 内科医嘱速查手册 [M]. 北京: 化学工业出版社, 2013.

[4] 董淑雯, 曹文元. 内科疾病防治 [M]. 西安: 第四军医大学出版社, 2015.

[5] 程德云. 呼吸系统症状鉴别诊断学 [M]. 北京: 人民卫生出版社, 2010.

[6] 曾学军, 黄晓明. 协和内科住院医生实习医生门诊手册 [M]. 北京: 中国协和医科大学出版社, 2014.

[7] 彭佑铭, 刘虹. 内科医师处方手册 [M]. 长沙: 湖南科学技术出版社, 2013.

[8] 黄茂. 呼吸内科临床处方手册 [M]. 南京: 江苏科学技术出版社, 2011.

[9] 聂青和. 感染性腹泻病 [M]. 北京: 人民卫生出版社, 2011.

[10] 殷凯生. 内科治疗指南 [M]. 南京: 江苏科学技术出版社, 2014.

[11] 倪子俞. 呼吸基础与临床 [M]. 北京: 中国医药科技出版社, 2011.

[12] 胡大一. 内科 [M]. 北京: 中国医药科技出版社, 2014.

[13] 柯元南. 内科医师手册 [M]. 北京: 北京科学技术出版社, 2011.

[14] 郑亮. 内科常见病诊治 [M]. 石家庄: 河北科学技术出版社, 2013.

[15] 范贤明, 曾晓荣, 徐勇. 内科疾病及相关诊疗技术进展 [M]. 北京: 北京大学医学出版社, 2014.

[16] 岳桂华, 梁鸣来, 王世钦. 内科新医师手册 [M]. 北京; 化学工业出版社, 2011.

[17] 陈璐璐. 内分泌科疑难问题解析 [M]. 南京: 江苏科学技术出版社, 2009.

[18] 陈清兰, 胡成平. 呼吸疾病症状鉴别诊断学 [M]. 北京: 科学出版社, 2009.

[19] 陈艳成. 实用内科诊疗手册 [M]. 北京: 金盾出版社, 2012.

[20] 陈作忠, 刘世青. 呼吸系统疾病药物治疗学 [M]. 北京: 化学工业出版社, 2010.

[21] 陈世耀. 内科临床思维 [M]. 北京: 科学出版社, 2012.

[22] 陈元美, 王长谦. 临床内科病例分析 [M]. 上海: 上海交通大学出版社, 2015.

[23] 陈卫昌. 内科住院医师手册 [M]. 南京: 江苏科学技术出版社, 2013.

[24] 杜晓峰. 新编内科常见病防治学 [M]. 郑州: 郑州大学出版社, 2012.

[25] 李晓鲁, 孙惠文, 刘海涛, 等. 心内科疾病诊疗手册 [M]. 西安: 第四军医大学出版社, 2009.